TEMAS E ESTRATÉGIAS PARA LIDERANÇA EM ENFERMAGEM

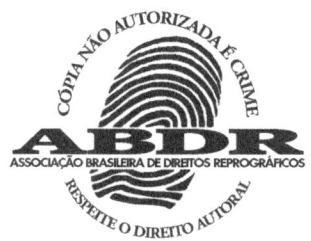

T278	Temas e estratégias para liderança em enfermagem : enfrentando os desafios hospitalares atuais / Joint Commission Resources ; tradução Ana Thorell. – Porto Alegre : Artmed, 2008. 182 p. ; 28 cm.
	ISBN 978-85-363-1409-9
	1. Administração hospitalar. 2. Enfermagem. I. Joint Commission Resources.
	CDU 658.64

Catalogação na publicação: Mônica Ballejo Canto – CRB 10/1023.

Joint Commission Resources

TEMAS E ESTRATÉGIAS PARA LIDERANÇA EM ENFERMAGEM

ENFRENTANDO OS DESAFIOS HOSPITALARES ATUAIS

Tradução
Ana Thorell

Consultoria, supervisão e revisão técnica desta edição
Gisela Maria Schebella Souto de Moura
Doutora em Administração – PPGA-EAUFRGS
Docente na área de administração em enfermagem e serviços de saúde – EENF-UFRGS
Vice-coordenadora do NEGE – Núcleo de Estudos sobre Gestão em Enfermagem

Clarice Maria Dall'Agnol
Doutora em Enfermagem – EEUSP
Docente na área de administração em enfermagem e serviços de saúde – EENF-UFRGS
Coordenadora do NEGE – Núcleo de Estudos sobre Gestão em Enfermagem

Ana Maria Müller de Magalhães
Doutoranda em Enfermagem – PPGEnf-EEUFRGS
Mestre em Educação – EDU-PUCRS
Docente na área de administração em enfermagem e serviços de saúde – EENF-UFRGS
Membro do NEGE – Núcleo de Estudos sobre Gestão em Enfermagem

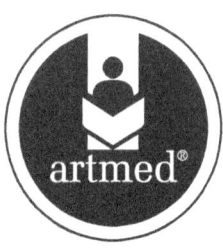

2008

Obra originalmente publicada sob o título
Issues and Strategies for Nurse Leaders: Meeting Hospital Challenges Today
ISBN 0-86688-873-X

©2005 by the Joint Commission on Accreditation of Healthcare Organizations

All rights reserved. No part of this book may be reproduced in any form or by any means without written permission from the publisher.
Translation rights arranged with permission of the Proprietor.

Todos os direitos reservados. Não é permitida a reprodução deste livro em parte ou na íntegra sem a permissão expressa da editora.
Esta tradução foi autorizada através de acordo firmado com a Proprietária.

Capa: *Tatiana Sperhacke*

Imagem da capa: *©iStockphoto.com/Ivan Ivanov*

Preparação de originais: *Cristiane Marques Machado*

Leitura final: *Carla Paludo*

Supervisão editorial: *Cláudia Bittencourt*

Editoração eletrônica: *Techbooks*

Reservados todos os direitos de publicação, em língua portuguesa, à
ARTMED® EDITORA S.A.
Av. Jerônimo de Ornelas, 670 - Santana
90040-340 Porto Alegre RS
Fone (51) 3027-7000 Fax (51) 3027-7070

É proibida a duplicação ou reprodução deste volume, no todo ou em parte,
sob quaisquer formas ou por quaisquer meios (eletrônico, mecânico, gravação,
fotocópia, distribuição na Web e outros), sem permissão expressa da Editora.

SÃO PAULO
Av. Angélica, 1.091 - Higienópolis
01227-100 São Paulo SP
Fone (11) 3665-1100 Fax (11) 3667-1333

SAC 0800 703-3444

IMPRESSO NO BRASIL
PRINTED IN BRAZIL
Impresso sob demanda na Meta Brasil a pedido de Grupo A Educação.

Sumário

Introdução	7
Capítulo 1 Enfermeiros: líderes e coordenadores do cuidado	9
O enfermeiro-líder como gerente da linha de frente	11
Enfermeiros-líderes estabelecem o tom para o atendimento com base na equipe	14
Trabalho eficiente em equipe	17
Capítulo 2 Visão geral dos desafios que afetam os enfermeiros-líderes	27
Escassez de pessoal	29
Demandas do trabalho	37
Resultados relacionados com o atendimento ao paciente	38
Orientação e treinamento inadequados	39
Capítulo 3 Criando um ambiente de trabalho atraente e retentor	43
Esforços nacionais para recrutar enfermeiros	45
Retenção dos enfermeiros qualificados	50
Capítulo 4 Atingindo a eficácia da equipe por meio da mensuração da carga de trabalho	89
Como funciona a mensuração da carga de trabalho?	94
Benefícios da mensuração da carga de trabalho	99
Desvantagens da mensuração da carga de trabalho	102
Capítulo 5 Papel do enfermeiro na segurança do paciente e nos resultados do atendimento	105
Vínculo entre o pessoal de enfermagem e os resultados do atendimento	107
Estratégias dos enfermeiros-líderes para a melhoria da segurança do paciente	107
Implementação das metas nacionais de segurança do paciente da Joint Commission	113
Papel da enfermagem nas áreas de enfoque prioritário da Joint Commission	126
Capítulo 6 Melhorando a competência do enfermeiro por meio da educação	143
Preparação dos novos enfermeiros com orientação, treinamento e educação eficazes	145
Monitoramento permanente da competência	155
Oferecimento de oportunidades para o desenvolvimento profissional	157
Índice	169

Introdução

Devido à crescente complexidade do atendimento proporcionado pelos hospitais, os enfermeiros-líderes são, hoje, membros fundamentais da liderança hospitalar, participando nas decisões clínicas e operacionais, na alocação de recursos, no planejamento de longo alcance e na segurança dos pacientes. Com o papel central desempenhado pela enfermagem no cuidado ao paciente, os enfermeiros-líderes são agentes vitais para o funcionamento do hospital e para o atendimento, o tratamento e os serviços fornecidos aos pacientes. Muitos enfermeiros-líderes preocupam-se, ainda, com sua capacidade para fazer a diferença na organização, bem como junto aos pacientes e à equipe.

Embora a estratégia para enfrentar a escassez de pessoal em enfermagem esteja além da responsabilidade dos enfermeiros-líderes individualmente, bem como do âmbito deste livro, *Temas e estratégias para liderança em enfermagem: enfrentando os desafios hospitalares atuais* foi escrito para ajudar todos os enfermeiros, desde os de linha de frente até os executivos, a encarar os desafios no ambiente hospitalar acelerado de hoje em dia.

Este livro concentra-se no hospital, que é o ambiente mais complexo do sistema de fornecimento de atendimento à saúde, o maior consumidor de recursos e o local onde os novos avanços no atendimento (e seus riscos associados) são mais comumente apresentados. Os hospitais proporcionam os melhores exemplos tanto dos problemas subjacentes aos desafios que o enfermeiro enfrenta como das soluções e estratégias que mais provavelmente levarão a sua resolução.

As equipes de enfermagem são as principais fontes de cuidado e de apoio aos pacientes no momento mais vulnerável de suas vidas. Muitas estratégias contidas neste livro, no entanto, dirigem-se à melhoria do local de trabalho do atendimento de saúde para todos que lá trabalham e, conseqüentemente, para aqueles a quem servem. Muitos enfermeiros-líderes começaram a encarar maiores responsabilidades desde que os departamentos e os serviços auxiliares passaram para o seu comando. Este livro concentra-se especificamente nos desafios enfrentados por toda a equipe que proporciona serviços de atendimento ao paciente, bem como em suas soluções.

SOBRE O LIVRO

Focalizando os enfermeiros-líderes nos hospitais, inclusive os dirigentes da enfermagem, os gerentes da enfermagem de linha de frente, os enfermeiros-executivos e outros, *Temas e estratégias para liderança em enfermagem* investiga a importância desses profissionais no aprimoramento do ambiente de trabalho da equipe de enfermagem e na introdução de melhorias no atendimento ao paciente e na formação do pessoal em suas organizações. O Capítulo 1, "Enfermeiros: Líderes e Coordenadores do Cuidado", tem início com uma discussão sobre o papel dos enfermeiros como coordenadores do cuidado da equipe clínica, permanecendo como presença constante durante o tratamento e a recuperação do paciente no hospital. O Capítulo 2, "Visão Geral dos Desafios que Afetam os Enfermeiros-líderes", descreve as barreiras que estes e outros profissionais têm de enfrentar para proporcionar cuidado seguro e qualificado e investiga as razões subjacentes a elas. Esses desafios incluem a escassez de pessoal, o aumento da demanda de trabalho, os resultados relacionados com o cuidado ao paciente e a promoção do treinamento adequado. Qualquer um desses desafios pode influenciar negativamente a principal tarefa do enfermeiro, que é proporcionar cuidados, tratamento e serviços seguros e eficazes em base contínua.

Nos Capítulos 3 a 6, *Temas e estratégias para liderança em enfermagem* passa a concentrar-se na exploração de estratégias eficazes que os enfermeiros-líderes podem usar para enfrentar esses desafios. Tais estratégias oferecem detalhes sobre a criação de um ambiente de trabalho retentor; o emprego de sistemas de medição da carga de trabalho; a melhoria da qualidade e da segurança do cuidado ao paciente, com o foco sobre as Metas Nacionais de Segurança para o Paciente, da Joint Commission*, e as áreas de interesse prioritário; e o favorecimento da competência da enfermagem por meio da educação.

A partir do Capítulo 3, são salientadas estratégias-chave, como uma maneira acessível para ajudar o leitor a concentrar-se melhor nas inúmeras técnicas e procedimentos do livro destinados a auxiliá-lo no enfrentamento dos desafios apresentados nos dois primeiros capítulos.

Quadros denominados "Fatos e Números" também são recorrentes ao longo do livro. Esses quadros fornecem estatísticas e dados de enfermagem recentes que auxiliam a definir os aspectos enfrentados pelos líderes e pela equipe de enfermagem. Quando apropriado, *Temas e estratégias para liderança em enfermagem* também incorpora outros quadros, denominados "Conexão de Padrões", que consistem em discussões relacionadas aos padrões pertinentes ao conteúdo do livro. Finalmente, o livro apresenta estudos de caso sobre projetos reais desenvolvidos em outras organizações.

AGRADECIMENTOS

Agradecemos aos esforços de Helen Fry, M. A., na redação deste livro, e de Helen Hoesing, Ph.D, R.N. e consultora sênior da JCR, por contribuir com um conteúdo especializado. Também agradecemos às muitas organizações e aos indivíduos que forneceram materiais para os exemplos apresentados. Suas contribuições enriqueceram consideravelmente esta publicação.

---

* N. de T.: Joint Commission's National Patient Safety Goals.

Enfermeiros: líderes e coordenadores do cuidado 1

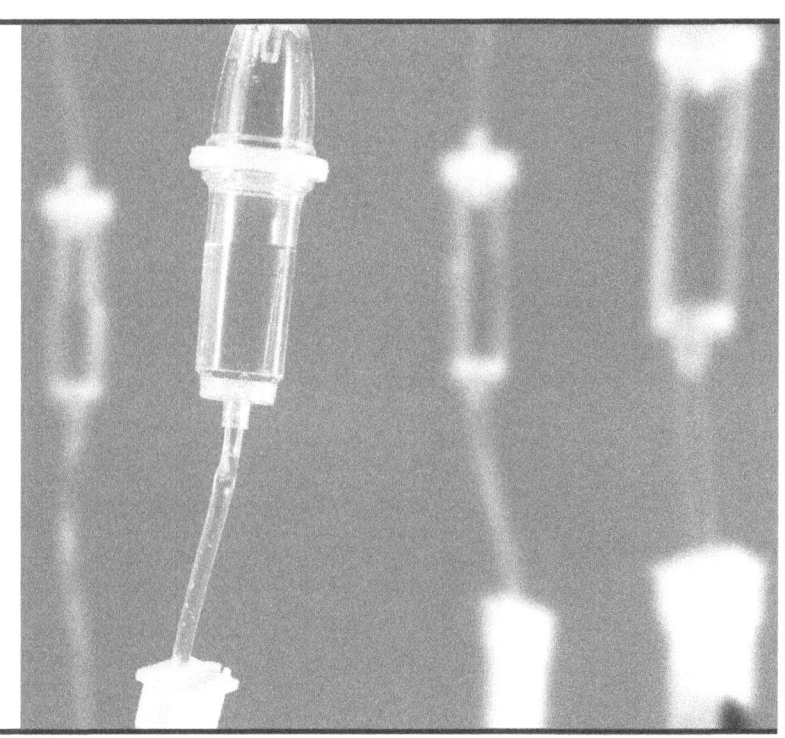

Este capítulo discute os papéis essenciais dos enfermeiros-líderes, que estabelecem o tom para o atendimento com base na equipe e nos enfermeiros, coordenadores do cuidado da equipe clínica do paciente.

Os enfermeiros-líderes continuam a assumir, no ambiente hospitalar, cada vez mais responsabilidades e a enfrentar diferentes desafios e frustrações. Os enfermeiros-líderes supervisionam o único produto dos hospitais – o fornecimento do cuidado ao paciente. Sua responsabilidade ampliada reflete a importância desse produto, e eles devem continuar seu crescimento pessoal e profissional para atender essas demandas e influenciar as decisões estratégicas na mesa executiva.[1]

Um *líder* é alguém que dirige as operações, a atividade ou o desempenho de outros. Os enfermeiros-líderes são chamados por títulos diferentes: enfermeiro-chefe executivo, vice-presidente de enfermagem, diretor de enfermagem, vice-presidente para serviços de atendimento ao paciente, enfermeiro-gerente, gerente do cuidado ao paciente, coordenador do cuidado ao paciente, coordenador de enfermagem, enfermeiro encarregado e coordenador clínico, entre outros. A liderança efetiva da enfermagem é a pedra fundamental de qualquer hospital bem-sucedido, e os líderes devem demonstrar seu comprometimento com seus funcionários.

O ENFERMEIRO-LÍDER COMO GERENTE DA LINHA DE FRENTE

Embora exigências explícitas nos padrões da Joint Commission detalhem as qualificações e as responsabilidades dos enfermeiros executivos, o papel dos gerentes de enfermagem da linha de frente evolui independentemente em cada hospital. Uma descrição de trabalho típica para o enfermeiro-gerente poderia ser:

> Planeja e implementa as políticas gerais de enfermagem e os serviços para a unidade. Mantém a equipe de enfermagem, recrutando, selecionando, orientando, treinando e retendo o pessoal clínico. Assegura que a equipe de enfermagem esteja atualizada na competência, nas investigações, no licenciamento, nas certificações e em outros treinamentos anuais. Pode fornecer cuidado direto ao paciente e é responsável por investigar e planejar o cuidado, além de avaliar os pacientes. Deve ser um enfermeiro com experiência clínica em um campo relacionado. Geralmente administra os enfermeiros, os técnicos clínicos e muitos outros da equipe não-clínica da organização. Conta com a experiência e o julgamento para planejar e atingir suas metas. Comunica-se com o enfermeiro-executivo.

Os enfermeiros-líderes estão habilitados a determinar programas e estabelecer planos de negócios com base nas necessidades dos pacientes. Eles podem estimar como o público responderá aos vários serviços hospitalares porque com freqüência interagem com membros da comunidade diariamente.[2]

Fatos e Números: Enfermeiro sênior (SNO)*

- Em 2003, os SNOs comandavam uma média de 822 pessoas em suas equipes de tempo integral equivalente (FTE), ligeiramente inferior à média de 864 pessoas em 2000.
- Em cinco anos, 70% dos SNOs apresentaram aumento de responsabilidades e 13% diminuição de responsabilidades.
- Em 2003, os SNOs foram responsáveis por 43% do orçamento total da organização, o mesmo de 2000, mas a responsabilidade total do orçamento aumentou de 64,8 milhões para 90,1 milhões de dólares.
- Sessenta e um por cento dos SNOs declararam ter responsabilidades de posição comparáveis às de um funcionário operacional chefe (COO).
- O título dominante para SNOs é vice-presidente do cuidado ao paciente/SNO (82%), seguido de vice-presidente sênior de enfermagem, de serviços aos pacientes ou de serviços clínicos (8%); diretor ou diretor administrativo (6%); e COO/vice-presidente sênior (4%).

Fonte: Ballein Search Partners, American Organization of Nurse Executives: *Why Senior Nursing Officers Matter: A National Survey of Nursing Executives*. 2003 Senior Nursing Officer Survey. Oak Brook, IL; Ballein Search Partners, Primavera de 2003. http://www.aone.org/aone/docs/03sno_survey.pdf (acessado em 11 de outubro de 2004).

---

* N. de R.T.: A sigla SNO corresponde à designação "senior nursing officers", enfermeiros com função de comando (oficial) na estrutura organizacional.

Conexão de padrões

Expectativa do desempenho do enfermeiro-executivo

A qualidade dos serviços de enfermagem de uma organização é construída sob a liderança de um enfermeiro-executivo e o trabalho de uma equipe qualificada. Geralmente o enfermeiro-executivo exerce as seguintes funções:

- Assegura a disponibilidade contínua e oportuna de serviços de enfermagem aos pacientes.
- Assegura a qualidade dos padrões do cuidado ao paciente e da prática, por meio da incorporação de achados atuais da pesquisa em enfermagem, dos padrões profissionais reconhecidos nacionalmente e de outra literatura sobre as políticas e os procedimentos que orientam a promoção do cuidado de enfermagem.
- Desenvolve, apresenta e gerencia o orçamento hospitalar referente aos serviços de enfermagem.

A fim de proporcionar cuidado e serviços de enfermagem de qualidade, o enfermeiro-executivo trabalha juntamente com os líderes hospitalares para definir as necessidades de cuidado de enfermagem dos pacientes, bem como para providenciar um número suficiente de membros qualificados para a equipe de enfermagem, com o objetivo de investigar as necessidades de cuidado de cada paciente, planejar e proporcionar intervenções de cuidado de enfermagem, prevenir as complicações, promover a melhoria do conforto e do bem-estar do paciente e alertar os outros profissionais de saúde sobre as condições do paciente, como apropriado. Os padrões apresentados no capítulo sobre enfermagem (NR) do *Comprehensive Accreditation Manual for Hospitals: The Official Handbook* identificam as exigências nessas áreas.

O padrão NR.1.10 exige que todos os hospitais designem um enfermeiro-executivo, com autoridade e responsabilidade definidas e documentadas, para dirigir os serviços de enfermagem da organização, participando no mesmo nível de outros líderes clínicos e administrativos para representar e falar pela disciplina de enfermagem. Um hospital descentralizado, com locais geograficamente distantes, deve estabelecer procedimentos para selecionar, eleger ou apontar um enfermeiro preparado apropriadamente como seu enfermeiro-executivo.

O enfermeiro-executivo deve funcionar no nível executivo visando proporcionar liderança efetiva e coordenada no fornecimento do atendimento, tratamento e serviços de enfermagem, por meio da coordenação das seguintes funções:

- Desenvolvimento, em toda a organização, de programas, políticas e procedimentos de cuidado ao paciente que descrevam como são investigadas, avaliadas e preenchidas as necessidades de cuidado de enfermagem dos pacientes ou as necessidades das populações que recebem atendimento, tratamento e serviços de enfermagem.
- Desenvolvimento e implementação dos planos organizacionais para a promoção do atendimento, do tratamento e dos serviços de enfermagem aos pacientes que exigem atendimento, tratamento e serviços de enfermagem.
- Participação, com o corpo de diretores, a administração, a equipe médica e os líderes clínicos, nas estruturas e nos processos de tomada de decisão na organização.
- Implementação de um programa eficaz e constante para medir, investigar e melhorar a qualidade do atendimento, do tratamento e dos serviços de enfermagem prestados aos pacientes.

Já o padrão NR.2.10 define a educação exigida para tornar-se um enfermeiro-executivo que permita o conhecimento extenso e valioso da profissão de enfermagem necessário ao papel. O enfermeiro-executivo deve ser licenciado como enfermeiro profissional registrado no estado, no país ou no território, conforme a exigência legal.

Cada hospital, ao apontar seu enfermeiro-executivo, deve considerar cinco fatores:

1. Se o indivíduo possui o conhecimento e as habilidades associados com o grau de mestre em enfermagem ou em algum campo relacionado, ou outro grau de pós-graduação ou apresenta um plano por escrito para obter essas qualificações.
2. O âmbito e a complexidade da organização e a autoridade e a responsabilidade da posição.
3. O âmbito e a complexidade das necessidades de cuidado de enfermagem das principais populações de pacientes servidas.
4. A disponibilidade de uma equipe de apoio de enfermagem suficiente e de serviços que auxiliem o enfermeiro-executivo em rela-

(continua)

Conexão de padrões: Expectativa do desempenho do enfermeiro-executivo (continuação)

ção às responsabilidades exigidas nesse padrão.

5. A educação e a experiência exigidas para a posição de liderança entre os colegas; por exemplo, quando os colegas de liderança tiverem grau de mestre ou doutor, ou certificação profissional apropriada, o enfermeiro-executivo deve ter qualificação similar.

O padrão NR.3.10 garante que o enfermeiro-executivo trabalhe juntamente outros membros designados da equipe de enfermagem para estabelecer: as políticas e os procedimentos de enfermagem; os padrões de enfermagem para o atendimento, o tratamento e os serviços aos pacientes; os padrões da prática de enfermagem; um plano para o pessoal de enfermagem; e os padrões para medir, investigar e melhorar os resultados dos pacientes.

Planos, políticas, procedimentos e padrões de enfermagem definidos, documentados e acessíveis devem descrever e orientar como a equipe de enfermagem presta o atendimento, o tratamento e os serviços de enfermagem exigidos por todos os pacientes e pelas populações de pacientes servidas pelo hospital, conforme definidos nos planos do hospital para a prestação do atendimento, do tratamento e dos serviços de enfermagem. A autoridade final sobre a equipe que presta o atendimento, o tratamento e os serviços de enfermagem deve ser exercida pelo enfermeiro-executivo ou por alguém por ele designado.

Credenciais, educação e treinamento

Os enfermeiros profissionais, nos Estados Unidos, geralmente recebem sua formação de enfermagem básica em um destes três tipos de programas: de diplomação de três anos em hospital, de graduação associada em enfermagem em faculdades comunitárias ou de bacharelado em enfermagem em faculdades e universidades. Embora os enfermeiros diplomados fossem maioria durante o século XX, houve um aumento considerável de enfermeiros formados em programas de graduação associada e bacharelados. Parece haver uma grande distância entre as preferências dos enfermeiros-executivos e os padrões atuais de pessoal. A pesquisa sugere que, nos hospitais universitários de ensino, os enfermeiros-executivos preferem uma força de trabalho com aproximadamente 70% de enfermeiros preparados no nível de bacharelado, mas estima-se que, atualmente, estes atinjam uma média de 51%.[3] Muitos enfermeiros com diploma ou graduação associada estão voltando à universidade para prosseguir com sua educação. Cerca de 22% dos enfermeiros atualmente empregados obtiveram bacharelado ou graus mais elevados após a sua educação básica.[4]

Na categoria de administração, os enfermeiros também apresentam uma série de níveis educacionais. Os enfermeiros-administrativos podem ter o grau de mestre, porém muitas vezes têm bacharelado, graduação associada ou mesmo diploma de enfermagem. Além das credenciais educacionais, a experiência, os anos de prática e a educação continuada da equipe de enfermagem desempenham papel-chave no desenvolvimento do julgamento clínico e administrativo.

Fatos e Números: Níveis educacionais dos enfermeiros

Para os graduados que realizaram o exame NCLEX-RN (exame de licenciamento nacional para todos os enfermeiros formados) pela primeira vez em 2003, aplicam-se as seguintes estatísticas:

- Cerca de 35% obtiveram o grau de bacharel
- Aproximadamente 62% mantiveram graduação associada
- Apenas em torno 3% graduaram-se em um programa de diplomação

Fonte: National Council of State Boards of Nursing: 2003 Number of Candidates Taking NCLEX Examination and Percent Passing, by Type of Candidate. *NCLEX Statistics from NCSBN*. 2004. http://www.ncsbn.org/pdfs/Table_of_Pass_Rates_2003.pdf (acessado em 26 de agosto de 2004).

ENFERMEIROS-LÍDERES ESTABELECEM O TOM PARA O ATENDIMENTO COM BASE NA EQUIPE

A qualidade do cuidado, do tratamento e dos serviços depende da coordenação e da comunicação do plano de cuidado entre a equipe de atendimento de saúde, com o objetivo de otimizar os recursos e proporcionar segurança ao paciente. A *equipe* é um pequeno grupo de pessoas com habilidades complementares comprometidas com um mesmo objetivo, metas de desempenho e uma abordagem comum pela qual se tornam mutuamente responsáveis.[5] Três qualidades essenciais de um bom membro de equipe são:[6]

1. A pessoa possui algo que contribui para o funcionamento geral da equipe.
2. A pessoa é boa no que faz.
3. Os outros entendem o que a pessoa pode fazer.

Todas as equipes melhoram sua eficácia maximizando e integrando as contribuições individuais de seus membros. Quando o todo é demasiadamente grande e complexo para ser dominado por uma única pessoa, diferentes disciplinas podem representar as perspectivas especializadas.[6]

Os enfermeiros desempenham um papel-chave em qualquer equipe de atendimento de saúde ou organização hospitalar. Em 1983, o conhecido médico e ensaísta Lewis Thomas (iluminado por uma experiência recente como paciente) chamou os enfermeiros de "cola" que mantém o hospital unido.[7] A equipe de enfermagem consiste dos principais profissionais de cuidados de saúde com os quais o paciente terá mais contato. A equipe de enfermagem presta cuidado e serviços de enfermagem continuamente, 24 horas por dia, sete dias por semana, nos hospitais dos Estados Unidos.

Estando cientes, se não envolvidas, na maior parte das atividades que afetam os pacientes, as equipes de enfermagem agem em benefício dos outros no hospital. Por exemplo, em benefício dos administradores, na implementação da política hospitalar; dos médicos, na execução das prescrições médicas; dos serviços de reabilitação, na aplicação de terapias; e assim por diante. A posição da equipe de enfermagem como controladora de acesso deriva de sua posição na organização, do rápido movimento de pacientes entrando ou saindo do hospital ou da unidade, bem como do contato direto e constante dessa equipe com os pacientes.[8] Eles vinculam muitos serviços devido ao seu conhecimento da essência da atividade de cuidado ao paciente.

Os enfermeiros contribuem muito nas áreas de promoção de saúde, no gerenciamento de riscos e na administração das doenças agudas e crônicas.[6] Em junho de 2001, a Casa de Delegados da American Nurses Association (ANA) votou a aceitação de nove importantes provisões do Código de Ética dos Enfermeiros (Figura 1.1, página 15). O código define as obrigações e os deveres éticos de cada indivíduo que exerce a profissão de enfermagem e expressa a própria compreensão da enfermagem sobre seu compromisso com a sociedade. Os enfermeiros trabalham em muitas áreas diferentes, e seu fio condutor envolve os cinco passos do processo de enfermagem.[9]

1. **Investigação**: Coleta e análise dos dados físicos, psicológicos e socioculturais sobre um paciente
2. **Diagnóstico**: Realização do julgamento sobre a causa, a condição e o curso da doença
3. **Planejamento**: Criação do plano de cuidado que estabelece metas específicas de tratamento
4. **Implementação**: Supervisão ou realização do plano de tratamento real
5. **Avaliação**: Investigação contínua do plano

À medida que os limites entre os prestadores de cuidados tornam-se menos definidos, aumenta a ênfase sobre a colaboração e o trabalho conjunto visando proporcionar atendimento eficiente, seguro e qualificado.

O enfermeiro como coordenador do cuidado

O cuidado ao paciente resulta das ações coordenadas de múltiplos profissionais de atendimento de saúde juntamente com o paciente e a família.

Figura 1.1

Código de Ética para Enfermeiros da ANA

Código de Ética para Enfermeiros

Com declarações interpretativvas

Conteúdo

Prefácio

Provisão 1. O enfermeiro em todas as relações profissionais pratica com compaixão e respeito pela dignidade, valor e exclusividade inerentes a cada indivíduo, sem restrições de consideração social ou econômica, atributos pessoais ou natureza dos problemas de saúde.

1.1 Respeito à dignidade humana
1.2 Relações com os pacientes
1.3 Natureza dos problemas de saúde
1.4 Direito à autodeterminação
1.5 Relações com os colegas e outros

Provisão 2. O principal compromisso do enfermeiro é com o paciente, como indivíduo, família, grupo ou comunidade.

2.1 Prioridade aos interesses do paciente
2.2 Conflito de interesses para os enfermeiros
2.3 Colaboração
2.4 Limites profissionais

Provisão 3. O enfermeiro promove, defende e luta para proteger a saúde, a segurança e os direitos do paciente.

3.1 Privacidade
3.2 Sigilo
3.3 Proteção dos participantes de pesquisa
3.4 Padrões e mecanismos de revisão
3.5 Ação sobre prática questionável
3.6 Abordagem da prática inadequada

Provisão 4. O enfermeiro é responsável e presta contas pela prática de enfermagem individual e determina a delegação apropriada de tarefas consistentes com a sua obrigação de prestar cuidado ideal ao paciente.

4.1 Aceitação da responsabilidade e da prestação de contas
4.2 Prestação de contas sobre o julgamento e a ação de enfermagem
4.3 Responsabilidade pelo julgamento e pela ação de enfermagem
4.4 Delegação das atividades de enfermagem

Provisão 5. O enfermeiro tem os mesmos deveres consigo mesmo e com os outros, incluindo a responsabilidade de preservar a integridade e a segurança, manter a competência e continuar o crescimento pessoal e profissional.

5.1 Auto-respeito moral
5.2 Crescimento profissional e manutenção da competência
5.3 Integridade de caráter
5.4 Preservação da integridade

Provisão 6. O enfermeiro participa no estabelecimento, na manutenção e na melhoria dos ambientes de atendimento de saúde e das condições de emprego condutivas à prestação de atendimento de saúde qualificado e consistente com os valores da profissão por meio de ação individual e coletiva.

6.1 Influência do ambiente sobre as virtudes e os valores morais
6.2 Influência do ambiente sobre as obrigações éticas
6.3 Responsabilidade pelo ambiente de atendimento de saúde

Provisão 7. O enfermeiro participa no avanço da profissão por meio das contribuições à prática, à educação, à administração e ao desenvolvimento do conhecimento.

7.1 Progresso da profissão por meio do envolvimento ativo na enfermagem e na política de atendimento de saúde
7.2 Progresso da profissão por meio do desenvolvimento, da manutenção e da implementação dos padrões profissionais na clínica, na administração e na prática educacional
7.3 Progresso da profissão por meio do desenvolvimento do conhecimento, da disseminação e da aplicação à prática

Provisão 8. O enfermeiro colabora com os outros profissionais de saúde e com o público na promoção dos esforços comunitários, nacionais e internacionais para suprir as necessidades de saúde.

8.1 Necessidades de saúde e preocupações
8.2 Responsabilidades com o público

Provisão 9. A profissão de enfermagem, representada pelas associações e seus membros, é responsável pela articulação dos valores de enfermagem, pela manutenção da integridade da profissão e de sua prática e pela formação da política social.

9.1 Afirmação dos valores
9.2 A profissão realiza sua responsabilidade coletiva por meio das associações profissionais
9.3 Integridade intraprofissional
9.4 Reforma social

O Código de Ética para Enfermeiros da ANA proporciona um guia para a realização das responsabilidades de enfermagem de maneira consistente com a qualidade no cuidado de enfermagem e com as obrigações éticas da profissão. As declarações interpretativas para cada provisão aparecem *online* em http://www.nursing-world.org/ethics. Fonte: Reproduzida, com permissão, da American Nurses Association, Code of Ethics for Nurses with Interpretive Statements, © 2001 nursebooks.org, American Nurses Association, Silver Spring, MD.

A equipe de enfermagem muitas vezes coordena como essas ações são realizadas no hospital porque está mais familiarizada com os papéis e as contribuições dos diversos prestadores de cuidados envolvidos. Na maior parte dos hospitais, os enfermeiros são os coordenadores formais do cuidado na reabilitação cardíaca, na recuperação de acidentes vasculares cerebrais (AVCs) ou nos programas de tratamento do câncer. Em outros, os enfermeiros agem como coordenadores informais. Eles coordenam o fornecimento do atendimento de saúde por meio da obtenção dos resultados dos testes, do encaminhamento dos pacientes a outros serviços especializados e da comunicação das necessidades e do cuidado do paciente aos outros prestadores e à família do paciente.

Como coordenadora do cuidado ao paciente, a equipe de enfermagem (com auxílio do paciente e/ou da família deste) é automaticamente responsável pelo desenvolvimento do plano de cuidado visando suprir as necessidades do paciente. Os enfermeiros mantêm uma visão abrangente de todo o atendimento prestado pelos membros da equipe de saúde, como exigido pelo padrão PC. 4.10 da Joint Comission, no capítulo da "Provisão de Atendimento, Tratamento e Serviços" do *Comprehensive Accreditation Manual for Hospitals: The Official Handbook*. (Ver também a seção "A parceria dos enfermeiros e médicos", a seguir.) As investigações e as intervenções completas de enfermagem incluem variáveis psicológicas, socioculturais, fisiológicas, de desenvolvimento e espirituais.

Parte da coordenação do cuidado inclui o compartilhamento de informações sobre as condições dos pacientes e quaisquer modificações que os afetem. Um exemplo geral disso talvez seja a situação em que o enfermeiro investiga um paciente e identifica uma nova limitação funcional. O médico do paciente é notificado e talvez haja o envolvimento do departamento de fisioterapia do hospital. Possivelmente, o departamento de serviço social da instituição também seja chamado para estabelecer um plano de alta.

Os enfermeiros compartilham o conhecimento e a informação atual sobre a condição do paciente com as outras disciplinas, incluindo se ele é capaz de aceitar a terapia ou o tratamento. Os enfermeiros desempenham papéis centrais na comunicação da situação de saúde, no esclarecimento das metas do tratamento e na promoção da tomada de decisão. Ver a seção "Métodos apropriados de comunicação", que inicia na página 20 deste capítulo, para mais explicações sobre a comunicação dentro da equipe de atendimento.

O enfermeiro como educador

A maior parte das interações dos enfermeiros com os pacientes, médicos e outros enfermeiros pode ser realmente classificada como ensino informal – fazer perguntas, fornecer explicações e proporcionar informação ou instrução sobre determinadas matérias.[10] O enfermeiro pode perguntar a um paciente, por exemplo, sobre sua condição física e explicar a provável causa da dor sentida por ele, informando-o sobre quaisquer mudanças no plano de tratamento ou nos testes planejados (padrão PC.8.10). Também pode relatar os resultados de um teste diagnóstico a um médico e adicionar informações sobre a rotina ou a política do hospital, tal como o horário de fechamento do banco de sangue (padrão PC.3.230).

Esse ensino informal é proposital e influencia o comportamento de pacientes, médicos e outros colegas. A equipe de enfermagem muitas vezes tem seu dedo sobre o pulso da prática hospitalar e sabe o que fazer para que as coisas sejam realizadas de modo eficiente. Esse conhecimento afeta quase todas as interações e se insere nos processos de trabalho de enfermagem na medida em que a equipe faz perguntas, oferece explicações, proporciona informações e instruções, estabelece expectativas para o trabalho a ser feito e orienta o desempenho correto do trabalho.

A parceria dos enfermeiros e médicos

No passado, os médicos de família freqüentemente passavam muito tempo nas rondas hospitalares dos pacientes aos quais atendiam na prática pessoal. Conheciam os pacientes, suas necessidades e seu plano de atendimento a longo prazo. Os enfermeiros na unidade envolviam-se menos no atendimento ao paciente e não se esperava que tomassem decisões complexas sobre cuidado. Nas últimas décadas, esses papéis mudaram, e emergiram modelos diferentes de formação de equipe.

Embora ainda seja possível que os médicos pessoais acompanhem o atendimento de internação da maior parte dos seus pacientes hospitalizados, algumas vezes são os plantonistas que gerenciam o atendimento desses pacientes. Os médicos de atendimento principal* podem não atender regularmente os pacientes hospitalizados e talvez não os conhe-

---

* N. de R.T.: Médico responsável.

çam com o mesmo grau de familiaridade do passado. Os enfermeiros têm, então, responsabilidades progressivas quanto ao cuidado do paciente, à operação de equipamento médico intrincado, ao cálculo das doses complexas de medicamentos e à implementação das opções de tratamento proporcionadas pelos médicos.

Esses novos papéis colocam os médicos como diretores do atendimento e a equipe de enfermagem como gerenciadora ou coordenadora dos processos de cuidado. O trabalho de equipe entre os prestadores de cuidado – especialmente o enfermeiro e o médico – é crucial para um atendimento de alta qualidade.

Os enfermeiros-executivos e administradores devem estimular e promover as fortes relações enfermeiro-médico com base no entendimento comum da prática clínica. Podem atingir isso tornando-se um modelo para o relacionamento colaborativo e respeitoso com o médico-executivo. A equipe de enfermagem necessita de apoio na aquisição de relações de coleguismo com os médicos. Ver as estratégias adicionais para a construção das relações entre a equipe de enfermagem e os médicos no Capítulo 3, "Criando um ambiente de trabalho atraente e retentor", iniciando na página 71, em "Favorecer os relacionamentos entre os prestadores de atendimento de saúde".

TRABALHO EFICIENTE EM EQUIPE

A equipe de atendimento clínico multidisciplinar compreende profissionais que colaboram e cooperam na partilha do conhecimento e das habilidades especiais que contribuem para o atendimento aos pacientes – idealmente em um ambiente de respeito mútuo e de reconhecimento do papel de cada membro. A colaboração entre todas as disciplinas de atendimento de saúde, embora essencial para a administração bem-sucedida do paciente, pode ser difícil devido ao grande número de pacientes para todos os membros da equipe e às rápidas mudanças na população de pacientes.[11] Quando o profissional tem uma história de trabalho independente na investigação e na intervenção, tornar-se membro de uma equipe pode ser desafiador.

Conexão de padrões

Coordenação do cuidado ao paciente

O atendimento, o tratamento e os serviços devem ser proporcionados por meio de uma coordenação bem-sucedida e do término de uma série de processos, incluindo a condução das investigações iniciais e permanentes apropriadas; o desenvolvimento de um plano de atendimento; a promoção do atendimento, do tratamento e dos serviços; e a alta bem-sucedida do paciente, seu encaminhamento ou sua transferência para o atendimento continuado (ver Figura 1.2, página 18). Esses processos integrados podem ocorrer em minutos, horas, dias, semanas, meses ou anos, dependendo do ambiente e das necessidades do paciente. Os padrões que dirigem as atividades relacionadas com a coordenação desses processos aparecem nos capítulos sobre "Liderança" (LD), "Promoção do Atendimento, Tratamento e Serviços" (PC) e "Equipe Médica" (MS) do *Comprehensive Accreditation Manual for Hospitals: The Official Handbook*.

O treinamento da equipe ajuda a integrar a colaboração multidisciplinar à prática diária. O treinamento da equipe aborda os processos, como o monitoramento cruzado ou as técnicas eficazes de comunicação, a fim de torná-los comportamentos naturais. Como essas ações passam a ser tão arraigadas aos membros da equipe, elas também se apresentam mais resistentes aos efeitos do estresse e do aumento da carga de trabalho.

O trabalho de equipe eficiente e seu treinamento podem melhorar a confiança entre os profissionais, aumentar os sentimentos de respeito e de apoio, proporcionar maior compreensão sobre os papéis do indivíduo e dos outros, provocar um maior compromisso compartilhado com a segurança do paciente e aumentar o entendimento das características de uma equipe eficiente. A Tabela 1.1 na página 20 mostra cinco dimensões desse tipo de trabalho.

As equipes de sucesso são caracterizadas por liderança compartilhada, tomada de decisão conjunta, implementação consistente de planos, observação das regras fundamentais para a comunicação, geren-

Figura 1.2
Provisão do sistema de atendimento

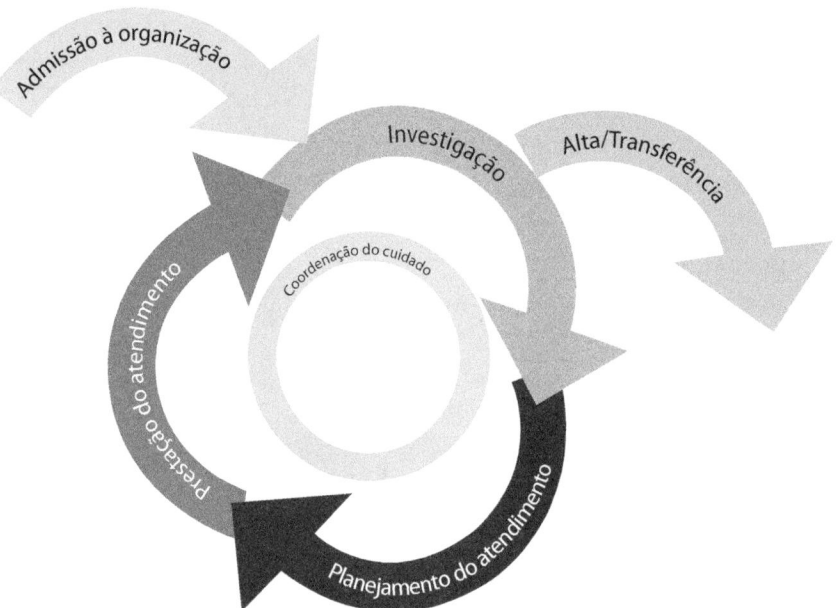

A coordenação do atendimento ao paciente, aspecto crítico dos serviços de enfermagem, reside no centro de como são prestados, em todo o hospital, o atendimento, o tratamento e os serviços. Fonte: Joint Commission on Accreditation of Healthcare Organizations: *2005 Comprehensive Accreditation Manual for Hospitals: The Official Handbook*. Oakbrook Terrace, IL: Joint Commission Resources, 2005.

O padrão LD.2.20 exige uma liderança eficiente para cada programa, serviço, local ou departamento no hospital. Os líderes devem garantir que um processo esteja presente para coordenar os processos de atendimento, tratamento e serviços em cada área. Além disso, o padrão LD.3.60 força os hospitais a estabelecerem processos para a comunicação de informação relevante em todo o estabelecimento com prontidão.

Já o padrão PC.4.10 exige que os hospitais desenvolvam um plano para o atendimento, o tratamento e os serviços que seja individualizado e apropriado às necessidades, aos pontos fortes, às limitações e às metas do paciente, incluindo a integração da informação de várias investigações sobre o paciente visando identificar e atribuir prioridades para o seu atendimento. O planejamento é um processo dinâmico que aborda como o atendimento, o tratamento e os serviços são executados pela equipe. O plano deve ser consistentemente reavaliado a fim de garantir que as necessidades do paciente sejam satisfeitas.

Por sua vez, o padrão PC.5.50 exige que os hospitais proporcionem atendimento, tratamento e serviços de maneira interdisciplinar, colaborativa, apropriada às necessidades e ao âmbito dos serviços do hospital. Uma abordagem colaborativa e interdisciplinar ao preenchimento das necessidades e das metas do paciente ajuda na obtenção dos resultados ideais. As diferentes disciplinas envolvidas e a intensidade da colaboração variam em relação às necessidades do paciente (ver MS.2.20).

O padrão PC.5.60 determina como o hospital coordena o atendimento ao paciente, inclusive quanto ao tempo e entre os profissionais de saúde e os ambientes. O hospital deve ajustar o atendimento, o tratamento e os serviços proporcionados aos pacientes, incluindo os recursos internos e externos, para satisfazer as necessidades permanentes de maneira oportuna. Um processo deve estar presente para receber ou compartilhar informação relevante sobre o paciente, com o objetivo de facilitar a coordenação apropriada e a continuidade quando os pacientes forem encaminhados a outros prestadores de atendimento, tratamento ou serviço.

A equipe médica tem um papel crítico no processo de providência da supervisão da qualidade do atendimento, do tratamento e dos serviços. O padrão MS.2.20 atribui a responsabilidade pela administração e pela coordenação do atendimento, do tratamento e dos serviços de cada paciente a um profissional com a qualificação apropriada. Esse profissional independente, habilitado, com a qualificação exigida, deve administrar e coordenar o atendimento ao paciente.

Estudo de caso

Sistema de saúde da University of Michigan (UMHS): colaboração entre enfermeiros e médicos

O relacionamento entre os enfermeiros e os médicos é crítico no Sistema de Saúde da University of Michigan, com base em Ann Arbor, assim como em todos os hospitais dos Estados Unidos. O sistema favorece ativamente o sentido de conexão, pela solução dos problemas em equipe e pela comunicação entre os colegas, que agem como um poderoso instrumento de retenção para o pessoal de enfermagem.

Entre as iniciativas de retenção, estão os esforços concentrados sobre o papel que os enfermeiros desempenham no processo de tomada de decisão na UMHS. Em 2001, os líderes criaram uma "díade" enfermeiro-médico, ou uma equipe administrativa de duas pessoas, para que cada unidade clínica ou hospitalar trabalhasse nos processos buscando a melhoria da colaboração. As metas da equipe são fortalecer a comunicação e a parceria, projetar processos de trabalho conjuntos e revisar os orçamentos. Cada díade revisa e discute o desempenho, a qualidade e os dados financeiros da unidade. A principal autoridade da enfermagem e o chefe da equipe reúnem-se com as díades para discutir os temas críticos da unidade e a forma de remoção das barreiras para sua resolução.

Uma díade desejava incluir perguntas relacionadas com a satisfação do paciente no verso do cartão de alta fornecido a cada pessoa ao ser liberada. Os enfermeiros identificaram os temas mais relevantes para a unidade, elaboraram as perguntas, rastrearam as respostas dos pacientes e identificaram as tendências. Por meio do processo, os médicos também se tornaram interessados nesse mecanismo de retroalimentação. As questões relacionadas com a satisfação do paciente relativas ao desempenho médico também foram adicionadas aos cartões de algumas unidades. As díades usaram a informação obtida dos pacientes para desenvolver iniciativas de melhoria dirigidas à satisfação do paciente, como aquelas voltadas para a educação do paciente.

Fontes:
1. Joint Commission Resources: Nurses needed: Creating a culture of retention. *Joint Commission: The Source* 1(6):7, 10, 2003.
2. Gnagey L.T.: Recruitment and retention activities address nursing shortage. *The University Record*, Jul.1, 2002. http://www.umich.edu/~urecord/0102/Jul01_02/10.htm.

---

ciamento eficaz de conflitos, relações interpessoais sólidas e coleguismo. Os comportamentos da equipe de trabalho que podem ajudar a prevenir erros incluem os seguintes:[12]

- Monitoramento cruzado ou observação das ações dos outros membros da equipe para evitar erros
- Identificação de um protocolo estabelecido para ser usado ou desenvolvimento de um plano a ser utilizado
- Defesa e afirmação de uma posição ou ação corretiva
- Priorização das tarefas de cuidado ao paciente
- Manutenção da responsabilidade dos membros da equipe
- Busca da informação para a tomada de decisão
- Atribuição de papéis e responsabilidades aos membros da equipe
- Uso dos processos de controle para verificar a comunicação
- Comunicação dos planos aos membros da equipe

Maior discussão sobre o treinamento da equipe encontra-se no Capítulo 6, "Melhorando a competência do enfermeiro por meio da educação", na seção "Promovendo o treinamento em equipe", iniciando na página 152.

> **Tabela 1.1**
> **Cinco dimensões e comportamentos da equipe de trabalho**
>
> 1. **Manter estrutura e clima de equipe** que procurem estabelecer e manter as estruturas apropriadas da equipe e um clima organizacional condutivo ao trabalho em equipe.
> 2. **Aplicar estratégias para a solução de problemas** que abordem as ações que podem ser tomadas para minimizar a ocorrência de erros na equipe.
> 3. **Comunicação com a equipe** que enfoque as atividades de comunicação a fim de ajudar os membros desta a estabelecer e manter um entendimento comum sobre os assuntos do paciente e os aspectos operacionais que afetam a equipe e a carga de trabalho individual dos seus membros.
> 4. **Executar planos e administrar a carga de trabalho**, concentrados na eliminação imediata da sobrecarga de trabalho sobre os membros individuais da equipe, fazendo com que outros membros auxiliem nas tarefas.
> 5. **Aperfeiçoamento das habilidades da equipe**, o que se concentra na melhoria das habilidades da equipe de trabalho por meio das reuniões de revisão da equipe, instrução de um-para-um e ensino específico à situação conduzido durante as atividades de atendimento ao paciente em tempo real.
>
> Fonte: Adaptada de Risser D.T., Simon R., Rice M.M., Salisbury M.L.: A structured teamwork system to reduce clinical errors. In Spath P.L. (ed): *Error Reduction in Health Care: A Systems Approach to Improving Patient Safety*. San Francisco: Jossey-Bass Publishers/Chicago: Health Fórum, Inc. AHA Press, 2000.

Métodos apropriados de comunicação

A comunicação entre todos os profissionais e a equipe envolvida no atendimento, no tratamento e nos serviços ao paciente é vital para garantir atendimento coordenado e altamente qualificado. A comunicação entre os membros da equipe ocorre pessoalmente, por telefone e por meio de vários documentos, incluindo os memorandos e os *e-mails*. A falha da comunicação eficaz na equipe de atendimento multidisciplinar pode resultar em atendimento abaixo do ideal. Os turnos multidisciplinares proporcionam um fórum para comunicações claras entre todos os profissionais, enfocando o plano de cuidado de cada paciente, o que inclui testes diagnósticos, tratamentos, terapias, cirurgias e data antecipada para alta ou transferência.

O estilo de comunicação do indivíduo envolve diversos comportamentos, como o modo de portar-se, a atenção e a cordialidade em relação aos outros, o contato visual, a postura e a linguagem corporal, o tempo dispensado ao ouvir em comparação com o tempo falado, a velocidade da fala, as interações positivas (palavras úteis, encorajadoras e afirmativas) ou negativas (palavras prejudiciais, negativas e desencorajadoras) e o quanto o indivíduo sente-se à vontade e faz com que as pessoas se sintam assim. Os grandes comunicadores podem construir credibilidade, respeito, confiança e eficácia na equipe.

À medida que o pessoal da enfermagem se comunica com outros na equipe de atendimento ao paciente, é importante que seja específico, expresse claramente qualquer necessidade e mantenha o foco para evitar as falhas na comunicação. Ao treinar o pessoal quanto às técnicas eficazes de comunicação, podem ser focadas áreas como a habilidade de escutar, assim como a de questionamento de uma prescrição.

Ao nos comunicarmos, tomamos diversas decisões: o que dizer, o tom a ser usado, com quem nos comunicaremos e que mensagens não-verbais usaremos para acompanhar nossa comunicação. Antes de comunicar-se, é preciso considerar o impacto que a mensagem terá. Deve-se tentar aplicar a "regra dos quatro segundos" nas interações entre os membros da equipe:[13]

- Segundo 1: Respirar fundo e considerar o que se deseja dizer. Determinar o que se deseja defender e o resultado esperado. Observar que algumas palavras consolidam as relações, ao passo que outras as destroem. Escolher as palavras com sabedoria.

- Segundo 2: Considerar o tom de voz a ser usado. Um tom calmo e amigável certamente vence um tom alto, áspero, condescendente ou coberto de sarcasmo. Quando não estiver com disposição para falar sobre alguma coisa, não fale. Da mesma forma, não se deve enviar mensagens que, sabe-se, exigirão desculpas posteriores, pois isso provocará tensão desnecessária nos relacionamentos.
- Segundo 3: Garantir que se está prestes a comunicar a mensagem para a pessoa certa. A raiva e a frustração deslocadas estão no âmago de muitos problemas de comunicação. Se se tem algum problema com um médico, deve-se comunicá-lo diretamente. Não se deve direcionar a comunicação, erroneamente, a outros na unidade, porque isso apenas contaminará o clima das comunicações.
- Segundo 4: Considerar o comportamento não-verbal e como ele contribui ou perturba a mensagem. Ao transmiti-la, deve-se encarar a pessoa, fazer contato visual e manter uma postura aberta. É importante lembrar que o contato visual é um dos maiores indicadores de como está o relacionamento. Deve-se eliminar o ressentimento, o ofegar, o gemido e o desvio do olhar do vocabulário não-verbal para aumentar a probabilidade de uma comunicação positiva.

É fundamental demonstrar respeito pelo tempo dos outros. Algumas frases que demonstram respeito aos indivíduos pressionados pelo tempo são apresentadas na Tabela 1.2, a seguir. Quando se indica que se necessita de apenas alguns minutos do tempo da pessoa, não se deve ultrapassar esse limite. Quando mais tempo é necessário, deve ser solicitado.

Comunicação e segurança do paciente. Os padrões de segurança e de redução de erros no atendimento de saúde, da Joint Commission, destacam a importância da comunicação eficaz entre os prestadores de cuidados. O padrão LD.3.60 exige que os líderes da organização favoreçam a comunicação entre os indivíduos e os departamentos. O padrão IM.3.10 exige a disponibilidade de informações oportunas e precisas sobre as quais basear as decisões de atendimento. O vínculo direto entre essas exigências e a segurança do paciente não pode ser minimizado.

A comunicação imprecisa ou incompleta de informação insuficiente compartilhada entre os cuidadores aumenta o risco de eventos adversos. O compromisso proativo com a comunicação e com os padrões relativos à informação pode ajudar a equipe

---

Tabela 1.2

Solicitação respeitosa do tempo alheio

- Você tem um minuto?
- Esta é uma boa ocasião para você?
- Você prefere encontrar-me agora ou amanhã?
- Por quanto tempo você acha que poderemos nos reunir?
- Quanto tempo você considera necessário destinarmos ao nosso encontro?
- O que gostaria de fazer se ultrapassarmos o tempo combinado?
- Isso não deve levar mais do que cinco minutos.
- Você tem 10 minutos esta tarde para revisarmos o documento?

Fonte: Gaddis S.: Timing is everything: phrases that show respect. Communication Boosters. http://www.centerforamericannurses.org/can/tools/boost34.htm. (acessada em 28 de agosto de 2004).

Estudo de caso

Favorecimento da comunicação multidisciplinar, educação e melhoria do desempenho com um clube de leitura

Sir William Osler introduziu o conceito de clube de leitura na University McGill, em 1875, e no Johns Hopkins Hospital, em 1880. Os líderes clínicos capitalizaram o formato face a face do clube de leitura a fim de aperfeiçoar a comunicação multidisciplinar, a educação e o desempenho. O clube de leitura proporciona um tipo de "escolaridade domiciliar". O objetivo é ler um artigo de periódico ou um livro sobre um assunto que normalmente não consideraria aplicável ao seu trabalho, chamar alguns colegas para discutir as idéias e estimular a criatividade.

Um educador clínico da Clarian Health Partners, em Indianápolis, formou um clube de leitura principalmente para ajudar os enfermeiros a adquirirem habilidades de pesquisa e de apresentação, enquanto os orientava em relação à sala de operações e à unidade de atendimento pós-anestesia. O clube de leitura quase triplicou de tamanho, trazendo anestesistas, cirurgiões, auxiliares, técnicos e todos os envolvidos no atendimento dos setores para suas reuniões mensais regulares.

Os apresentadores alternam-se à medida que diferentes indivíduos e disciplinas assumem a apresentação. O formato das reuniões mensais inclui almoço e conversas (15 minutos), apresentação (15 minutos) e discussão e distribuição de uma lista de questões (15 minutos). Os tópicos para o clube são sugeridos nas reuniões das seções e pelos participantes. Alguns tópicos e apresentadores incluíram: o consentimento informado (apresentado por um médico); o trauma móvel (apresentado por um enfermeiro) e um sistema de diagnóstico perioperatório (apresentado pelo administrador do programa de operações clínicas e pelo diretor do clube de leitura). As notícias sobre as próximas reuniões são fixadas na cirurgia e no escritório do educador; o pessoal interessado obtém artigos de um encarte no quadro de avisos.

Uma possível dificuldade é o fato de as pessoas não desejarem apre-

(continua)

Desenvolvimento de um clube de leitura com base na unidade

- Estabelecer os objetivos
- Verificar o ambiente
  Atmosfera (confortável, não ameaçadora)
  Discussão aberta, participação não-forçada
  Acessibilidade
- Decidir sobre o horário
  Horário fixo (dia, hora)
  Duração de 45 a 90 minutos
- Considerar a seleção e a distribuição do artigo
  Participantes envolvidos na escolha dos artigos
  Enfermeiro clínico especializado ou enfermeiro-pesquisador para orientação sobre artigo baseado em pesquisa
  Número de artigos (não mais do que dois)
  Distribuição de cópias antecipadamente (colocação em toda a unidade, anexadas aos memorandos da equipe, enviadas por correspondência ou colocadas nas caixas de correio, distribuídas no final da reunião precedente)
- Assegurar liderança e apoio organizacional
  Tarefas do moderador; apresentadores alternados eventualmente
  Revisão distribuída dos principais temas
  Sugestão de atividades de acompanhamento

Fonte: Resumido de Brook-Brunn J.A.: Developing a unit-based journal club. *Nurs Manage* 25 (6): 80, Jun 1994.

Estudo de caso Favorecimento da comunicação multidisciplinar, educação e melhoria do desempenho com um clube de leitura (continuação)

sentar-se devido ao tempo necessário para a preparação. Para vencer esse desafio, o administrador do programa de operações clínicas trabalha com os administradores a fim de obter cobertura para os participantes durante o tempo que utilizam para a pesquisa e a preparação. Para recrutar os participantes, assim como para preparar o programa do clube de leitura, são feitas rondas das reuniões de seção; além disso, pergunta-se quem participará da apresentação. O quadro lateral (página anterior) lista indicações para o desenvolvimento de um clube de leitura.

Fonte: Joint Commission Resources: Teamworks: Taking it through face to face with your team: Make your journal club a multidisciplinary PI learning tool. *JT Comm Benchmark* 2 (11): 4-5, 2000.

---

a prevenir as ocorrências adversas (ver Tabela 1.3, p. 24). As organizações devem estabelecer canais de comunicação permanentes entre os prestadores de atendimento, priorizando a informação compartilhada e recebida.

As estratégias para melhorar a comunicação entre os prestadores de atendimento são apresentadas no Capítulo 5, "Papel do enfermeiro na segurança do paciente e nos resultados do atendimento", começando na página 105, e na seção "Implementação das metas nacionais de segurança do paciente da Joint Commission", especificamente a discussão sobre comunicação entre os prestadores de atendimento iniciada na página 116.

Enfrentando os desafios

Os enfermeiros-líderes e executivos devem atingir metas e objetivos administrativos e clínicos muitas vezes conflitantes, resolvendo os conflitos de acordo com o melhor interesse tanto dos enfermeiros quanto dos pacientes. Isso pode levar ao estresse considerável dos administradores da linha de frente nos hospitais financeiramente abalados, pois eles encaram restrições no orçamento e na disponibilidade de pessoal de enfermagem qualificado para trabalhar nas posições e turnos atribuídos. Ainda assim, têm o compromisso de fazer muito com pouco e de preservar os elementos essenciais da prática de enfermagem profissional.

Fatos e Números: O papel da má comunicação nos eventos-sentinela

O fracasso das comunicações está em primeiro lugar como raiz das causas (65% em geral) de todos os tipos de eventos-sentinela revistos pela Joint Commission, o que ultrapassa, até agora, 2.500. As organizações que apresentam eventos-sentinela citaram o fracasso na comunicação como principal causa da seguinte maneira:

- Mais de 80% das organizações apresentaram um evento-sentinela relacionado com atraso no tratamento
- Cerca de 80% das organizações apresentaram um evento-sentinela de cirurgia no local errado
- Mais de 70% das organizações apresentaram um evento-sentinela relacionado com o operatório ou o pós-operatório
- Mais de 60% das organizações apresentaram um evento-sentinela relacionado com a medicação
- Em torno de 60% das organizações apresentaram óbito relacionado à contenção
- Mais de 55% das organizações apresentaram um evento-sentinela relacionado com queda
- Cerca de 45% das organizações apresentaram suicídio de paciente internado

Fonte: Joint Commission Sentinel Event Statistics, June 29, 2004. http://www.jcaho.org/accredited+organizations/hospitals/sentinel+events (acessado em 30 de agosto de 2004).

Tabela 1.3
Estratégias proativas de comunicação para prevenir os eventos-sentinela

Tipo de evento-sentinela	Comunicação da informação crítica deve incluir
Suicídio	■ História clínica e psiquiátrica completa do paciente, incluindo tentativas de suicídio anteriores, desencadeantes capazes de influenciar o comportamento e mudanças recentes de vida ■ Mudanças no humor ou no comportamento do paciente durante o tratamento ■ Pensamentos e sentimentos de alto risco expressos pelo paciente ■ Recomendações de atendimento continuado por ocasião da alta
Erro de medicação	■ Informação clínica precisa com diagnósticos anteriores, condições, procedimentos e história medicamentosa, incluindo os medicamentos prescritos por todos os médicos (fármaco, dosagem, freqüência e técnica de administração, medicamentos sem prescrição médica e produtos herbais ingeridos pelo paciente) ■ Alergias ou reações adversas prévias aos medicamentos ■ Prognóstico atual e plano de tratamento ■ Resultados laboratoriais indicando possível alergia ao medicamento ■ Prescrições médicas verbais e escritas ■ Todos os medicamentos dispensados e administrados durante um procedimento
Complicação operatória/pós-operatória, incluindo cirurgia no local errado	■ Investigações pré-operatórias e resultados dos estudos diagnósticos pré-operatórios ■ Verificação do local cirúrgico ■ Consentimento informado ■ Resultados laboratoriais pré-operatórios e pós-operatórios ■ Procedimentos operatórios e anotações de progressos multidisciplinares ■ Plano de atendimento e resultados do tratamento
Atraso no tratamento	■ Âmbito dos serviços novos e permanentes da organização ■ Necessidades e expectativas do paciente e da família ■ Relatórios preliminares e variações a partir deles ■ Registros médicos precisos e imediatamente acessíveis de todas as consultas ambulatoriais e hospitalares no sistema de atendimento de saúde ■ Registros médicos precisos e imediatamente acessíveis das instituições de onde houve a transferência
Morte ou ferimentos na contenção	■ Políticas e procedimentos que abordam o uso apropriado de contenção ■ Pré-admissão de dados pré-triagem sobre as necessidades de atendimento do paciente ■ Dados precisos e oportunos sobre o paciente em contenção (ou seja, mudanças na condição e no comportamento do paciente)
Queda	■ Achados da investigação do risco de queda ■ Mudanças no comportamento ou na condição do paciente que podem colocá-lo em maior risco de queda ■ Precauções apropriadas contra quedas
Erro de transfusão	■ Identificação do paciente, unidade sangüínea, amostra e rótulo da informação ■ Consentimento informado

Fonte: Joint Commission Resources: Root causes: Safety through improved communication. *Jt Comm Perspec Pt Safety* 1 (2): 4-5, 2001

Os enfermeiros-administradores têm uma enorme motivação para continuar a encarar esses desafios: a satisfação obtida por prestarem bom atendimento aos pacientes.

REFERÊNCIAS

1. Ballein Search Partners, American Organization of Nurse Executives: *Why Senior Nursing Officers Matter: A National Survey of Nursing Executives*. 2003 Senior Nursing Officer Survey. Oak Brook, IL: Ballein Search Partners, Spring 2003.
2. Reilly P.: Special report: Front lines to front office. *Mod Healthc* 34 (16): 24, 26, 28, 30, Apr. 19, 2004.
3. Goode C.J., et al.: Documenting chief nursing officers' preferences for BSN-prepared nurses. *J Nurs Adm* 31 (2): 55-59, 2001.
4. Spratley E. et al.: *The Registered Nurse Population: Findings from the National Sample Survey of Registered Nurses*. Rockville, MD: U.S. Department of Health and Human Services, Health Resources and Services Administration, Feb. 2002.
5. Katzenbach J.R., Smith D.K.: *The Wisdom of Teams*. Cambridge, MA: Harvard Business School Press, 1993, p. 3.
6. McCloskey J.C., Maas M.: Interdisciplinary teams: The nursing perspective is essential. *Nurs Outlook* 46 (4): 157-63, 1998.
7. Thomas L.: *The Youngest Science. Notes of a Biology Watcher*. New York: The Viking Press, 1983.
8. Kramer M., Schmalenberg C.: Essentials of a magnetic work environment, part 1. *Nursing* 34 (6): 50-54, 2004.
9. American Nurses Association: Planning a career in nursing. What nurses do, 2004. http://www.nursingworld.org/about/careerlt.htm (acessado em 27 de agosto de 2004).
10. Gregor FM.: Nurses' informal teaching practices: Their nature and impact on the production of patient care. *Int J Nurs Stud* 38 (4): 461-70, 2001.
11. Deutschendorf A.L.: From past paradigms to future frontiers: Unique care delivery models to facilitate nursing work and quality outcomes. *J Nurs Adm* 33 (1): 52-59, 2003.
12. Risser D.T., et al.: A structured teamwork system to reduce clinical errors. In Spath P.L. (ed.): *Error Reduction in Health Care: A Systems Approach to Improving Patient Safety*. San Francisco: Jossey-Bass Publishers/Chicago: Health Forum, Inc. AHA Press, 2000.
13. Gaddis S.: The Four-Second Rule for Improved Communications. *The Communications Doctor*. http://www.communicationsdoctor.com/articles.html (acessado em 28 de agosto de 2004).

Visão geral dos desafios que afetam os enfermeiros-líderes 2

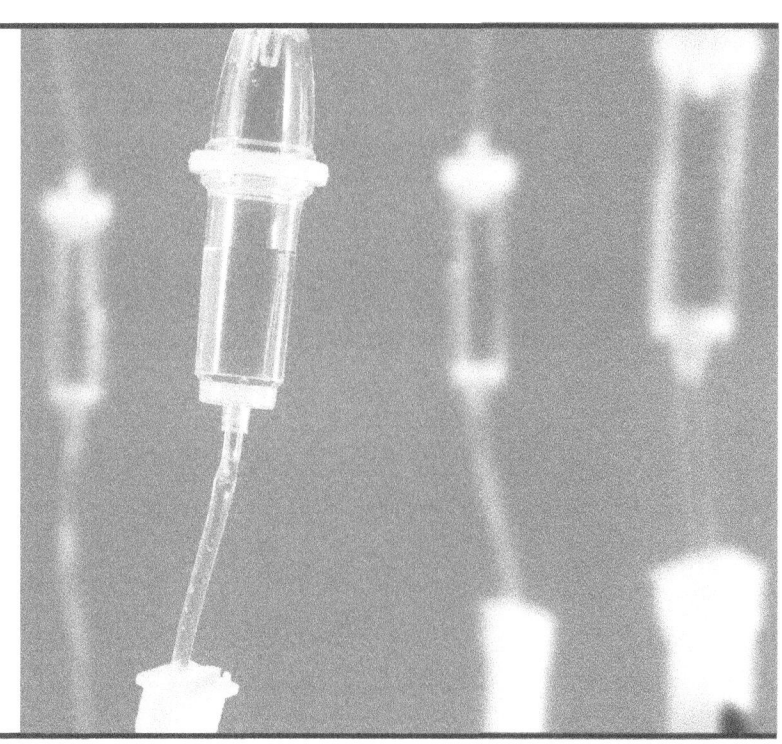

Existem inúmeros desafios encarados pelos enfermeiros-líderes que podem impactar a prestação de cuidado, tratamento e serviços seguros e eficazes. Este capítulo observa atentamente as razões subjacentes a esses aspectos.

Os administradores de enfermagem da linha de frente são, na realidade, a cola* que mantém os hospitais unidos. Muitas vezes disputados por várias unidades ou múltiplas disciplinas, os enfermeiros-líderes precisam equilibrar o gerenciamento clínico e o administrativo. Os próprios limites do cuidado de enfermagem mudam continuamente, e a prática de enfermagem expande-se, incluindo áreas tradicionalmente pertencentes a outras disciplinas no esforço para a melhoria do custo e da eficácia.

As mudanças nos papéis, as características dos pacientes, as contenções financeiras e as tendências clínicas estão impactando a maneira com que os enfermeiros-líderes devem planejar o cuidado. Pode ser difícil reconhecer e aceitar essas mudanças permanentes, mas os enfermeiros devem permanecer concentrados em suas responsabilidades profissionais. Como defensores do atendimento seguro e qualificado, os enfermeiros-líderes desempenham um papel importante na transformação do sistema de atendimento de saúde.

Este capítulo descreve os diversos desafios que os enfermeiros-administradores enfrentam, tais como a escassez de pessoal, o aumento da demanda da carga de trabalho, os resultados adversos relacionados ao cuidado de enfermagem, além de orientação e treinamento adequados.

ESCASSEZ DE PESSOAL

Muitos hospitais estão enfrentando a tão divulgada crise atual da escassez de enfermagem, sobretudo em áreas especializadas, como a emergência e o cuidado ao paciente crítico. Embora a escassez de enfermagem varie de região para região, ela é definitivamente um problema nos Estados Unidos. O assunto, no entanto, é mais complexo do que o simples desequilíbrio entre a oferta e a demanda, pois não se limita aos enfermeiros. Trata-se de uma situação que tem recebido grande parte da atenção pública. Os hospitais também estão sofrendo com a escassez de farmacêuticos, técnicos, terapeutas, funcionários para a limpeza e a alimentação, especialistas no serviço de informação, codificadores dos registros médicos e, em algumas comunidades, médicos especialistas e de atendimento primário.[1]

Com base nos dados sobre as tendências da oferta obtidos do 2000 National Sample Survey of Registered Nurses, as projeções para a oferta e a demanda mostram que a escassez de enfermeiros em tempo integral, previamente projetada para iniciar em 2007, já era evidente no ano 2000.[2] A escassez de pessoal está afetando até mesmo a imagem financeira dos hospitais. Uma organização que opta pela absorção de enfermeiros contratados ou temporários,

---

Fatos e Números: Tendências na enfermagem

- Os 2,8 milhões de enfermeiros e os 2,3 milhões de auxiliares de enfermagem dos Estados Unidos constituem 54% da força de trabalho de atendimento da saúde, a maior categoria de profissionais.*
- Quarenta e nove por cento dos enfermeiros certificados trabalham nos hospitais.[†]
- Mais do que um em cada cinco enfermeiros trabalhava meio turno em 2002 e aproximadamente 1 em cada 10 tinha mais de um emprego.[‡]
- Pela primeira vez, o Departamento do Trabalho dos Estados Unidos identificou a enfermagem como a principal ocupação em termos de crescimento do trabalho para o ano de 2012.[†]
- Existem atualmente 126.000 vagas de enfermagem desocupadas nos hospitais do país.[§]
- Os índices de vagas para enfermeiros aumentaram em 60% desde 1999 nos hospitais.[§]

* Institute of Medicine: Keeping Patients Safe: Transforming the Work Environment of Nurses. Washington, D.C.: National Academies Press, 2004.
[†] Horrigan M.W.: Employment projections to 2012: Concepts and context. *Monthly Labor Review* 127(2), Feb. 2004. http://www.bls.gov/opub/mlr/2004/02/contents.htm (acessado em 30 de agosto de 2004).
[‡] U.S. Department of Labor, Bureau of Labor Statistics: Occupational Outlook Handbook: Registered Nurses. Washington D.C.: BLS, Feb.27, 2004. http://stats.bls.gov/oco/ocos083.htm (acessado em 19 de julho de 2004).
[§] American Hospital Association: The Healthcare Workforce Shortage and Its Implications for America's Hospitals. Chicago: AHA, inverno de 2001.

---

* N. de R.T.: O termo "cola" encontra-se definido no Capítulo 1.

> **Fatos e Números: Escassez de pessoal**
>
> - Em 2000, havia uma escassez nacional de 110.000 enfermeiros, ou 6%, afetando 30 estados norte-americanos.*
> - Até 2020, antecipa-se que a escassez cresça para 29% (mais do que 800.000) e afete 44 estados e o District of Columbia.*
> - Mais de 1 milhão de enfermeiros novos e substitutos serão necessários, nos Estados Unidos, até o ano de 2012.†
>
> * U.S. Department of Health and Human Services, Health Resources and Services Administration: *Projected Supply, Demand, and Shortages of Registered Nurses*, 2000-2020. Rockville, MD: DHHS, Jul., 2002.
> † Horrigan M.W.: Employment projections to 2012: Concepts and context. *Monthly Labor Review* 127 (2), Feb. 2004. http://www.bls.gov/opub/mlr/2004/02/contents.htm (acessado em 30 de agosto de 2004).

no preenchimento de vagas, aumenta bastante seus custos trabalhistas. A organização pode enfrentar a superlotação do setor de emergência devido à indisponibilidade de leitos, aos desvios hospitalares, ao adiamento ou cancelamento de cirurgias eletivas e à suspensão do crescimento, da expansão e do progresso tecnológico.[3] Todas essas áreas podem afetar significativamente o hospital, a ponto de boicotarem seu credenciamento.

O desafio é intensificado pelo fato de que poucos jovens escolhem carreiras na enfermagem, ao mesmo tempo que os enfermeiros experientes continuam a abandonar a cabeceira dos leitos e o ambiente hospitalar. Esses diferentes desafios são descritos a seguir.

Menos enfermeiros entrando na profissão

Os dados sobre o aumento de novos enfermeiros, conforme o número daqueles aprovados no teste de

---

Conexão de padrões

Garantia de pessoal efetivo

Em uma era de incertezas e de corte de custos, a equipe de enfermagem hospitalar encontra-se sob grande estresse, assumindo freqüentemente responsabilidades adicionais. A capacidade do hospital de cumprir com sua missão e atender as necessidades dos pacientes vincula-se diretamente à sua capacidade de proporcionar uma equipe competente e qualificada. Os padrões que asseguram a eficácia da equipe aparecem no capítulo "Administração dos Recursos Humanos" do *Comprehensive Accreditation Manual for Hospitals: The Official Handbook.*

O padrão HR.1.10 exige que os hospitais proporcionem um número adequado e uma formação de equipe consistente com seu plano de pessoal. Para que sejam mantidos os níveis ideais de pessoal, os enfermeiros-líderes devem traçar e comparar as necessidades projetadas de pessoal com as qualificações e as competências do pessoal atual, a fim de identificar quaisquer deficiências. Os múltiplos indicadores de triagem, especificamente os indicadores de triagem da clínica/serviços e dos recursos humanos relacionados com os resultados do paciente, fornecem dados precoces da eficácia do pessoal. (Ver Tabela 5.1, "Indicadores da eficácia do pessoal hospitalar da Joint Commission", na página 112 do Capítulo 5, "Papel do Enfermeiro na Segurança do Paciente e nos Resultados do Atendimento".)

O padrão HR.1.20 sustenta que o hospital tenha um processo para assegurar que a qualificação do pessoal seja consistente com sua responsabilidade de trabalho. A administração dos recursos humanos e os líderes devem proporcionar uma descrição do trabalho de cada posição, definindo as qualificações e as expectativas de desempenho em termos mensuráveis. Cada hospital deve desenvolver e implementar um processo de averiguação de competência que assegure que as qualificações do candidato sejam consistentes com as responsabilidades do trabalho. O processo deve definir claramente as competências a serem averiguadas durante a orientação, com base em técnicas, procedimentos, tecnologia, equipamento ou habilidades necessários para a prestação de atendimento, tratamento e serviços. As competências devem ser baseadas na população de pacientes atendida.

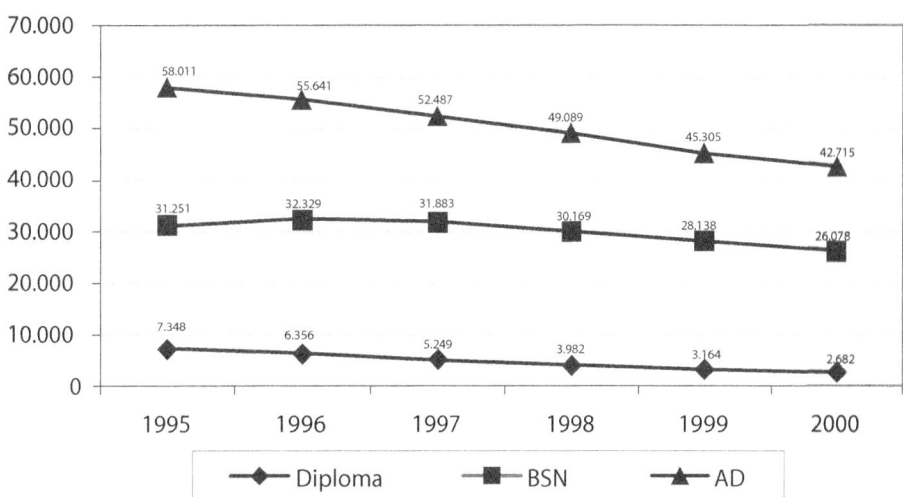

Figura 2.1
Declínio no número de novos formandos em enfermagem

Depois de aumentar gradativamente na primeira metade dos anos 1990, o número de novos formandos em enfermagem caiu anualmente na última metade da década. A diminuição dos formandos diplomados continua a tendência provocada, nas últimas décadas, pelo fechamento dos programas de diplomação baseados nos hospitais. Em comparação, o declínio no número de formandos em graduação associada e no bacharelado é um fenômeno mais recente. A American Association of Colleges of Nursing (AACN) constatou um aumento de 4% na inscrição para bacharelado entre 2000 e 2001.

Fonte: U.S. Department of Health and Human Services, Health Resources and Services Administration: *Projected Supply, Demand, and Shortages of Registered Nurses, 2000-2020*. Rockville, MD: DHHS, Jul. 2002. A American Hospital Association, examinando a escassez da força de trabalho, fez cinco observações sobre (falta de) atrativos das carreiras no atendimento de saúde.[5]

licenciamento de enfermagem (NCLEX), mostram que, depois de aumentar gradativamente durante a primeira metade dos anos 1990, o número de graduados em enfermagem caiu anualmente na última metade da década, resultando em 26% menos graduados em 2000 do que em 1995 (ver Figura 2.1).[2] As recentes tendências no emprego e na remuneração dos enfermeiros, nos hospitais dos Estados Unidos, poderiam sugerir que a crise está temporariamente controlada.[4] Entretanto, a contratação de enfermeiros mais velhos, casados e estrangeiros, indicando que o mercado de trabalho de enfermagem está respondendo à atual escassez, não enfrenta o real problema do envelhecimento e da conseqüente diminuição da força de trabalho de enfermagem.[4]

Recentemente, um ligeiro aumento no número de candidatos aos programas de bacharelado (BSN) mostrou uma transferência em evolução: dos enfermeiros formados em graduação associada para os formados em bacharelado. Mas até isso pode restringir o crescimento da oferta, pois os enfermeiros com bacharelado podem necessitar de duas vezes mais tempo para completar sua formação e entrar no mercado de trabalho do que os graduados em programas associados. Além disso, muitos especialistas em enfermagem acreditam que os programas BSN proporcionam melhor preparo do que os de graduação associada para os papéis e as responsabilidades dos enfermeiros.[1]

1. Embora o atendimento de saúde fosse visto como de alta tecnologia na economia de manufaturados, os jovens, na economia da informação, consideram-no de baixa tecnologia.
2. O atendimento de saúde proporcionava emprego seguro, confiável e prestigioso nos anos 1960

e 1970, mas é considerado uma força caótica e instável no mercado de trabalho atual.
3. O atendimento de saúde proporcionava anteriormente uma entre as poucas opções de emprego para mulheres; na sociedade contemporânea, no entanto, o atendimento de saúde é apenas uma entre muitas escolhas.
4. No sistema de longa permanência hospitalar, a equipe tinha relações fortes, sustentadoras, com os pacientes; no ambiente de curta permanência, no entanto, a equipe deve concentrar-se nos protocolos das enfermidades, no compromisso regulatório e na documentação.
5. As demandas de 24 horas em sete dias da semana de um hospital eram vistas como pouco atraentes na sociedade de produção de massa, na qual os esquemas de produção controlavam as horas trabalhadas. Por sua vez, a sociedade da informação, que permite que as pessoas programem o trabalho de acordo com sua conveniência, considera as demandas de 24/7 inaceitáveis. Esse impacto é agravado pela presença de pacientes agudamente enfermos, com curta permanência, que impõem contínuas demandas de cuidado e de apoio da equipe hospitalar.

A imagem negativa da enfermagem e seu baixo *status*, o salário relativamente baixo e o amplo leque de escolhas alternativas de carreira para mulheres estão entre as razões para o declínio de candidatos às escolas de enfermagem.[7] De fevereiro a outubro de 2002, 84% das escolas de enfermagem apresentaram um aumento de candidatos e de inscrições.[8] Ainda assim, não existem alunos de enfermagem suficientes para substituir o número de enfermeiros que deixam a força de trabalho. A inscrição teria de aumentar 40% anualmente para substituir aqueles que deverão deixar a força de trabalho.[9]

Mesmo que o interesse na enfermagem aumentasse, as atuais escolas de enfermagem não poderiam acolher o número de alunos necessário para preencher o vazio da força de trabalho. Muitas universidades e faculdades comunitárias estão dispensando um grande número de candidatos qualificados aos programas básicos de educação de enfermagem devido à falta de recursos, especialmente de corpo docente qualificado. As pessoas que satisfazem as exigências de elegibilidade estão tendo a admissão negada por falta de espaço disponível suficiente.[5] Devido ao acúmulo, um aluno pode levar mais de cinco anos para poder iniciar um programa de enfermagem. Além disso, a idade média dos novos graduados em enfermagem é, atualmente, de 31 anos. Eles estão entrando no mercado profissional mais tarde na vida e têm menos anos de trabalho do que os enfermeiros tinham tradicionalmente.[10]

Outra solução para a escassez de enfermagem, no passado, era cruzar as fronteiras e recrutar enfermeiros estrangeiros, de países como Filipinas, Inglater-

---

Fatos e Números: Inscrições nas escolas de enfermagem

- As escolas de enfermagem, nos Estados Unidos, dispensaram cerca de 16.000 candidatos qualificados para programas de admissão no nível de bacharelado, em 2003, devido ao número insuficiente do corpo docente, de locais clínicos, de espaço em sala de aula, de instrutores clínicos, bem como em decorrência da contenção de orçamento.
- Em 2002, mais de 5.200 alunos foram rejeitados em todos os tipos de programas de enfermagem profissional.
- Quase dois terços (64,8%) das escolas de enfermagem listam a escassez no corpo docente como motivo para não aceitarem todos os candidatos qualificados.
- As inscrições nos programas de bacharelado em enfermagem aumentaram em 16,6% de 2002 a 2003.
- As inscrições totais em todos os programas de enfermagem que levam ao grau de bacharelado foram de 126.954 em 2003, ultrapassando as 116.099 em 2002.
- As inscrições nos programas de mestrado subiram em 10,2% (3.350 estudantes), com uma população total de alunos de 37.251, e, nos programas de doutorado, em 5,6% (171 alunos), tornando a população total de alunos igual a 3.229.

Fonte: American Association of Colleges of Nursing: 2003-2004 Enrollment and Graduations in Baccalaureate and Graduate Programs in Nursing, Dec. 2003.

ra, Índia, Nigéria, Rússia e Ucrânia, entre outros.[11] Considerando a escassez mundial de enfermeiros, os hospitais devem avaliar as implicações de longo prazo do recrutamento internacional. Ele deve ser apenas uma das peças em um processo maior de retenção e recrutamento.

Deve-se considerar os recursos necessários para recrutar internacionalmente (incluindo a assistência de um advogado de imigrantes e de uma empresa especializada no recrutamento internacional), a adequação cultural e educacional do país visado e o tempo de fato levado para entrar no país após o recrutamento do enfermeiro (geralmente um ano ou mais). O Capítulo 3, "Criando um ambiente de trabalho atraente e retentor", discute o recrutamento internacional em mais detalhes, iniciando na página 43.

Enfermeiros que deixam as posições e a profissão

A perda de enfermeiros experientes, competentes, que orientam os novos graduados e propiciam a especialização no atendimento ao paciente, é significativa. De acordo com um relatório da American Organization of Nurse Executives, a taxa de rotatividade média para os enfermeiros hospitalares é de 21,3% anualmente. A taxa de rotatividade afeta a qualidade do atendimento ao paciente e eleva os custos do atendimento hospitalar. Quando os enfermeiros experientes se afastam, a qualidade do atendimento pode declinar com a perda da especialização ou com a menor capacidade, intuição e confiança dos enfermeiros novatos. O preenchimento de uma vaga de enfermagem custa aproximadamente 100% do salário de um enfermeiro. Para um enfermeiro médico/cirúrgico, custa em média 46 mil dólares, o custo elevando-se para 64 mil dólares para um enfermeiro de atendimento crítico.[13] Acrescente-se a isso a taxa média de 13% de vagas de enfermagem, com mais de um em cada sete hospitais constatando um índice de vagas acima de 20%.[14]

Quando os hospitais se reestruturam, diminuem de tamanho ou se fundem, os níveis de estresse aumentam e podem ser contagiosos. No estudo pioneiro de 1983 sobre os hospitais *magnet*, os enfermeiros afetados pelas iniciativas de reestruturação relataram maiores níveis de insatisfação e menos relacionamentos significativos enfermeiro-paciente.[15] Os enfermeiros talvez troquem de emprego por melhores condições de trabalho mesmo estando pouco satisfeitos com sua situação atual.[16]

Além disso, muitos não possuem apoio administrativo ou controle sobre seu ambiente – por meio da autoridade delegada – para conduzir e utilizar recursos escassos para o gerenciamento de situações, por vezes desafiadoras e até críticas no atendimento ao paciente, que podem ser enfrentadas a qualquer hora do dia ou da noite.

Fatos e Números: Abandono da força de trabalho

- Entre 1996 e 2000, o número de enfermeiros não empregados em enfermagem cresceu de 52.000 para mais de 490.000.*
- Apenas 7% dos enfermeiros não empregados na enfermagem estavam procurando emprego nesta área, ativamente, em 2000.*
- Em um estudo recente, 22% dos enfermeiros planejavam deixar seus empregos no ano seguinte – e 33% tinham menos de 30 anos de idade.†
- As razões pelas quais os enfermeiros deixam o cuidado dos pacientes, além da aposentadoria, são para a procura de um trabalho menos estressante e fisicamente exigente (56%), a procura de horários mais regulares (22%) e desejo de maior rendimento (18%) e melhores oportunidades de progresso (14%).‡
- Quando perguntados sobre qual o maior problema da enfermagem, as respostas daqueles que exerciam ativamente a profissão mencionavam a falta de pessoal (39%), o estresse e as exigências físicas do trabalho (38%).‡

* Spratley E. *et al.: The Registered Nurse Population: Findings from de National Sample Survey of Registered Nurses.* Rockville, MD: U.S. Department of Health and Human Services, Health Resources and Services Administration, Feb. 2002.
† Aiken, L.A. et al.: Nurse's reports of hospital quality of care and working conditions in five countries. *Health Aff,* 20 (3): 43-53, 2001.
‡ Peter D. Hart Research Associates study for The Federation of Nurses and Health Professionals: Perspectives from current direct care and former direct care nurses, Apr. 2001.

Outros estressores que podem aumentar a rotatividade são descritos a seguir.

O fator envelhecimento do enfermeiro. O National Sample Survey of Registered Nurses documenta a tendência continuada de envelhecimento da população de enfermeiros em 2000. O envelhecimento da população, por si só, poderia significar menos problema se a oferta de prestadores de atendimento estivesse crescendo aproximadamente no mesmo ritmo, o que não ocorre. Os enfermeiros, hoje, parecem estar se afastando da profissão por morte, aposentadoria ou desistência em um ritmo mais acelerado do que nunca. A aposentadoria aproxima-se com rapidez para muitos enfermeiros nascidos entre 1946 e 1964 (*baby boomers*) nos próximos 10 a 15 anos.

Os enfermeiros estão deixando a cabeceira dos leitos e o ambiente hospitalar para trabalhar em outras áreas, como vendas farmacêuticas, instituições ambulatoriais e consultórios médicos.[17] Alguns estão abandonando totalmente o cuidado de saúde. Hoje, existe meio milhão de enfermeiros habilitados não empregados em enfermagem.[2]

Relações profissionais tensas. Ocasionalmente, alguns enfermeiros denunciam maus-tratos de determinados médicos e de outros profissionais, incluindo atitude e fala condescendente, demonstração de falta de respeito com a equipe de enfermagem e, até mesmo, abuso verbal na presença de pacientes, de outras pessoas da equipe ou dos médicos. Esse tratamento tem um impacto pessoal e profissional devastador e pode levar o enfermeiro a abandonar a profissão.

Um estudo recente revelou que entre enfermeiros, médicos e executivos do atendimento de saúde, as relações enfermeiro-médico eram consideradas um tema significativo em seus hospitais, e que o comportamento perturbado era um fator que contribuía fortemente para a diminuição da satisfação e do moral do enfermeiro.[18] Mais de 90% dos entrevistados confirmavam ter testemunhado um incidente perturbador.[18]

Os incidentes abusivos podem repercutir também nos pacientes. O abuso provoca intimidação e pode, em virtude disso, inibir a comunicação dos enfermeiros com os médicos, mesmo quando essa comunicação é vital para a qualidade e a segurança do cuidado.

Aumento das responsabilidades além do cuidado. A maior parte dos enfermeiros entra na profissão com o desejo de atender os pacientes. O pessoal de enfermagem pode ser retirado da cabeceira do paciente para realizar tarefas administrativas, burocráticas ou serviços auxiliares de apoio. Um ambiente que exige que a equipe de enfermagem preste atendimento a demasiados pacientes também a priva do aspecto mais compensador do seu papel profissional.

A crescente quantidade de padrões regulamentares e as exigências de documentação paralela consomem grande parte do tempo da enfermagem e são vistas, muitas vezes, como irrelevantes para as necessidades diretas do paciente. A burocracia e a documentação consomem até 28% do tempo dos enfermeiros nos hospitais.[19]

A combinação de poucos enfermeiros e pouco pessoal de apoio à enfermagem, juntamente com a burocracia excessiva e as tarefas auxiliares e administrativas, deixa pouco tempo para o cuidado direto ao paciente. O cuidado é literalmente deixado por fazer.

Em um levantamento das descrições dos enfermeiros sobre seus últimos plantões, 31% relataram

---

Fatos e Números: Envelhecimento da força de trabalho de enfermagem

- Apenas 9% dos enfermeiros têm menos de 30 anos, em relação a 26% em 1980.
- Em 2000, 31,7% dos enfermeiros tinham menos de 40 anos, em relação a 52,9% em 1980.
- A idade média da população de enfermeiros era de 45,2 em 2000 (de 44,3 em 1996, e de 37,7 em 1983).

Fonte: Spratley E. *et al.: The Registered Nurse Population: Findings from the National Sample Survey of Registered Nurses*. Rockville, MD: U.S. Department of Health and Human Services, Health Resources and Services Administration, Feb. 2002.

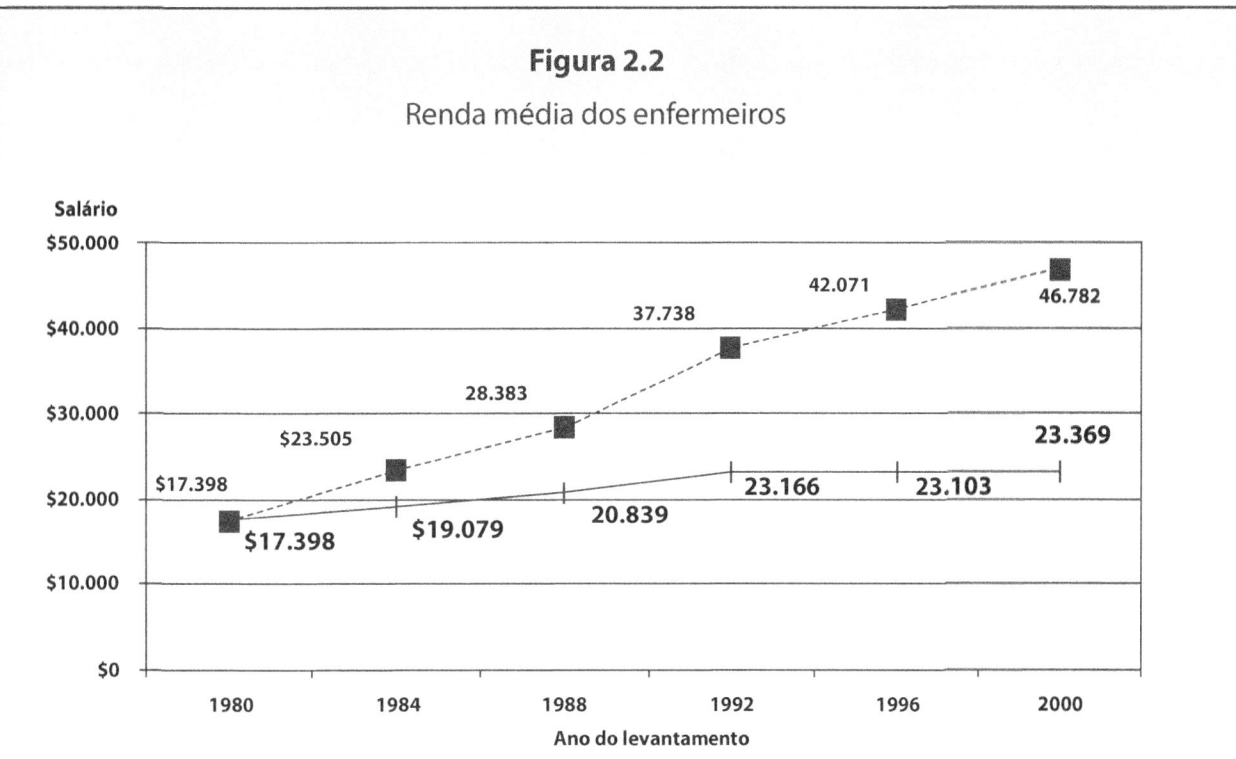

Figura 2.2
Renda média dos enfermeiros

As mudanças nos rendimentos gerais dos enfermeiros, entre novembro de 1980 e março de 2000, são mostradas usando-se duas medidas separadas. A medida superior é a média "real" dos rendimentos relatados pelos enfermeiros empregados em tempo integral, e a medida inferior usa o índice de preços ao consumidor (IPC) para consumidores urbanos para ajustar as mudanças no poder de compra do dólar em comparação com a renda real do emprego de tempo integral.

Fonte: U. S. Department of Health and Human Services, Health Resources and Services Administration: *The Registered Nurse Population: Findings from the National Sample Survey of Registered Nurses*. Rockville, MD: DHHS, Feb.2002. http://bhpr.hrsa.gov/healthworkforce/reports (acessado em 30 de agosto de 2004).

que seus pacientes não tinham recebido cuidados necessários à pele; 20% disseram que os pacientes não tinham recebido cuidados orais; e 28% não eram capazes de proporcionar aos pacientes e às famílias as orientações e as instruções necessárias.[20] Quanto à promoção de conforto aos pacientes, 40% dos enfermeiros não tinham sido capazes de confortar ou falar com seus pacientes em seu último plantão.[20] Ainda assim, desses mesmos enfermeiros, cerca de 70% relataram ter de desempenhar tarefas de "não-enfermagem", como dar ordens, coordenar ou realizar serviços auxiliares.[20] A escassez de pessoal auxiliar e de outros trabalhadores no hospital criou dificuldade para o papel dos enfermeiros, que adicionalmente assumiram a administração da cadeia de fornecedores, da higienização, da alimentação e de muitas outras tarefas que os afastam do atendimento ao paciente. Os enfermeiros deixam os hospitais porque estão sobrecarregados e com excesso de trabalho, muitas vezes com tarefas que eram anteriormente de responsabilidade do pessoal menos qualificado.

Compensação inadequada. Embora os salários da enfermagem tenham aumentado nos últimos anos, muitos enfermeiros acreditam que a compensação recebida ainda não seja equivalente às qualificações educacionais exigidas pela profissão. Os salários no nível inicial comparam-se favoravelmente os de outras ocupações que exigem nível de ensino similar, mas a restrita possibilidade de variação salarial limita os rendimentos totais. A maior parte dos enfermeiros atinge o topo salarial cerca de 10 anos após iniciar na profissão. Além disso, quando ajustados à inflação, os salários dos enfermeiros permanecem relativamente equivalentes ao nível que estavam em 1992.[21] A Figura 2.2 ilustra em gráfico esse ponto.

Desde 1996, o pagamento para a equipe de enfermeiros hospitalares aumentou apenas 2,2%, o que, pela maioria dos cálculos, não acompanha o custo de vida. Em um estudo conduzido pela United American Nurses, dois terços dos enfermeiros consideravam ganhar menos do que deveriam para as demandas de seu trabalho.[22] Um aumento considerável nos salários dos enfermeiros ocorreu em 2002, com o rendimento real elevando-se aproximadamente 5%, podendo indicar a demanda acelerada por enfermeiros, a maior atividade coletiva de negociação ou a elevação na demanda dos serviços hospitalares.[4]

Os planos de pensão para enfermeiros também tendem a ser modestos, a maioria sem benefícios de atendimento de saúde. Cerca de 30% dos empregadores oferecem alguma forma de cobertura médica na aposentadoria, e esse benefício está se erodindo à medida que os custos do atendimento de saúde se elevam.[23] A cobertura de saúde na aposentadoria tende a ser mais baixa entre os trabalhadores do atendimento de saúde. Os especialistas dizem que os planos de compensação devem aumentar de forma significativa se a indústria do atendimento de saúde desejar atrair estudantes para um campo que é exigente tanto emocional quanto fisicamente.

Más condições de trabalho e de programação. Quando o suprimento de enfermagem de um hospital é pequeno, a rotatividade entre a equipe existente tende a aumentar em resposta ao excesso de horas extras e às condições inseguras de trabalho, exacerbadas pela escassez inicial de pessoal, criando um círculo vicioso.

À proporção que a escassez aumenta, muitos hospitais estão solicitando ou exigindo que a equipe de enfermagem trabalhe durante mais horas ou mesmo durante horas extras obrigatórias. Os turnos extensos estão se tornando mais comuns. Os turnos de "plantão" obrigatório também podem exigir que os enfermeiros telefonem em horários determinados para verificar se sua presença é necessária naquele turno.[24] O trabalho em horário prolongado, em horas extras, fins de semana, noites e feriados, pode induzir os enfermeiros a procurarem emprego em outras áreas.

As horas extras não podem ser programadas antecipadamente. Um estudo recente dos turnos de trabalho extensos e das horas extras revelou que um terço dos enfermeiros trabalha além do horário, todos os dias trabalhados em um período de quatro semanas, em geral mais de 40 horas por semana. (O plantão mais longo com a duração de 23 horas e 40 minutos.)[25] Os enfermeiros estão trabalhando mais horas, com menos intervalos e freqüentemente com pouco tempo de recuperação entre os plantões. Embora existam leis que impedem as horas extras obrigatórias em alguns estados (Califórnia, New Jersey, Oregon), nenhuma medida aborda a quantidade de tempo que o enfermeiro pode trabalhar de forma voluntária em um período de 24 horas ou em sete dias.

O trabalho de enfermagem é física e emocionalmente exigente. Alguns profissionais de enfermagem trabalham em ambientes perigosos, ou até mes-

---

Fatos e Números: Programação e aspectos das horas extras

- Os enfermeiros nos hospitais norte-americanos estão trabalhando em turnos mais longos (acima de 12,5 horas) aproximadamente em 40% do tempo.
- Uma vez que o turno ultrapasse 12,5 horas, a probabilidade de o enfermeiro cometer um erro triplica. (O risco começa a aumentar na marca das 8,5 horas.)
- Os enfermeiros trabalham em média 55 minutos acima do programado por dia.
- Os enfermeiros deixam o trabalho no final de um turno menos de 20% das vezes.
- Embora haja mais de 50 estudos sobre programação de trabalho dos médicos, os pesquisadores nunca examinaram o efeito dos horários de trabalho sobre os enfermeiros, o maior grupo de prestadores de atendimento de saúde.

Fonte: Rogers A. E. et al.: The working hours of hospital staff nurses and patient safety. *Health Aff* 23(4): 202-11, 2004.

mo hostis, que envolvem determinado grau de risco para a saúde e para a segurança. As lesões na coluna e as picadas de agulha ocorrem freqüentemente entre o pessoal de enfermagem. Ambas podem ser evitadas com o equipamento apropriado.

Os fatores relacionados com o aumento da carga de trabalho e o trabalho em horário impróprio – a pressa no ambiente de trabalho, a fadiga, o aumento das distrações e a atenção reduzida aos detalhes – podem estar ligados, ao menos hipoteticamente, tanto às lesões do prestador de cuidado quanto ao erro no atendimento de saúde.[26] O Institute of Medicine, em seu último relatório da série Quality Chasm, citou o perigo das longas horas de enfermagem e relatou que os enfermeiros que trabalham além de 12 horas por dia apresentam fadiga, redução na produtividade e aumento do risco de cometer um erro prejudicial ao paciente. A fadiga torna a reação mais lenta, diminui a energia e reduz a atenção aos detalhes.[19]

O ambiente de trabalho pode ser melhorado por meio de esforços para dar autoridade ao pessoal de enfermagem, desenvolver o ambiente de trabalho, formar o pessoal com segurança, incorporar o uso de tecnologia e implementar outras inovações no cuidado de enfermagem. O Capítulo 3, na seção "Retenção dos enfermeiros qualificados", que inicia na página 50, detalha várias estratégias para o enfrentamento e a superação dos desafios relacionados com o pessoal, a partir do desenvolvimento de um ambiente de trabalho atraente e retentor.

DEMANDAS DO TRABALHO

A atual escassez do pessoal de enfermagem está surgindo em um período em que a gravidade do paciente é mais elevada; o cuidado, mais complexo; e a demanda por serviços quase sempre excede a capacidade. Nas últimas duas décadas, as demandas de trabalho para o pessoal de enfermagem aumentaram em grande proporção. O maior número de pacientes traduz-se em mais admissões, altas e transferências – o período de trabalho mais intenso na permanência do paciente.[27] A carga de trabalho também aumentou com a contratação de enfermeiros novatos em unidades que tradicionalmente admitiam apenas enfermeiros experientes.[27] As cargas de trabalho mais elevadas aumentam as demandas mentais e físicas para a equipe de enfermagem.

A natureza demográfica cambiante da população é um fator crítico que afeta a demanda de pessoal de enfermagem. Os progressos na ciência e na medicina aumentaram a expectativa de vida e resultaram em maior proporção da população com mais de 65 anos, uma fonte significativa de demanda de enfermeiros. A porcentagem de norte-americanos com mais de 65 anos de idade está agora em 12%, comparando-se com os 8% de 50 anos atrás.[28] Os mais velhos dos *baby boomers* (nascidos entre 1946 e 1964) atingirão 65 anos em 2011. À medida que a porção mais idosa da população cresce, a doença crônica pode ultrapassar a doença aguda como principal preocupação de saúde.[7]

A diversidade emergente da população atendida pelos serviços de saúde também está afetando as demandas da enfermagem. No censo de 2000, nos Estados Unidos, 71% da população identificava-se

---

Fatos e Números: Preocupações de saúde e segurança do pessoal de enfermagem

- Oitenta e oito por cento dos enfermeiros em um estudo consideraram abandonar a profissão devido à preocupação com a saúde e a segurança pessoal.
- Mais de 50% desses enfermeiros indicaram que tinham sido ameaçados ou sofreram abuso verbal, 49% relataram ter sido feridos no trabalho e 17% ter sido fisicamente agredidos.
- Mais de 70% dos enfermeiros pesquisados indicaram que o estresse grave, continuado, e o excesso de trabalho estavam entre suas principais preocupações relacionadas com a saúde.
- Cerca de 90% indicaram que as preocupações com a saúde e a segurança influenciam o tipo de trabalho de enfermagem que fazem e a probabilidade de continuarem a exercê-lo.

Fonte: Worthington K.: Health and safety: Stress and overwork top nurses' concerns: Na ANA poll reveals back injuries and needlesticks are also viewed as prime threats. *Am J Nurs* 101(12): 96, 2001

como branca, 12,1% como negra, 12,5 como latina, 2,8% como asiática e 1% como norte-americanos nativos ou nativos do Alasca.[29]

As minorias raciais e étnicas continuam a ser sub-representadas entre os profissionais de saúde, apesar da crescente diversidade da população dos Estados Unidos. Os esforços para aumentar a proporção de minorias sub-representadas (p. ex., afro-americanos, hispânicos/latinos e indígenas americanos) entre os profissionais de saúde obtiveram sucessos variáveis.[30]

Além da necessidade de entender e incorporar as diferenças culturais ao atendimento de saúde, existem sérias disparidades na incidência das doenças, morbidade, mortalidade e no atendimento de saúde recebido pelas minorias norte-americanas.[29] As possíveis intervenções com o objetivo de diminuir a falha no atendimento incluem a promoção de atendimento consistente por meio da prática baseada em evidências, da melhor orientação ao paciente e da maior integração da educação transcultural ao treinamento dos profissionais de saúde.

O Capítulo 4, "Atingindo a eficácia da equipe por meio da mensuração da carga de trabalho", iniciando na página 89, detalha várias estratégias para atingir a eficácia da equipe por meio da medida da carga de trabalho.

Fatos e Números: O envelhecimento da América do Norte

- Doze por cento dos norte-americanos têm mais de 65 anos de idade, comparados com 8% há 50 anos.*
- O mais velho dos *baby boomers* atingirá a idade de 65 anos em 2011, iniciando um inchaço de 19 anos na população acima de 65 anos.†
- Entre 2000 e 2020, o número de norte-americanos com 65 anos ou mais dobrará.

* Hall M.J., DeFrances C.J.: 2001 National Hospital Discharge Survey. Advance Data from Vital and Health Statistics, Numer 332, Apr. 9, 2003. Division of Healthcare Statistics, Centers for Disease Control and Prevention.
† Waldo B.: Winning the race against the nursing shortage. Caring 22 (4): 22-25, 2003.

RESULTADOS RELACIONADOS COM O ATENDIMENTO AO PACIENTE

Em 1751, Benjamin Franklin fundou o primeiro e mais antigo hospital norte-americano – Pennsylvania Hospital – e comentou que, sem um atendimento de enfermagem sólido, os pacientes acabam sofrendo e morrendo. Agora, 250 anos depois, os pesquisadores constatam que a previsão de Franklin está correta.[31] Estudos recentes de resultados vincularam definitivamente o pessoal de enfermagem com os resultados do paciente.

Os enfermeiros proporcionam o sistema de supervisão para a detecção precoce das complicações e dos problemas no atendimento e iniciam as ações para minimizar os resultados negativos ao paciente. Quando a equipe não permite observações, os resultados do atendimento ficam comprometidos.

O efeito dos níveis reduzidos da equipe de enfermagem. Vários estudos encontraram uma relação inversa entre a equipe e os resultados do cuidado ao paciente. Por exemplo, nos hospitais com uma proporção alta de pacientes por enfermeiro, os pacientes cirúrgicos apresentam índices mais elevados de mortalidade e de falha de resgate, e os enfermeiros têm mais probabilidade de apresentar insatisfação com o trabalho e exaustão.[32] Estudos encontraram associações entre a equipe de enfermeiros e a pneumonia adquirida no hospital, a infecção do trato urinário, a sepse, as infecções associadas com o atendimento de saúde, as úlceras de pressão, o sangramento gastrintestinal superior, o choque e a parada cardíaca, os erros de medicação, as quedas e as permanências maiores do que o esperado.[33] A ocorrência de eventos adversos pode prolongar significativamente a permanência e aumentar os custos médicos.[34]

Resultados positivos dos níveis de enfermagem adequados. Pouca pesquisa tem sido conduzida para examinar os efeitos positivos, intencionais, do cuidado de enfermagem sobre os resultados do paciente, mas um corpo crescente de evidências empíricas vincula a equipe efetiva de enfermagem com o melhor estado funcional, o funcionamento social e os resultados clínicos (como a cicatrização dos ferimentos e o manejo da dor).[35] Isso confirma o papel que os enfermeiros assumem na assistência aos pacientes com recuperação funcional, após uma experiência de doença, e no manejo dos sintomas como a dor.[35]

Os pesquisadores relatam que os bebês sob cuidado intensivo, na University of Rochester (NY), atendidos por enfermeiros neonatais permaneciam em média 2,4 dias a menos no hospital, gerando uma economia de mais de 3.400 dólares nas suas contas, quando comparados com os atendidos por médicos-residentes – isso apesar do fato de os infantes atendidos por enfermeiros terem menos idade e peso significativamente mais baixo ao nascer. Os enfermeiros, ao contrário dos residentes, não fazem rotações e podem acompanhar os bebês durante toda a sua permanência, dispensando os serviços de apoio para permanecerem atualizados sobre os progressos dos pacientes.[36]

Outro estudo descobriu que os pacientes cirúrgicos, nos hospitais com altas proporções de enfermeiros capacitados no nível de bacharelado ou superior, apresentavam índices mais baixos de mortalidade e de falha de resgate.[37] Os resultados de um estudo nos hospitais de ensino de Ontário sugerem que uma proporção maior de enfermeiros profissionais na equipe das unidades médicas e cirúrgicas está associada com menores índices de erro de medicação e de infecções nas feridas.[38] A satisfação do paciente também está estreitamente vinculada com a eficácia do pessoal.

Embora outro estudo tenha vinculado maior número de horas de enfermagem por dia com maior probabilidade de úlceras de pressão, uma explicação possível seria que os níveis mais altos de pessoal possibilitam que a equipe verifique a integridade da pele com mais freqüência e, em conseqüência, detecte mais úlceras de pressão.[34]

O Capítulo 5, iniciando na página 105, detalha várias estratégias para a prevenção dos maus resultados e a obtenção de um cuidado de enfermagem seguro.

Fatos e Números: O efeito adverso das maiores cargas de trabalho

- Um estudo dos hospitais da Pennsylvania revelou que cada paciente adicional, acrescentado à carga de trabalho do enfermeiro, aumentava em 7% o risco de morte que acompanha os procedimentos cirúrgicos comuns.
- O risco de morte apresentou uma taxa 30% maior nos hospitais onde a carga de trabalho média dos enfermeiros era de oito pacientes ou mais em cada turno, em relação aos hospitais onde os enfermeiros atendiam quatro pacientes ou menos.
- Cada paciente adicional por enfermeiro estava associado com um aumento de 23% nas chances de exaustão e de 15% nas chances de insatisfação com o trabalho.

Fonte: Aiken I.H. et al.: Hospital nurse staffing and patient mortality, nurse burnout and job dissatisfaction. *JAMA* 288 (16): 1987-93, 2002.

ORIENTAÇÃO E TREINAMENTO INADEQUADOS

Outra luta das restrições orçamentárias tem sido a redução dos orçamentos de educação hospitalar destinada a apoiar a orientação dos enfermeiros recentemente contratados, o treinamento permanente em serviço e a educação continuada dos enfermeiros. De acordo com um relatório do *Chicago Tribune*, metade de todos os hospitais tem reduzido os programas de orientação para os enfermeiros recém-admitidos.[39]

Ocorre o que tem sido descrito como uma divisão entre a educação de enfermagem e a prática de enfermagem, com os novos enfermeiros entrando no mercado de trabalho muitas vezes despreparados para o desempenho de uma série de tarefas no cuidado ao paciente. Os novos enfermeiros valorizam a oportunidade de participar de orientações mais longas, direcionadas aos novos graduados, mas, quando a orientação envolve principalmente atividades de sala de aula, ela comprova-se tediosa e desanimadora. No entanto, com muitos turnos com pouco pessoal atualmente, os administradores relutam em afastar enfermeiros experientes das atividades de atendimento ao paciente para servirem como treinadores e mestres.

No frenético corte de custos dos anos 1980 e no início da década de 1990, muitos hospitais reduziram drasticamente os programas educacionais permanentes para as equipes de enfermagem,[39] inclusive os programas avançados internos e o reembolso das matrículas. A tendência, porém, pode estar mudando. Mais hospitais e organizações de enfermagem proporcionam treinamento, encorajando a continuação da educação e oferecendo mais apoio a seus enfermeiros e líderes de enfermagem. Os enfermeiros também recebem apoio dos supervisores, que perguntam como as aulas estão transcorrendo e discutem as formas de aplicação do que é aprendido. Os enfermeiros-líderes, com o apoio de seus hospitais, devem investigar os potenciais líderes ao iniciar a admissão e, depois, trabalhar para desenvolver essas lideranças ao longo de suas carreiras.[40]

Mesmo com a continuação da escassez, podem ser dados passos para oferecer aos enfermeiros mais

---

Fatos e Números: Educação e enfermagem

■ A proporção de enfermeiros hospitalares buscando estudos avançados diminuiu de 14%, em 1984, para 9%, em 2000.

■ A proporção de enfermeiros hospitalares que receberam assistência para matrícula de seus empregadores diminuiu de 66%, em 1992, para 53%, em 2000.

Fonte: Aiken L.H. et al.: Educational levels of hospital nurses and surgical patient mortality. *JAMA* 290 (12): 1617-23, 2003.

---

oportunidades para o desenvolvimento profissional. O Capítulo 6, "Melhorando a competência do enfermeiro por meio da educação", detalha várias estratégias para melhorar a competência da enfermagem a partir da orientação eficaz, do treinamento e da educação permanente.

REFERÊNCIAS

1. American Hospital Association Strategic Policy Planning Committee: Workforce supply for hospitals and health systems: Issues and recommendations. Statement approved Jan. 23, 2001. http://www.ahapolicyforum.org/ahapolicyforum/resources/workforce010123.html (acessado em 30 de agosto de 2004).
2. U.S. Department of Health and Human Services, Health Resources and Services Administration: *Projected Supply, Demand, and Shortages of Registered Nurses, 2000-2020*. Rockville, MD: DHHS, Jul. 2002.
3. Colosi M.L.: Rules of engagement for the nursing shortage: More registered nurses on staff leads to lower hospital costs. *JONAS Healthc Law Ethics Regul* 4 (3): 50-54, 2002.
4. Buerhaus P.I., Staiger D.O., Auerbach D.I: Is the current shortage of hospital nurses ending? *Health Aff* 22 (6): 191-98, 2003.
5. Coffman J., Spetz J.: Maintaining an adequate supply of RNs in California. *Image J Nurs Sch* 31(4): 389-93, 4th Qtr 1999.
6. American Hospital Association Strategic Policy Planning Committee: Workforce supply for hospitals and health systems: Issues and recommendations. Statement approved Jan. 23, 2001. http://www.ahapolicyforum.org/

Fatos e Números: Melhores resultados do atendimento ao paciente

■ Um estudo recente descobriu que níveis mais altos da equipe de enfermagem, particularmente com maior número de enfermeiros na formação da equipe, correlacionavam-se com 3 a 12% de redução em determinados resultados adversos, incluindo infecção do trato urinário, pneumonia, choque e sangramento gastrintestinal superior.*

■ Um número mais baixo de mortes foi associado com a relação de um enfermeiro para seis pacientes se comparado com a relação de um enfermeiro para 10 pacientes.†

* Needleman J., Buerhas P.: Nurse staffing and patient safety: current knowledge and implications for action (editorial). *Int J Qual Health Care* 15 (4): 275-77, 2003.
† Aiken, L.H., apresentação da pesquisa, Feb. 6, 2002.

ahapolicyforum/resources/workforce0l0123.html (acessado em 30 de agosto de 2004).
7. Stokowski L.: Trends in nursing: 2004 and beyond. *Topics in Advanced Practice Nursing eJournal* 4 (1), 2004. http://www.medscape.com.
8. Reilly P.: Big Brother wants nurses: Possibility of federal mandates worries hospitals. *Mod Healthc* 33 (19): 14, May 12, 2003.
9. Buerhaus P.I., Staiger D.O., Auerbach D.I.: Is the current shortage of hospital nurses ending? *Health Aff* 22 (6): 191-98, 2003.
10. Honor Society of Nursing, Sigma Theta Tau International: Facts about the nursing shortage. Nurses for a Healthier Tomorrow, Jul. 2001. http://www.nursesource.org/facts_shortage.html (accessed Jul. 19, 2004).
11. Nichols B.L.: Importing nurses and exporting values. A *joint Commission Resources Symposium*. Sep. 28, 2004.
12. American Organization of Nurse Executives and the HSM Group, Ltd: Acute Care Hospital Survey of RN Vacancy and Turnover Rates, Jan. 2002.
13. Kosel K.C., Olivo T.: The business case for workforce stability. Voluntary Hospitals of America, Apr. 2002.
14. American Hospital Association: The Healthcare Workforce Shortage and Its Implications for America's Hospitals. Chicago: AHA, inverno de 2001.
15. McClure M.L. and the Task Force on Nursing Practice in Hospitals: Magnet hospitals. *Attraction and retention of professional nurses*. Kansas City, MO: American Nurses' Publishing, 1983.
16. Strachota E. et al.: Reasons registered nurses leave or change employment status. *J Nurs Adm* 33 (2): 111-17, 2003.
17. Cox T.A.: Meeting the nursing shortage head on: A roundtable discussion. *Healthc Financ Manage* 57 (3): 52-58, 60, 2003.
18. Rosenstein A.H.: Nurse-physician relationships: Impact on nurse satisfaction and retention. *Am J Nurs* 102 (6): 26-34, 2002.
19. Institute of Medicine, Committee on the Work Environment for Nurses and Patient Safety (Ann Page, ed.): Keeping Patients Safe: Transforming the Work Environment of Nurses. Washington, D.C.: National Academies Press, 2004. http://books.nap.edu/catalog/10851.html?infocus_4.1.
20. Aiken, L.A. et al.: Nurses' reports of hospital quality of care and working conditions in five countries. *Health Aff* 20 (3): 43-53, 2001.
21. Spratley E. et al.: *The Registered Nurse Population: Findings from the National Sample Survey of Registered Nurses*. Rockville, MD: U.S. Department of Health and Human Services, Health Resources and Services Administration, 2002.
22. Martin S.: Show bedside nurses the money: New UAN poll offers solutions to staffing crisis. *Am J Nurs* 103 (4): 77-81, 2003.
23. Webster S.A.: RN's say pay not enough for job's demands. *The Detroit News*. Nov. 19, 2001.
24. Chandra A.: Why do nurses leave and what can health organizations do to retain them? *Hosp Top* 81(3): 33-36, verão de 2003.
25. Rogers A.E. et al.: The working hours of hospital staff nurses and patient safety. *Health Aff* 23 (4): 202-11, 2004.
26. Foley M.E., Keepnews D., Worthington K.: Identifying and using tools for reducing risks to patients and health care workers: a nursing perspective. *Jt Comm J Qual Improv* 27 (9): 494-99, 2001.
27. Cavouras C.A.: Nurse staffing levels in American hospitals: A 2001 report. *J Emerg Nurs* 28 (1): 40-43, 2002.
28. Hall M.J., DeFrances C.J.: 2001 National Hospital Discharge Survey. Advance Data from Vital and Health Statistics, Number 332, Apr. 9, 2003. Division of Healthcare Statistics, Centers for Disease Control and Prevention. http://www.cdc.gov/nchs/data/ad/ad332.pdf (acessado em 30 de agosto de 2004).
29. Modlin C.S.: Culture, race, and disparities in health care. *Cleve Clin J Med* 70 (4): 283-88, 2003.
30. Institute of Medicine, Committee on Institutional and Policy-Level Strategies for Increasing the Diversity of the U.S. Healthcare Workforce: *In the Nation's Compelling Interest: Ensuring Diversity in the Health Care Workforce*. Washington, D.C.: National Academies Press, 2004.
31. Clarke S.P.: Balancing staffing and safety, part 2 of 2. *Nurs Manage* 34 (6): 44-48, 2003.
32. Aiken L.H. et al.: Hospital nurse staffing and patient mortality, nurse burnout, and job dissatisfaction. *JAMA* 288 (16): 1987-93, 2002.
33. Needleman J., Buerhas P.: Nurse staffing and patient safety: current knowledge and implications for action (editorial). *Int J Qual Health Care* 15 (4): 275-77, 2003.
34. Cho S.-H. et al.: The effects of nurse staffing on adverse events, morbidity, mortality, and medical costs. *Nurs Res* 52 (2): 71-79, 2003.
35. McGillis Hall L. et al.: Nurse staffing models as predictors of patient outcomes. *Med Care* 41(9): 1096-1109, 2003.
36. American Association of Colleges of Nursing Education Center: Your nursing career: A look at the facts, 2002. http://www.aacn.nche.edu/education/Career.htm (acessado em 19 de julho de 2004).
37. Aiken L.H. et al.: Educational levels of hospital nurses and surgical patient mortality *JAMA* 290 (12): 1617-23, setembro de 2003.

38. McGillis Hall L., Doran D., Pink G.H.: Nurse staffing models, nursing hours, and patient safety outcomes. *J Nurs Adm* 34 (1): 41-45, janeiro de 2004.
39. Berens M.J.: Training often takes a back seat. *Chicago Tribune*, Sep. 11, 2000.
40. Domrose C.: The apprentices: Training, mentoring and support programs help new or potential nurse leaders polish their skills and ensure a rich future for the profession. *NurseWeek.com* Apr. 6, 2004. NurseWeek Publishing. http://www.nurseweek.com/news/features/04-04/leaders_print.html (acessado em 11 de outubro de 2004).

Criando um ambiente de trabalho atraente e retentor 3

Este capítulo concentra-se na superação dos desafios das crescentes demandas de trabalho e da escassez de pessoal com estratégias eficazes para recrutar e reter os enfermeiros qualificados.

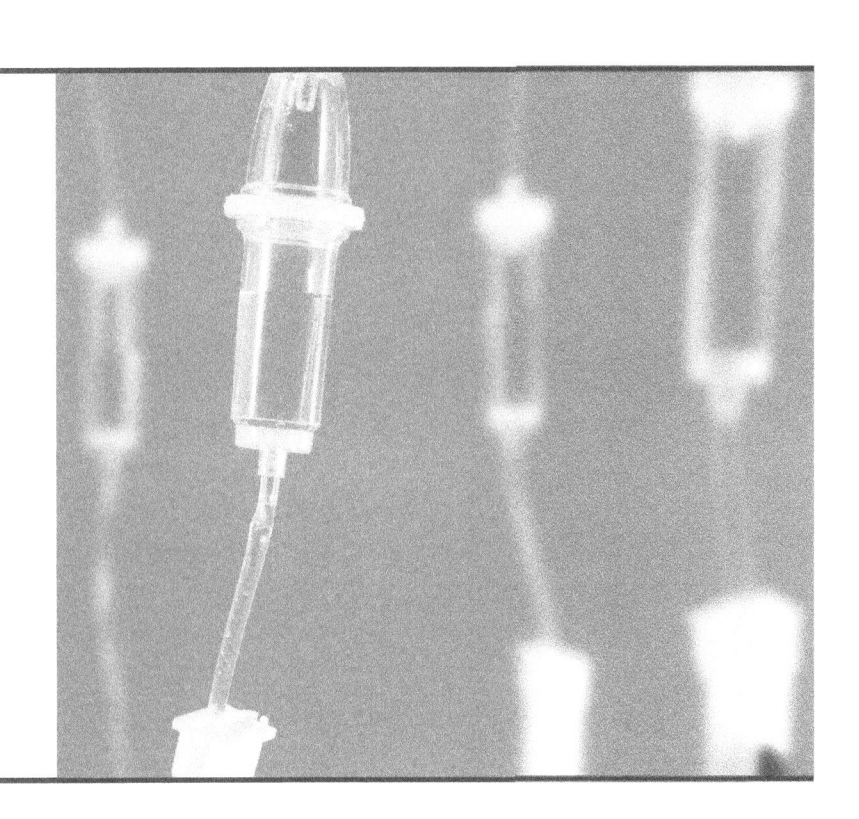

ESFORÇOS NACIONAIS PARA RECRUTAR ENFERMEIROS

Os esforços para melhorar a imagem da enfermagem procuram encorajar mais os jovens a escolherem a enfermagem como carreira e os adultos maduros a optarem pela enfermagem como segunda carreira. As campanhas com financiamento privado estão chamando mais atenção para a enfermagem como uma escolha viável de carreira. Por exemplo, nos Estado Unidos, a Johnson & Johnson, Inc., lançou a "Campanha para o Futuro da Enfermagem" nacionalmente em 2002. Trabalhando com líderes do atendimento de saúde e organizações de enfermagem, como a National Student Nurses Association, a National League for Nursing, a American Nurses Association, a American Organization of Nurse Executives e a Sigma Theta Tau International, a empresa espera trazer mais pessoas para a enfermagem (incluindo homens e minorias), desenvolver maior número de enfermeiros-educadores e reter o talento já existente na profissão (http://www.discovernursing.com). A campanha concentra seus recursos sobre o tempo de publicidade comercial, o material de recrutamento e a obtenção de fundos para os futuros enfermeiros.

A campanha "Enfermeiros para um Amanhã Saudável" procura aumentar tanto o atrativo da enfermagem como profissão quanto o número de enfermeiros-educadores disponíveis para o ensino nas escolas de enfermagem e nos ambientes clínicos dos Estados Unidos. A organização de 43 membros (incluindo a American Nurses Association, a American Hospital Association, a American Association of Colleges of Nursing, entre outras) espera inspirar uma nova geração de enfermeiros e de enfermeiros-educadores a perseguir as recompensas e os benefícios exclusivos associados à enfermagem. A campanha inclui um *site* extenso na rede (http://www.nursesource.org), contendo informação sobre a carreira, a educação e os recursos, propagandas e folhetos a serem baixados, publicações de serviços públicos e publicidade de cinema.

Estratégia Muitos hospitais e profissionais de enfermagem fazem parcerias com escolas de ensino fundamental e médio locais para promover a enfermagem e o atendimento de saúde como profissão, por meio das feiras de profissões nas escolas, e bem como enviando enfermeiros da equipe para palestrarem sobre a enfermagem aos grupos de escolares. Por exemplo, o Mercy General Health Partners, Muskegon, Michigan, espera exercer uma influência precoce enviando enfermeiros para falar com crianças a partir da terceira série sobre os aspectos positivos da carreira de enfermagem.[1]

Campanhas para atrair homens e minorias à profissão de enfermagem

A enfermagem tem sido tradicionalmente uma profissão dominada por mulheres, mas hoje, graças às vastas oportunidades em outras áreas, elas estão escolhendo outras carreiras. Os homens representam uma porcentagem pequena, porém crescente da população da enfermagem, devido aos esforços de recrutamento visando aumentar o número dos que adotam a profissão. Dois caminhos de graduação em enfermagem nas escolas, o programa de paramédico a bacharelado e os programas de graduação acelerada, agradam aos homens. As razões pelas quais eles evitam ou abandonam a carreira de enfermagem possivelmente incluem o baixo salário, os aspectos relativos ao trabalho em um campo dominado por mulheres, a falta de respeito e de reconhecimento, bem como a suposta falta de autonomia em suas carreiras.[2]

Estratégia Oferecer uma carreira duradoura, com oportunidades de mobilidade, avanço na carreira e incentivos financeiros para atrair os homens.

Os esforços também visam o aumento do número das minorias sub-representadas na profissão de enfermagem. A pesquisa sugere que a escassez de profissionais de saúde de grupos minoritários tem um impacto sobre o acesso e a qualidade do

> **Fatos e Números: Homens e minorias na enfermagem**
>
> - Apenas 146.902 – ou 5,4% – da estimativa de 2,69 milhões de enfermeiros nos Estados Unidos são homens, o que representa um aumento de 226% no número de homens enfermeiros nas últimas duas décadas.*
> - Afro-americanos, hispânicos, asiático-americanos, americanos nativos e filipino-americanos formam apenas 10% da força de trabalho de enfermagem, não constituindo uma amostra representativa da população americana.†
> - A força de trabalho de enfermagem consiste majoritariamente (84%) de mulheres brancas.†
> - Oitenta e seis por cento dos 2,1 milhões de trabalhadores diretos do atendimento de saúde são mulheres, e 30% dessas mulheres são negras e latinas entre os 25 e os 54 anos de idade.‡
> - Cerca de 7,5% dos novos enfermeiros deixaram a profissão após os quatro anos de graduação da escola de enfermagem, comparados com 4,1% dos novos enfermeiros.§
>
> * Trossman S.: Caring knows no gender. Break the stereotype and boost the number of men in nursing. *Am J Nursing* 103 (5): 65-68, 2003. http://nursingworld.org/ajn/2003/may/issues.htm (acessado em 3 de setembro, 2004).
> † Moody R.J.: Men, minorities targeted by nursing ad campaign. *Business Journal*, Feb. 20, 2004, p. 7.
> ‡ Paraprofessional Healthcare Institute, Hearing before the Senate Committee on Health, Education, Labor and Pensions 106th Congress (testimony of Michael Elsas), 2001. http://www.kaisernetwork.org/health_cast/uploaded_files/Elsas_Testimony_May_2001.pdf (acessado em 3 de setembro 2004).
> § Sochalski J.: Nursing shortage redux: Turning the corner on an enduring. *Health Aff* 21 (5): 157-64, 2002.

atendimento à saúde. A obtenção de uma força de trabalho mais diversificada pode beneficiar tanto a profissão de enfermagem como os pacientes. Os cartazes do Oregon Center for Nursing's "O cuidado não conhece fronteiras" e "Você é homem suficiente?" (http://www.oregoncenterfornursing.org) visam mostrar que a enfermagem é uma carreira desejável para qualquer pessoa, inclusive para os homens e as minorias.

Nurse Reinvestment Act 2002

Em fevereiro de 2003, o Congresso dos Estados Unidos destinou 20 milhões de dólares para financiar novos programas criados sob o Nurse Reinvestment Act de 2002 (P.L.107-205). A lei apresenta o plano congressual para a abordagem das duas faces da escassez: o recrutamento de enfermeiros, abordado no Título I, e a retenção de enfermeiros, no Título II. O Nurse Reinvestment Act proporciona bolsas de estudo e um programa de pagamento de empréstimo por meio do National Nurse Service Corps; divulgação de serviços públicos para promover a enfermagem como carreira; e muitos outros programas para apoiar a retenção na enfermagem, inclusive o desenvolvimento de programas de escalonamento de carreira nas especialidades da enfermagem e de incentivo às novas tecnologias educacionais. Para abordar a escassez do corpo docente nas escolas de enfermagem, a lei também criou um programa de anistia de empréstimo para os enfermeiros que se preparam para o corpo docente das escolas nacionais de enfermagem.

O Nurse Reinvestment Act requer responsabilidade profissional e convida os enfermeiros a transformarem a enfermagem no milênio. Oferece financiamento para projetar uma nova imagem da enfermagem. Estabelece o National Nurse Corps (conceito que sustenta a crença de que os enfermeiros são um recurso nacional) a fim de fornecer enfermeiros para as áreas em que são escassos. Financia a educação da próxima geração de professores. Encoraja o desenvolvimento de programas e a educação de pessoas para o atendimento dos idosos da nação. Oferece à enfermagem a oportunidade de solucionar um dos seus próprios problemas – mudar a cultura do local de trabalho. Propicia financiamento para projetos de demonstração para favorecer a comunicação, aconselhar os jovens enfermeiros por intermédio dos internatos e residências e criar novos métodos para a formação do pessoal e a utilização da força de trabalho. A legislação dirige a atenção para a prática baseada na comunidade e pede à enfermagem que aborde as necessidades das pessoas vulneráveis.[3]

Defesa e envolvimento com as organizações de enfermagem e a comunidade

Estratégia A equipe de enfermagem e as lideranças devem dedicar tempo pessoal para adicionar suas vozes à tomada de decisão organizacional e profissional. Já os enfermeiros-líderes devem garantir que os legisladores nacionais e estaduais em suas regiões saibam como a comunidade é afetada pela escassez de pessoal e o que pode ser feito para aliviar a situação. Nos Estados Unidos, para comunicar-se com o representante estadual (http://www.house.gov/house/Member-WWW.html) ou com o senador do estadual (http://www.senate.gov/senators/senator_by_state.cfm), pode-se entrar na *internet* e selecionar o nome do representante, visitar seu *site* e observar as instruções para o envio de uma mensagem eletrônica.

Caso não participe pessoalmente nas iniciativas de recrutamento e de educação da força de trabalho, o enfermeiro-líder deve dar apoio aos colegas

Tabela 3.1
Endereços na rede para orientar os enfermeiros no contato com as organizações para apoio dos assuntos e iniciativas de enfermagem

Organização	Site
U.S. House of Representatives	http://clerk.house.gov/members/index.php
U.S. Senate	http://www.senate.gov
American Association of Colleges of Nursing	http://www.aacn.org
American Association of Nurse Executives	http://www.aone.org
American Association of Retired Persons, Legislation and Elections	http://www.aarp.org/legislative
American Hospital Association	http://www.aha.org
American Medical Association	http://www.ama-assn.org
American Nursing Association	http://www.nursingworld.org
Catholic Hospital Association	http://www.chausa.org
Center for Nursing Advocacy	http://www.nursingadvocacy.org
Sigma Theta Tau International, the honor society of nursing	http://www.nursingsociety.org
National League for Nursing	http://www.nln.org
Service Employees International Union	http://www.seiu.org
Specialty Nursing Associations	http://www.medscape.com/pages/editorial/public/links/index-nurses

Fonte: Adaptada de Donley R. et al.: What does the Nurse Reinvestment Act mean to you? *Online Journal of Issues in Nursing* 8 (1): Manuscript 5, Dec. 12, 2002; updated Feb.28, 2003. http://www.nursingworld.org/ojin/topic14/tpc14_5.htm (acessado em 3 de setembro de 2004).

que o fazem. A equipe de enfermagem pode preparar uma nota ou uma mensagem eletrônica para seus executivos, como os CEOs dos hospitais, solicitando que escrevam para organizações maiores, como a American Hospital Association, apoiando ou combatendo um assunto relativo à enfermagem. Pode também contatar as organizações de associados. A Tabela 3.1, na página 47, fornece uma breve lista de organizações e endereços, nos Estados Unidos, a serem contatados no intuito de mobilizar apoio para as iniciativas e assuntos de enfermagem nacionais ou locais.

Recrutamento internacional

A qualidade da enfermagem, as oportunidades para educação e progresso, o pagamento, os benefícios e o estilo de vida tornam os Estados Unidos um destino atraente para os enfermeiros nascidos e educados no exterior. Os recrutas internacionais freqüentemente trocam situações de ambiente político ou social instável, desemprego elevado ou falta de autonomia profissional pelos Estados Unidos. Porém, qualquer recrutamento de enfermeiros estrangeiros deve preencher as exigências do U.S. Department of Justice e do Department of Labor, assim como as exigências da imigração. Os principais países de origem de pessoal de enfermagem são Filipinas, Canadá, Índia, Nigéria, Rússia e Ucrânia.

Embora a importação de enfermeiros possa ajudar a aliviar a escassez e a rejuvenescer a força de trabalho envelhecida, o recrutamento internacional pode agravar os problemas que originalmente levaram à escassez, desviando a energia e o investimento das estratégias de recrutamento e retenção locais.[4] Existem também considerações éticas, incluindo a "fuga de cérebros" dos trabalhadores jovens e habilitados do país de origem, exaurindo a força de trabalho e levando à redução na qualidade. A controvérsia centraliza-se no risco de as exigências crescentes para os enfermeiros dos países desenvolvidos causarem a exaustão do suprimento de enfermeiros qualificados nos países menos desenvolvidos, prejudicando, assim, seus sistemas de atendimento à saúde.

Estratégia Antes de recrutar internacionalmente, deve-se garantir que o ambiente de trabalho retenha os enfermeiros, não importando de onde eles são provenientes, isto é, abordar as causas-raiz para a existência de escassez de enfermeiros. Estes vão para onde são respeitados, recompensados e obtêm oportunidades para o crescimento pessoal e profissional. Deve-se garantir que os recrutas estrangeiros tenham as habilidades clínicas exigidas para o trabalho, além de planejar de maneira adequada os programas de transição, incluindo o treinamento da linguagem e da comunicação, a moradia intermediária e a ajuda da familiarização da nova equipe com a comunidade.

O Hospital St. Mark, em Salt Lake City, trabalha muito para ajudar os enfermeiros estrangeiros a adaptarem-se a seus novos trabalhos e comunidades. O hospital inicialmente fornece tíquetes-refeição para os enfermeiros e os ajuda a abrir contas

---

Fatos e Números: Recrutas internacionais

- De acordo com um estudo recente realizado pela Commission on Graduates of Foreign Nursing Schools, quase 20% dos enfermeiros estrangeiros indicavam que tinham dificuldade com a comunicação, e que um melhor entendimento do idioma inglês e da terminologia de atendimento de saúde nos Estados Unidos teria facilitado sua transição para o país.*
- Pode custar 10 mil dólares ou mais para recrutar um enfermeiro internacional, podendo levar entre 18 e 24 meses para que ele possa chegar ao país.*
- De fora dos Estados Unidos, 16.490 enfermeiros foram aprovados no NCLEX em 2003, aproximadamente o dobro de 2001.[†]

*Stringer H.: Foreign investments. Nurseweek.com Jun. 6, 2002. NurseWeek Publishing. http://www.nurseweek.com/news/features/02-06/international.asp (acessado em 7 de setembro de 2004).
[†]World H.: The recruits. Nurseweek.com Jun. 30, 2004. NurseWeek Publishing. http://www.nurseweek.com/news/features/04-06/recruits.asp (acessado em 7 de setembro de 2004).

bancárias. Os preceptores também acompanham os enfermeiros durante os primeiros seis meses, ajudando-os a se adaptarem ao trabalho nos hospitais norte-americanos.[5]

Financiamento para a educação de enfermagem

Estratégia Muitos hospitais pequenos e grandes, urbanos e rurais começaram a considerar e, até mesmo, oferecer programas de bolsas de estudo para auxiliar os estudantes de enfermagem a superar as barreiras financeiras. Dependendo de como a bolsa de estudos é estruturada, o hospital pode pagar pelos quatro anos de estudo para o aluno. Este, então, paga o financiamento trabalhando para a entidade patrocinadora durante quatro anos.[1] Comparadas com a perda de rendimento causada pelas vagas na equipe e os altos custos da substituição, as bolsas de estudo para alunos podem ser um investimento inteligente com o objetivo de reduzir o índice de vagas no hospital. O reembolso do financiamento é quase sempre um benefício empregatício nos hospitais.

Há muitas oportunidades alternativas disponíveis para estudantes interessados em iniciar uma carreira em enfermagem ou em progredir dentro da profissão, incluindo as dotações e as bolsas de estudo. A American Association of Colleges of Nursing (AACN) identifica muitas das colaborações públicas e privadas que lidam com desafios relativos à educação e associados à atual escassez de enfermagem. Isso inclui o aumento da capacidade do estudante, a adição de novo corpo docente de enfermagem, o aumento da diversidade de estudantes e o fortalecimento do modo como a educação é proporcionada. Consultar o endereço http://www.aacn.nche.edu/Media/NewsWatch/PartnershipsResource.htm para a descrição das parcerias e das iniciativas financiadas por concessão na educação de enfermagem existentes nos Estados Unidos. Os financiamentos federais e estaduais proporcionam recursos de alto nível para a melhoria e a expansão das oportunidades para a educação em enfermagem.

Dotações e bolsas de estudo. Todas as faculdades e universidades possuem um setor de auxílio financeiro. As bolsas de estudo, os empréstimos e as concessões podem ser específicos aos programas particulares, à identificação étnica, ao estado de residência, à idade, ao sexo, e assim por diante. As oportunidades de estudo e de trabalho também proporcionam assistência financeira. Muitas vezes, bolsas de estudo, dotações e empréstimos são concedidos por indivíduos, organizações, organizações de serviços (como a Legião Americana e o Lion's Club) e empresas.

Financiamento federal e estadual. Os programas de concessão e de anistia de empréstimos estão disponíveis para os indivíduos que desejam trabalhar em áreas rurais ou carentes, durante um período específico de tempo, após a graduação. O Indian Health Service (http://www.ihs.gov) oferece informações sobre empréstimos e bolsas de estudo. Os órgãos militares também oferecem oportunidades para freqüentar escolas de enfermagem e se tornar um funcionário comissionado.

O Nurse Reinvestment Act autoriza bolsas de estudo e reembolso de empréstimos para os alunos de enfermagem que concordarem em trabalhar em áreas de escassez de pessoal após a graduação. O Department of Health and Human Services (HHS) mantém uma página na rede detalhando os programas de assistência ao estudante de enfermagem (http://bhpr.hrsa.gov/dsa).

Em 2004, o HHS anunciou uma dotação adicional de 15,5 milhões de dólares para as universidades, faculdades, escolas de enfermagem e outras instituições de atendimento de saúde a fim de expandir o suprimento nacional de enfermeiros qualificados e promover a diversidade na profissão de enfermagem. A maior parte do financiamento – 10,1 milhões – apoiará 38 concessões sob o Programa de Educação, Prática e Retenção do Enfermeiro, destinado a:

- Aumentar as inscrições nos programas de bacharelado em enfermagem

- Desenvolver os programas de internato e residência
- Promover a competência cultural entre os enfermeiros
- Melhorar o acesso ao atendimento de saúde para as populações carentes de médicos
- Reforçar as taxas de retenção de enfermeiros

Os 5,4 milhões remanescentes apoiarão 24 concessões sob o Programa de Diversificação da Força de Trabalho em Enfermagem, que apóia as bolsas de estudo dos alunos, suas despesas e a preparação pré-ingresso, além das atividades de retenção de enfermagem para os indivíduos desfavorecidos socialmente.

RETENÇÃO DOS ENFERMEIROS QUALIFICADOS

Os hospitais aprenderam que a retenção pode ser mais importante do que o recrutamento. Embora os esforços de recrutamento de curto prazo possam apresentar resultados para a redução dos índices de vagas, a longo prazo deve-se manter os enfermeiros que se têm. A Figura 3.1, a seguir, destaca o retorno sobre o investimento quando os hospitais investem na retenção da equipe de enfermagem qualificada. Muitos fatores que afetam a atual escassez estão além do controle dos enfermeiros-líderes e mesmo dos hospitais, mas existem fatores controláveis, relacionados com o ambiente de trabalho, que devem ser abordados a fim de aumentar a retenção dos enfermeiros.

O estabelecimento de um ambiente profissional é crucial para a retenção da equipe de enfermagem. Um modelo de prática profissional que integre as crenças, os valores, a filosofia e a visão do hospital orientará a equipe de enfermagem em sua prática e o hospital, como um todo, em seu relacionamento com a enfermagem. Porter-O'Grady introduziu o conceito de comando compartilhado para suprir essa necessidade há duas décadas. A Figura 3.2, na página 51, mostra o modelo de prática profissional adotado no Main Line Health System, uma rede de fornecimento de atendimento de saúde, sem fins lucrativos, dos subúrbios do oeste da Filadélfia, com

Figura 3.1

Retorno sobre o investimento para a retenção da equipe de enfermagem qualificada

Investimento
Recrutamento
Retenção
Desenvolvimento do empregado
Melhoramento do processo
Sistemas e automação

Retorno
Custos reduzidos de rotatividade
Maior produtividade
Melhor utilização do trabalho
Aumento dos rendimentos

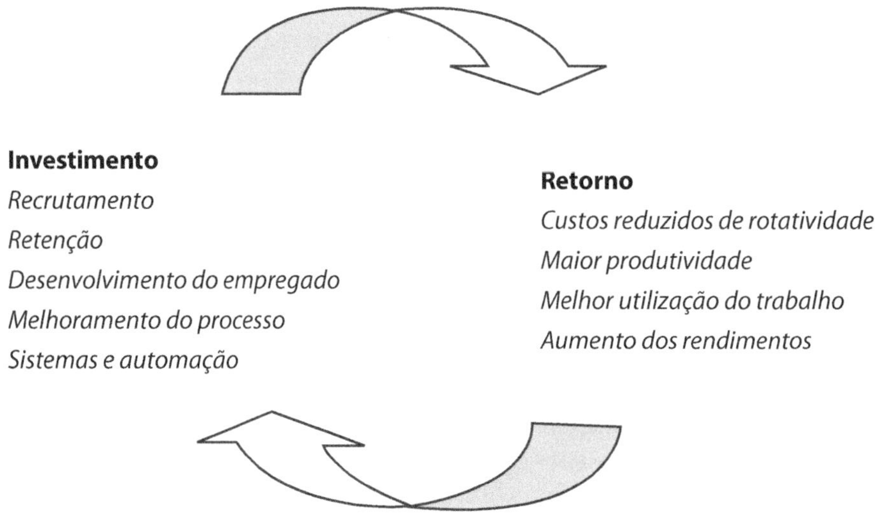

Fonte: Reimpressa, com permissão, de Investing in Your Workforce: Overcoming the Financial Impacto f Labor Shortages; p.1 ©2002 pela Healthcare Financial Management Association.

Figura 3.2

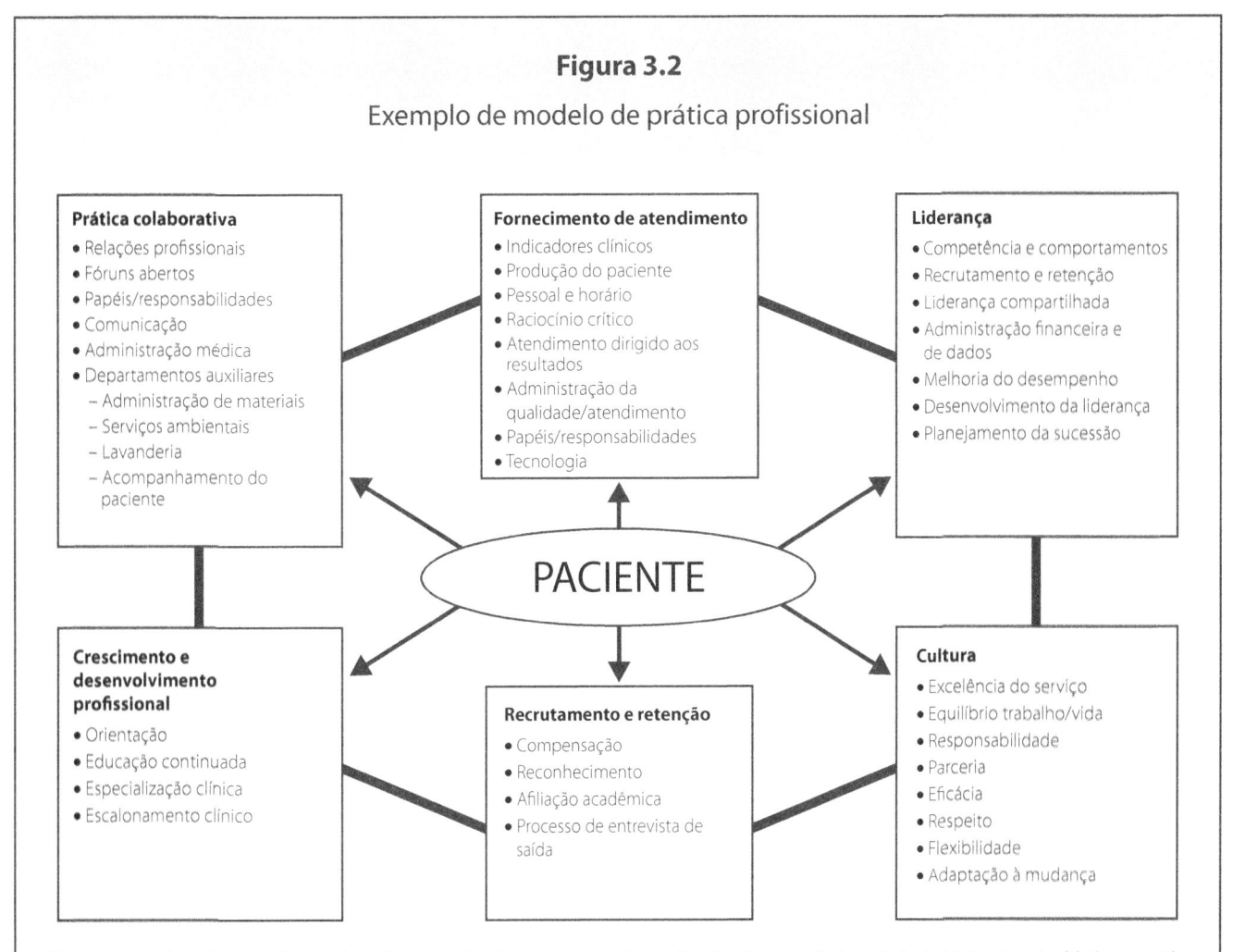

Exemplo de modelo de prática profissional

Prática colaborativa
- Relações profissionais
- Fóruns abertos
- Papéis/responsabilidades
- Comunicação
- Administração médica
- Departamentos auxiliares
  - Administração de materiais
  - Serviços ambientais
  - Lavanderia
  - Acompanhamento do paciente

Fornecimento de atendimento
- Indicadores clínicos
- Produção do paciente
- Pessoal e horário
- Raciocínio crítico
- Atendimento dirigido aos resultados
- Administração da qualidade/atendimento
- Papéis/responsabilidades
- Tecnologia

Liderança
- Competência e comportamentos
- Recrutamento e retenção
- Liderança compartilhada
- Administração financeira e de dados
- Melhoria do desempenho
- Desenvolvimento da liderança
- Planejamento da sucessão

PACIENTE

Crescimento e desenvolvimento profissional
- Orientação
- Educação continuada
- Especialização clínica
- Escalonamento clínico

Recrutamento e retenção
- Compensação
- Reconhecimento
- Afiliação acadêmica
- Processo de entrevista de saída

Cultura
- Excelência do serviço
- Equilíbrio trabalho/vida
- Responsabilidade
- Parceria
- Eficácia
- Respeito
- Flexibilidade
- Adaptação à mudança

Este modelo de prática profissional resultou do planejamento estratégico focalizado nos três hospitais do Main Line Health System. Ele representa um esforço abrangente, multifacetado, de construir uma cultura organizacional e um ambiente de trabalho concentrados no paciente. O plano resume as estratégias para seis dimensões-chave da prática de enfermagem profissional e do atendimento do paciente: liderança, cultura, recrutamento e retenção, crescimento profissional, colaboração e fornecimento de atendimento. Para cada área, um plano de desenvolvimento identifica as atividades-chave e os passos da implementação, a pessoa responsável, o apoio exigido, os métodos do plano de comunicação e os cronogramas.

Fonte: Schumacher E: Healthy Work Environment, v.2: Striving for Excellence, Attachment D, p.116. Baltimore: McManis & Monsalve Assoc. and the American Organization of Nurse Executives, June 2003. http://www.aone.org/aone/keyissues/hwe_excellence.html (acessado em 31 de agosto de 2004).

três hospitais e outras instalações de atendimento de saúde. A primeira meta de qualquer ambiente de prática profissional é colocar o paciente em primeiro lugar, enfocando sua segurança e a qualidade do atendimento, sempre fazendo a pergunta: "O que é melhor para nossos pacientes?".

Enfocar o que faz a equipe de enfermagem permanecer, não por que ela sai, pode ajudar a estabelecer como atingir as metas de atendimento qualificado ao paciente e reter a equipe de enfermagem qualificada. A seção seguinte descreve estratégias para a retenção de enfermeiros qualificados nas seguintes áreas:

- Liderança
- Autoridade no local de trabalho
- Pessoal e horário
- Tecnologia da informação
- Ambiente de trabalho
- Educação

Estratégias de liderança

Uma cultura hospitalar atraente e retentora não ocorre naturalmente, é criada pelos enfermeiros-líderes, que sustentam a excelência e o profissionalismo na enfermagem. Duas estratégias de liderança para a retenção incluem o favorecimento de uma cultura aberta e a construção de uma cultura sustentadora.

Estratégia *Favorecer uma cultura aberta.* O estilo de liderança do administrador contribuirá para a retenção da equipe de enfermagem qualificada. Deve-se manter uma atitude visível, abordável e acessível. Os administradores eficazes encorajam ativamente a comunicação de duas vias. Mantêm políticas de portas abertas, reuniões da equipe e contato individual com a equipe. Embora possa ser difícil manter uma comunicação face a face quando a equipe é grande, a "administração por presença" é crucial. Deve-se usar o *e-mail* para a comunicação e solicitar o *feedback* da equipe.

Os enfermeiros administradores, ativamente envolvidos e acessíveis para sua equipe, desempenham um papel-chave na retenção dos enfermeiros. A visibilidade e a sensibilidade por parte dos enfermeiros-líderes dão à equipe de enfermagem a oportunidade de ser vista, ouvida e reconhecida. Manter a presença nas unidades de enfermagem também proporciona *insights* valiosos e conexão permanente com a realidade do ambiente da prática de enfermagem. Deve-se prestar atenção às preocupações de cada membro da equipe individualmente e demonstrar uma compreensão genuína da natureza específica da situação. Com freqüência, a equipe de enfermagem, especialmente nas áreas de atendimento crítico, é submetida a maior desgaste emocional e sofrimento relacionados com os diversos aspectos de seu papel. Os enfermeiros administradores devem estar acessíveis para dar apoio e incentivo. Mesmo com a pouca disponibilidade de tempo dos enfermeiros-líderes, as recompensas por estarem visíveis são insubstituíveis. O tempo investido na equipe trará proveito ao pessoal de enfermagem que valorizará seu trabalho e estará comprometido com o atendimento ao paciente e com a organização.

Deve-se manter a equipe de enfermagem informada e estar atento a suas perspectivas. Compartilhar a informação, aberta e honestamente, constrói a confiança no hospital e em seus líderes. Deve-se compartilhar a apropriação de dados financeiros com a equipe para que seus membros entendam as restrições financeiras com as quais trabalham, bem como mantê-la consciente sobre a formação do pessoal, os volumes de trabalho, os horários de trabalho, as queixas do médico e do paciente e quaisquer outros assuntos que surjam. A equipe terá mais probabilidade de participar das soluções se sentir que contribui desde o início. Deve-se investigar a equipe a fim de determinar suas necessidades e prioridades e estar disposto a responder com as mudanças necessárias.

Deve-se compartilhar a informação sobre as várias iniciativas que se buscam na unidade e na organização em geral, bem como reconhecer os assuntos à medida que surgem, permitir que a equipe saiba que outros assuntos podem ser prioritários e envolvê-la no estabelecimento dessas prioridades.

Deve-se articular as expectativas de desempenho e dar *feedback* regular. Reunir-se com a equipe ao ser contratada, três meses depois e, ao menos, anualmente a partir de então, para examinar os valores, as metas, as prioridades e o progresso de cada um individualmente.[6] Estabelecer altas expectativas para a equipe e, então, dar-lhe os instrumentos para realizar a tarefa. A obtenção de *feedback* sobre o desempenho é importante para a equipe de enfermagem. Tornar-se disponível se um membro da equipe apresentar problemas e fornecer orientação conforme necessário. Se a equipe falhar na observação dos procedimentos ou no preenchimento dos padrões, abordá-la com uma atitude educadora. Rever o protocolo ou o processo, evitando fazer com que a pessoa sinta que prestou maus serviços ou cuidado de enfermagem inadequado.

Descobrir maneiras de abrir os canais formais e informais de comunicação a fim de aumentar o acesso à informação para a equipe de enfermagem. Reuniões periódicas da equipe, fóruns de enfermagem, almoços ou cafés são maneiras de encorajar que se compartilhe informações. Deve-se discutir valores, metas e planos administrativos nessas situações, permitindo uma resposta imediata da equipe de enfermagem sobre como o ambiente de trabalho será afetado pelas mudanças, assim como uma resposta ou explicação para o motivo da implementação dos planos,[7] garantindo que a equipe tenha liberdade para falar.

Estratégia *Construir uma cultura sustentadora.* A cultura sustentadora contribui para o desenvolvimento e o favorecimento da auto-estima, da afiliação, da realização e da autonomia do enfermeiro.[8] Permitir que a equipe perceba sua preocupação com a satisfação das necessidades individuais. Se o enfermeiro estiver estudando, por exemplo, proporcionar o tempo necessário para que ele freqüente as aulas. Se for importante para o enfermeiro voltar para casa logo após o trabalho por causa dos filhos, providenciar para que isso ocorra quando possível.

A equipe de enfermagem jovem procura uma cultura sustentadora. Eles estão interessados na flexibilidade, nas novas tecnologias e na especialização dos mestres experientes. Assim deve-se recrutar enfermeiros aposentados para servirem como mestres profissionais e apoiar os programas colaborativos do cuidado baseado em equipe e as relações e a comunicação entre os colegas. O sentimento de integração, estimulado por meio da solução compartilhada dos problemas e da comunicação com os colegas, é um poderoso instrumento de retenção da equipe. Deve-se oferecer um ambiente caracterizado pelo respeito mútuo e pela comunicação de alta qualidade entre enfermeiros, médicos e o restante do pessoal. Por exemplo, a Hackensack University Medical Center, em New Jersey, fortalece a parceria entre médicos, enfermeiros e outros membros da equipe de atendimento ao paciente por meio das *rounds* multidisciplinares.[9] As *rounds* fortalecem a parceria entre todos os membros da equipe de atendimento ao paciente e salientam as formas nas quais eles contribuem para as capacidades uns dos outros nesse atendimento.

Nunca é demais salientar a importância de reconhecer e comemorar, no atual ambiente de trabalho de enfermagem, tanto as realizações individuais quanto as de grupo, sobretudo as contribuições ao local de trabalho. Comemorar a excelência do serviço e a satisfação dos pacientes quando as histórias forem compartilhadas com eles. Lembrar dos aniversários do pessoal empregado. Criar uma cultura em que todos sejam participantes e se sintam responsáveis pelo atendimento seguro e qualificado.

Deve-se fazer um esforço consciente para fortalecer os sistemas de reconhecimento e de recompensa para a criação de uma "cultura de valorização". O Lowell General Hospital (Lowell, MA) patrocina um evento anual de prêmios para reconhecer os enfermeiros, indicados por seus pares em cada departamento, pelo desempenho extraordinário no atendimento ao paciente, em programas educacionais, avanço profissional e outras áreas. Outra iniciativa reconhece anualmente os funcionários selecionados a cada mês por suas sugestões relativas à realização de serviço extraordinário ao cliente.[10] Prestar atenção em alguns lembra a equipe de honrar o trabalho de todos.

Deve-se medir e investigar os dados de satisfação da equipe e responder com ações. Os estudos de Press Ganey descobriram que os hospitais com os índices mais baixos de satisfação entre seus funcionários têm a mais baixa satisfação dos pacientes, e os hospitais com a mais alta satisfação entre seus funcionários têm a mais alta satisfação dos pacientes.[8] A insatisfação da equipe leva ao aumento da rotatividade e dos índices de vagas.

A satisfação da equipe de enfermagem pode ser mensurada usando-se o Aiken's Revised Nursing Index,[11] as escalas de Likert, medindo a investigação de enfermagem sobre a eficácia dos processos, os índices de rotatividade e de vagas, o uso dos serviços e os índices de desistência dos enfermeiros novatos.[12] (A seção "Integrar a eficácia da equipe e outros indicadores de resultados", no Capítulo 5, "Papel do enfermeiro na segurança do paciente e nos resultados do atendimento", iniciando na página 105, tem mais informações sobre as medidas da eficácia da equipe.)

Deve-se permitir que a equipe de enfermagem manifeste suas preocupações e necessidades individuais. O que funciona bem para uma unidade pode não ser a melhor solução para outra. Se os hospitais desejarem reter uma equipe de enfermagem altamente qualificada, as lideranças devem ouvir as preocupações da equipe e apresentar soluções eficazes.

Deve-se buscar dados com o pessoal de enfermagem sobre por que permanecem na equipe ou trabalhar com os recursos humanos a fim de descobrir por que saem. A Tabela 3.2, a seguir, fornece algumas questões para a solicitação, junto à equipe de enfermagem, de *feedback* voluntário, anônimo, sobre o ambiente de trabalho. Investigar o que motiva a equipe de enfermagem a permanecer no hospital e o que ela não gosta em relação a seu trabalho.

Estratégias para a autorização do local de trabalho

A teoria estrutural de Kanter sobre comportamento organizacional defende que a autorização relacionada ao trabalho impacta pessoalmente os empregados e resulta em eficácia no trabalho. O poder formal (dado por meio das descrições e do reconhecimento do trabalho) e o poder informal (mostrado na integração e nas afiliações) determinam as oportunidades.[13] À medida que eles aumentam, incrementam-se a auto-eficácia, a motivação, o compromisso organizacional, a autonomia percebida, o manejo pessoal e a satisfação com o trabalho. Isso, por fim, resulta em cooperação, respeito e realização.[13] Inversamente, aqueles sem oportunidade retiram-se; eles tendem a desvalorizar suas habilidades e reduzir suas aspirações. Os enfermeiros-líderes podem autorizar sua equipe e melhorar o compromisso organizacional por meio da mudança no ambiente de trabalho, visando permitir maior acesso às estruturas do poder e de oportunidade.

As percepções do empoderamento no trabalho têm sido vinculadas a muitos resultados organizacionais importantes, como a satisfação com o trabalho, o compromisso organizacional, a confiança na administração, a responsabilidade pela prática, os níveis mais baixos de estresse e os comportamentos de empoderamento dos líderes.[14] O Magnet Recognition Program of the American Nurses Credentialing Center (http://www.ana.org/ancc) incorpora esses conceitos. Os estudos de um hospital *magnet* mostram índices menores de rotatividade, maior satisfação no trabalho e resultados melhores e mais seguros do atendimento. O Quadro 3.1, na página 60, descreve as características-chave do *magnet*; já a Tabela 3.3, na página 55, resume essas características.

Tabela 3.2

Questões de amostra para questionário de *feedback* da satisfação

- O que você gosta em relação ao seu trabalho?
- Que fatores o desagradam em seu trabalho?
- Em que extensão você é capaz de prestar atendimento qualificado ao paciente?
- Que barreiras o impedem de prestar atendimento qualificado ao paciente?
- Fale sobre o seu relacionamento com colegas, médicos e com outros departamentos.
- Como você percebe a supervisão que recebeu?
- Descreva a adequação dos recursos disponíveis a você, especificamente, o pessoal, o equipamento, o material de referência, a educação, o salário, os benefícios, as férias, a saúde, a assistência dentária e a aposentadoria.
- Você tem oportunidade para atingir as metas de sua carreira?
- Você está fazendo uso do processo de avanços?
- Seus assuntos pessoais estão afetando sua vida profissional atualmente?

Fonte: Adaptada de Strachota E. et al.: Reasons registered nurses leave or change employment status. *J Nurs Adm* 33 (2): 114, 2003.

Tabela 3.3

Elementos organizacionais de hospitais *magnet*

1. **Qualidade da liderança de enfermagem**
   - As lideranças são percebidas como conhecedores que assumem altos riscos para observar uma filosofia significativa, tornada explícita nas operações do dia-a-dia do departamento. Transmitem um forte sentido de defesa, proporcionando à equipe um sentimento geral de apoio.
   - Os diretores e os administradores são os eixos para o sucesso da organização.
   - O diretor é o eixo para o desenvolvimento de uma situação de enfermagem positiva.

2. **Estrutura organizacional**
   - A direção de enfermagem está no nível executivo da organização, reportando-se diretamente ao CEO.
   - As estruturas departamentais descentralizadas permitem uma sensação de controle sobre o ambiente de trabalho imediato e o envolvimento forte da enfermagem na estrutura dos comitês entre os departamentos.
   - Com relação ao pessoal, a qualidade da equipe é tão importante quanto a quantidade.

3. **Estilo de administração**
   - O estilo participativo de administração é caracterizado pelo envolvimento da equipe em todos os níveis.
   - A participação é procurada, estimulada e valorizada; a administração de enfermagem é tanto visível quanto acessível.
   - A comunicação é um processo de duas vias, com escuta ativa, suporte direto para a equipe e informação permanente sobre o que está acontecendo na enfermagem e na organização mais ampla.

4. **Políticas e programas de pessoal**
   - Os salários e os benefícios são competitivos.
   - A rotação dos turnos é minimizada, se não eliminada, e os arranjos criativos e flexíveis de pessoal são elaborados para satisfazer as necessidades da equipe.
   - As oportunidades significativas de promoção administrativa e clínica premiam a especialidade com mudanças, tanto no salário quanto no título.

5. **Modelos de atendimento profissional**
   - O modelo de atendimento dá ao enfermeiro a responsabilidade e a autoridade relacionadas ao cuidado do paciente.
   - Os enfermeiros são responsáveis por sua própria prática e coordenadores do cuidado.

6. **Qualidade do cuidado**
   - Os enfermeiros acreditam que estão proporcionando cuidado de enfermagem de alta qualidade aos seus pacientes.
   - A direção e a administração de enfermagem são consideradas responsáveis pelo desenvolvimento de um ambiente no qual esse cuidado possa prosperar.

7. **Melhoria da qualidade**
   - Isso é considerado um mecanismo para melhorar a qualidade do cuidado.
   - O envolvimento da equipe de enfermagem no desenvolvimento do plano, na implementação e na coleta de dados resulta no melhor cuidado de enfermagem.

(continua)

Tabela 3.3

Elementos organizacionais de hospitais *magnet* (*continuação*)

8. **Consulta e recursos**
   - Especialistas conhecedores, principalmente enfermeiros clínicos especializados, estão disponíveis.
   - O clima do *magnet* é de apoio dos pares, tanto intraprofissional quanto inter-profissionalmente, e existem grande conscientização e valorização do intercâmbio de recursos entre a agência e a comunidade.

9. **Autonomia**
   - Os enfermeiros têm permissão e espera-se que exerçam julgamento independente.
   - A autonomia é vista como a autodeterminação na prática, de acordo com os padrões profissionais da enfermagem.
   - A tomada de decisão interdisciplinar é essencial.

10. **Comunidade e hospital**
    - Os enfermeiros apóiam o alcance ativo da comunidade.
    - Os enfermeiros desejam ver o hospital como um modelo corporativo.

11. **Enfermeiros como mestres**
    - Os enfermeiros valorizam muito a educação e o ensino, não apenas para seu próprio crescimento pessoal e profissional, mas também para seus papéis como mestres.
    - Os enfermeiros obtêm muita satisfação com o ensino, que é visto como uma atividade energética.
    - O ensino é visto tanto como uma expectativa na profissão quanto como uma oportunidade para praticar como profissional.

12. **Relações de coleguismo enfermeiro-médico**
    - Existe a necessidade de respeito mútuo pelo conhecimento e a competência de cada um e a preocupação comum com a prestação de cuidado qualificado ao paciente.
    - Relações enfermeiro-médico exigem constante atenção.

13. **Imagem da enfermagem**
    - Os enfermeiros são profissionais.
    - Os enfermeiros são prestadores de atendimento de saúde essenciais.

14. **Desenvolvimento profissional**
    - As instituições *magnet* têm alta ênfase no crescimento e no desenvolvimento pessoal.
    - O desenvolvimento da equipe inicia com a orientação, sendo uma forte influência na retenção, com a introdução gradual de trabalho considerada importante.
    - O acesso à educação no trabalho e à educação continuada relacionadas à área de prática envolvida é essencial; existem oportunidades múltiplas para o avanço clínico com base em competência com exigências específicas.

Fonte: AHA Commission on Workforce for Hospitals and Health Systems: *In Our Hands.* Chicado: American Hospital Association, Apr. 2002, 18-19. http://www.aha.org/aha/key_issues/workforce/commission/InOurHands.html.

Os enfermeiros-líderes devem lutar pelo estabelecimento desses atributos em seu ambiente de trabalho.

A Tabela 3.4, a seguir, e a Tabela 3.5, na página 58, proporcionam uma lista de questões de auto-investigação para os enfermeiros da equipe e para que os líderes determinem se a organização está pronta para candidatar-se à designação de *magnet*.

A equipe profissional de enfermagem deseja envolver-se nas decisões clínicas e nas decisões que afetam sua prática. Algumas estratégias para autorizar a equipe de enfermagem são descritas nas próximas seções, incluindo:

- Comando compartilhado
- Delegação

Tabela 3.4
Auto-investigação do enfermeiro da equipe a fim de determinar a prontidão para perseguir o reconhecimento como *magnet*

1. Os serviços dessa organização de atendimento de saúde têm excelentes avaliações por parte dos pacientes?	Sim	Não
2. Existe um alto nível de satisfação com o trabalho na equipe?	Sim	Não
3. A organização de atendimento de saúde apresenta um baixo índice de rotatividade entre os enfermeiros que prestam cuidado direto ao paciente?	Sim	Não
4. Queixas são ouvidas e respondidas de maneira oportuna e apropriada?	Sim	Não
5. Os enfermeiros envolvem-se ativamente em matérias que causam impacto na prestação de cuidado ao paciente?	Sim	Não
6. As contribuições dos enfermeiros que prestam cuidado direto ao paciente são valorizadas pelos enfermeiros que exercem posições de liderança?	Sim	Não
7. Os enfermeiros estão envolvidos na coleta de dados que afetam os resultados ou o cuidado do paciente ou que afetam o fornecimento do cuidado de enfermagem na organização?	Sim	Não
8. Os enfermeiros dispõem de tempo, compensação e envolvimento na coleta de dados, análise de dados e atividades na tomada de decisões que impactam a prática de enfermagem e o fornecimento de cuidado ao paciente?	Sim	Não
9. As políticas, os procedimentos e as diretrizes para a prática de enfermagem se baseiam na pesquisa ou nos achados da coleta de dados?	Sim	Não
10. Existe uma comunicação aberta entre os enfermeiros e os membros de outras disciplinas?	Sim	Não
11. O pessoal é direcionado apropriadamente para atingir os mais altos níveis de resultado do paciente e para otimizar o ambiente de trabalho da equipe?	Sim	Não
12. Os enfermeiros são encorajados a progredir na prática de enfermagem no ambiente de trabalho?	Sim	Não
13. A evolução do enfermeiro, individualmente, é estimulada e recompensada?	Sim	Não
14. Tenho orgulho da organização para a qual trabalho?	Sim	Não
15. Eu recomendaria aos meus amigos enfermeiros que trabalhassem para essa organização?	Sim	Não

Fonte: American Nurses Credentialing Center. http://www.ana.org/ancc/magnet/selfasses.pdf.

Tabela 3.5
Auto-investigação da organização para a prontidão para magneto

1. A organização coleta dados relativos a		
■ Resultados dos pacientes?	Sim	Não
■ Prática de enfermagem?	Sim	Não
■ Necessidades de saúde exclusivas da principal população de pacientes servida?	Sim	Não
■ Indicadores de qualidade sensíveis à enfermagem?	Sim	Não
2. O enfermeiro responsável pelos serviços de enfermagem da organização de atendimento de saúde está em posição no nível executivo da organização?	Sim	Não
3. O enfermeiro no nível executivo da organização freqüenta regularmente reuniões executivas do corpo médico da organização?	Sim	Não
4. Existe representação de enfermagem no organismo de tomada de decisão da organização (estabelecido ou improvisado) como		
■ Melhoria da qualidade?	Sim	Não N/A
■ Recursos humanos?	Sim	Não N/A
■ Ética?	Sim	Não N/A
E outros como		
■ Financeiro/orçamentário, se aplicável?	Sim	Não N/A
■ Revisão da utilização, se aplicável?	Sim	Não N/A
■ Sistemas de informação, se aplicável?	Sim	Não N/A
5. As decisões relativas ao pessoal; padrões de atendimento ao paciente, políticas e diretrizes; sistemas de coleta de dados; e itens dos dados a serem coletados são feitos com a participação da equipe de enfermagem?	Sim	Não
6. As decisões precedentes são tomadas com base nos dados coletados e em normas estabelecidas?	Sim	Não
7. O enfermeiro no nível executivo da organização é profissionalmente ativo fora da organização de atendimento de saúde?	Sim	Não
8. Os enfermeiros são membros ativos e votantes nos comitês e conselhos cujas atividades impactam a enfermagem?	Sim	Não
9. Os enfermeiros que prestam cuidado direto ao paciente são estimulados a aperfeiçoar sua base de conhecimentos e de habilidades?	Sim	Não
10. A organização utiliza o número e o nível apropriado de pessoal de enfermagem para garantir resultados de qualidade excelente?	Sim	Não
11. Seu índice de vagas na enfermagem tem permanecido baixo durante os últimos dois anos?	Sim	Não
12. Os enfermeiros estão envolvidos na avaliação do atendimento de enfermagem e nos processos e sistemas de desenvolvimento e revisão que impactam o cuidado de enfermagem e estabelecem os resultados desejados?	Sim	Não
13. Os enfermeiros têm responsabilidades sobre sua própria prática?	Sim	Não

(*continua*)

Tabela 3.5
Auto-investigação da organização para a prontidão para *magnet* (*continuação*)

14. Os enfermeiros recebem a atribuição de responsabilidade e autoridade do atendimento de um grupo de pacientes?	Sim	Não
15. A comunicação (horizontal e vertical) é aberta, multidisciplinar, estimulada, buscada e apoiada pelos enfermeiros em posição de liderança?	Sim	Não
16. É verdade que, nos cinco anos precedentes à candidatura, a organização não cometeu prática de trabalho injusta?	Sim	Não
17. É verdade que, nos cinco anos precedentes à submissão da candidatura ao Programa de Reconhecimento dos Serviços de Enfermagem *Magnet*, a organização não foi citada pelas autoridades por uma situação considerada com risco de morte para os pacientes?	Sim	Não

Fonte: American Nurses Credentialing Center. http://www.ana.org/ancc/magnet/selfassess.pdf.

- Destinação dos recursos
- Melhoria do desempenho
- Novo projeto do papel profissional

Estratégia *Governança compartilhada.* Os modelos de tomada de decisão descentralizada e de governança compartilhada levam a equipe de enfermagem a avaliar decisões que afetam suas vidas diárias, tais como o desenvolvimento dos modelos de pessoal, o novo projeto de modelos de atendimento ao paciente, o recrutamento dos candidatos de enfermagem e a definição das necessidades de equipamento.[1] Por esses motivos, é necessário fornecer à equipe de enfermagem subsídios significativos para o desenvolvimento da política e da administração operacional dos assuntos relativos à qualidade clínica, à segurança e à avaliação dos resultados clínicos. Além disso, é preciso promover a representação da enfermagem nos comitês que comandam a política e as operações. Várias condições culturais descritas por Porter-O'Grady, que podem prejudicar a autorização do enfermeiro, são resumidas na Tabela 3.6, na página 61, juntamente com as estratégias para a superação dessas circunstâncias.

O St. Mary's Hospital Medical Center (Madison, WI) mantém um ambiente de prática profissional no qual os conselhos das unidades de enfermagem, e não os enfermeiros administradores, determinam como o trabalho será feito em sua unidade.[15] Isso permite que 90% das decisões sejam tomadas por enfermeiros ortopedistas, que, por exemplo, tomam decisões sobre o atendimento ortopédico. Por meio do conselho da UTI, os enfermeiros decidem a freqüência com que devem ser trocados os curativos ou que os pacientes pós-cirúrgicos devem ser completamente investigados, com base na pesquisa e na experiência. As descrições do trabalho do enfermeiro e do assistente de enfermagem agora são redigidas pelos enfermeiros, pois o hospital presume que quem realiza o trabalho sabe como defini-lo e melhorá-lo. O modelo de governança compartilhado de 11 anos no St. Mary's, chamado de *responsabilidade compartilhada*, tem mostrado resultados positivos. O índice de vagas na enfermagem é de 3% e o de rotatividade dos enfermeiros é de 10,5%, bem abaixo dos índices nacionais.

Estratégia *Delegação.* A delegação apropriada, direcionada, pode ajudar a equipe de enfermagem a enfrentar os desafios de suas atribuições, porém envolve mais do que simplesmente pedir que alguém realize uma tarefa. É preciso encorajar os enfermeiros da equipe a agirem ou

Quadro 3.1
Obtenção do *status* de *magnet* e retenção da equipe de enfermagem

Em 1983, a força-tarefa sobre a prática de enfermagem em hospitais, da American Academy of Nursing, realizou um estudo com 163 hospitais para identificar e descrever as variáveis que atraíam e retinham enfermeiros qualificados na prestação de atendimento da mais alta qualidade aos pacientes. Das 163 instituições, 41 foram reconhecidas por características que se tornaram conhecidas como as "Forças de Magnetismo", ou as características que atraem bons enfermeiros.

Em dezembro de 1990, uma proposta inicial para um programa de reconhecimento foi aprovada pela American Nurses Association Board of Directors e fundamentou-se no estudo de 1983, identificando as 14 forças do magnetismo (ver Tabela 3.3, p. 55). O programa Magnet Recognition™ foi estabelecido oficialmente em 1993. Até setembro de 2004, existiam 109 organizações designadas *magnet* nos 35 estados e no Distrito de Columbia e uma designação internacional.*

Os hospitais que agem como um "magneto" pela excelência criam um ambiente de trabalho que reconhece, recompensa e promove a enfermagem profissional. Os atributos da organização que atraem enfermeiros para os hospitais *magnet* apóiam o melhor atendimento e resultado para o paciente, incluindo forte presença de enfermeiros na tomada de decisão sobre o atendimento, alto nível de coleguismo entre os enfermeiros e os médicos, mais tempo para os enfermeiros atenderem e ensinarem os pacientes, além de incentivo e expectativa de raciocínio crítico. A designação de *magnet* também é uma ferramenta eficaz de *marketing*, tanto para atrair o paciente quanto para recrutar e reter uma equipe de enfermagem qualificada.

Embora a designação *magnet* proporcione inúmeros benefícios para o hospital, o caminho para atingi-la não é fácil. A inscrição por escrito para o *status* de *magnet* deve demonstrar como o hospital implementa os *Scope and Standards for Nursing Administrators* e como ele incorpora as forças do magnetismo aos serviços de enfermagem. Realizar a investigação, compilar a documentação e receber a visita local dos revisores do magnetismo pode levar dois ou mais anos.

Algumas indicações para o sucesso da jornada à designação de *magnet* são:[†]

- Dar apoio antecipado à administração executiva, aos enfermeiros-administradores e à equipe de enfermagem
- Procurar aconselhamento com outras organizações que passaram pelo processo
- Organizar o esforço em todos os níveis e departamentos da organização
- Estabelecer um cronograma para manter os esforços da equipe e promover sua concentração
- Coordenar os estilos de personalidade e os pontos fortes da equipe, combinando os que "pensam" com os que "agem"

Os hospitais que preenchem os padrões *magnet* possuem uma estrutura de organização mais plana, que permite que os enfermeiros contribuam com sua opinião tanto sobre o atendimento ao paciente quanto sobre o projeto de seu trabalho, tornando a principal autoridade de enfermagem parte da equipe executiva, contratando mais enfermeiros de equipe e reduzindo, ou eliminando, os enfermeiros temporários ou substitutos, bem como apoiando os enfermeiros do topo na busca da pesquisa e da graduação avançada.[‡]

---

* American Nurses Credentialing Center. http://www.ana.org/ancc/magnet/facilities.html (acessado em 6 de setembro de 2004).
[†] Bumgarner S.D., Beard E.L.: The magnet application: Pitfalls to avoid. *J Nurs Adm* 33(11):603-6, 2003.
[‡] Green J.: Attracting nurses: Why magnet hospitals succed. *Trustee* 56(4):20, 22-23, 2003.

Tabela 3.6
Barreiras para os modelos efetivos de autocomando de enfermagem

Barreira	Solução
Alguns enfermeiros detêm o poder, o que impede que outros o tenham	Exercer influência com sabedoria e transferir o poder individual para o grupo de enfermagem como um todo.
O culto da liderança co-dependente, não da liderança autoritária	Tomar cuidado com o desenvolvimento de uma cultura baseada na personalidade de um líder carismático e desenvolver as prioridades alicerçadas nos interesses e nas metas da organização, e não da liderança.
Creditar a um indivíduo o que pertence ao grupo como um todo	Quando se alcança um programa, iniciativa ou realização importante, evitar a tendência de parabenizar apenas as pessoas que defenderam, lideraram ou dirigiram. Em vez disso, também possibilitar e dividir o sucesso com os participantes que apoiaram a atividade.
Os enfermeiros não podem agir autoritariamente	Mesmo as organizações que promulgam a autorização, a governança compartilhada ou a prática de enfermagem autônoma nem sempre implementam sua missão; substanciar a missão com decisões reais e importantes relativas à contratação, ao orçamento, à alocação, à disciplina e à política.

Fonte: Porter-O'Grady T.: Is shared governance still relevant? *J Nurs Adm* 31 (10): 468-73, 2001.

delegarem ações apropriadas a eles mesmos ou ao âmbito de prática de outros cuidadores. Ainda, deve-se proporcionar aos enfermeiros profissionais a fiscalização apropriada e a autoridade supervisora sobre os membros não-licenciados da equipe de atendimento de enfermagem.

Os enfermeiros habilitados hesitam em aceitar responsabilidade pela administração do cuidado sem a autoridade correspondente. Quando eles assumem o cuidado e os resultados do paciente, podem efetivamente determinar como os assistentes prestam o cuidado (estabelecem o padrão), instruem os assistentes em relação ao que é necessário saber e observar naquele dia, além de esclarecer que dados os assistentes necessitam retornar para os enfermeiros.[16] Deve-se dar à equipe de enfermagem oportunidade para implementar novas maneiras de prestar atendimento e lidar com os assuntos independentemente.

A equipe de enfermagem necessita de conhecimento sobre as políticas hospitalares relacionadas com a prestação do atendimento e com as normas da prática de enfermagem para tomar as decisões informadas. A equipe de enfermagem precisa ser treinada para investigar com rapidez se uma decisão delegada provavelmente resultará em um resultado seguro, revisando as cinco "corretas" da delegação.[17]

1. A tarefa correta
2. A circunstância correta
3. A pessoa correta
4. As informações ou instruções corretas
5. A supervisão correta

Estratégia — *Destinação dos recursos.* Uma pesquisa demonstra que o maior controle sobre os recursos está associado com os maiores níveis de autonomia do enfermeiro e seu maior envolvimento nas decisões.[14] A equipe de enfermagem necessita dos recursos imprescindíveis para realizar seu trabalho, tais como suprimentos, equipamento novo, equipe adicional de enfermagem ou serviços de apoio a fim de destiná-los de forma efetiva. Estratégias inovadoras e práticas talvez sejam exigidas devido às restrições fiscais que reduzem o financiamento disponível para suprimentos e recursos.

Deve-se quantificar e monitorar as exigências de recursos para garantir a alocação apropriada. As contenções dos recursos, como o não-funcionamento do equipamento, a falta de suprimentos ou a indisponibilidade dos médicos, podem prejudicar a capacidade da equipe de enfermagem de completar uma tarefa. Um planejamento efetivo pode ajudar a evitar alguns problemas com recursos. Por exemplo, estocar os suprimentos relacionados próximos, como os travesseiros e os lençóis; os monitores portáteis de saturação de oxigênio e os fixadores descartáveis; e a água, o gelo e as xícaras.

Estratégia — *Melhora do desempenho.* A administração deve afastar-se da tendência puramente diretiva, de cima para baixo, e autorizar as equipes a trabalharem nos diferentes temas que afetam o atendimento e a segurança dos pacientes. A melhoria é crucial para a prevenção dos problemas que provocam o que o Institute of Medicine chama de abismo entre o atendimento de saúde que temos e o atendimento que poderíamos ter. É preciso demonstrar os sucessos das iniciativas de qualidade.

Fatos e Números: Contribuições ao atendimento

- Em um estudo conduzido por HR Solutions, de 110.000 enfermeiros em 435 hospitais, 53% deles sentiam que a organização possibilitava que os funcionários contribuíssem diretamente para seu sucesso, comparados com 87% a quatro anos antes.

Fonte: Thrall T.H.: Work redesign. *Hosp Health Netw* 77 (3): 34-38, 40, 42, 2003.

Um programa formal de melhora do desempenho, descrito ao longo dos padrões para a melhora do desempenho da organização da Joint Commission, deve incluir um foco sobre a prática de enfermagem, a segurança, a continuidade do atendimento e os resultados. O programa de melhoria do desempenho deve ter critérios que avaliem se as práticas do cuidado de enfermagem são baseadas nas evidências de pesquisa mais atualizadas. Os recursos necessários devem ser alocados para a mensuração, a investigação e a melhoria da qualidade do cuidado. Quando as soluções estiverem delineadas, comprometer o tempo, o treinamento, a informação e os recursos necessários para implementar e sustentar os esforços de mudança.

Os exemplos de esforços de melhora incluem o projeto de uma nova tarefa, o fluxograma de um processo clínico para identificar os passos propensos a problemas, a coleta de dados sobre os processos organizacionais ou os resultados dos pacientes, a comparação do desempenho ao de outras organizações, a identificação das áreas que merecem atenção próxima e a experiência de novas maneiras de realizar uma função.

Estratégia — *Revisão do papel profissional.* Deve-se envolver a equipe nas decisões que afetam seu ambiente de trabalho a fim de garantir que o hospital preste atendimento seguro e qualificado. É importante trabalhar com a equipe de enfermagem para examinar os papéis existentes de todos os prestadores de cuidado e determinar as oportunidades para a revisão dos papéis. A Tabela 3.7, a seguir, e a Tabela 3.8, na página 64, apresentam algumas sugestões para os papéis.

É preciso projetar tarefas para favorecer o trabalho significativo. A satisfação do trabalho para a equipe de enfermagem vincula-se diretamente à quantidade de tempo gasto com pacientes e outros membros da equipe de atendimento de saúde. Considerar se determinadas tarefas podem ser responsável e apropriadamente delegadas; em caso positivo, fazer isso. Por exemplo, a equipe formada com habilidades apropriadas pode trabalhar sob a direção de um enfermeiro. A delegação apropriada com supervisão pode ajudar a aliviar uma carga de trabalho acima do estipulado.

Uma abordagem relacionada à delegação é conhecida como DASH (Delegate to Assistive Staff High-Mindedly).[18] Ela envolve o exame das descrições de trabalho; da legislação estadual aplicável sobre a prática; das competências da equipe e das atribuições, rotinas e exigências visando possíveis mudanças de custo efetivo para a composição das habilidades da equipe. Um programa de treinamento completo proporciona ferramentas para ajudar no monitoramento, na avaliação e no *feedback* após a delegação das tarefas.

A forma de melhorar as condições de trabalho varia entre os hospitais; portanto, deve-se perguntar à equipe de enfermagem o que é importante para ela. Pode haver temas comuns, como mais participação no projeto de cuidado ou maior respeito pelos colegas, mas as prioridades serão diferentes entre os hospitais.

Tabela 3.7
Alocação das funções de atendimento direto ao paciente

Pessoal	Papéis que facilitam o atendimento direto ao paciente
Enfermeiro	Atendimento complexo, raciocínio crítico, liderança, delegação, ensino, coordenação do cuidado, tomada de decisão independente
Enfermeiro prático-licenciado/vocacional	Auxiliar, colaborar, intervir, coletar dados, alguma orientação ao paciente
Pessoal assistente não-licenciado	Habilidades definidas, atividades da vida diária, âmbito de competência limitado, complementação em vez de substituição
Secretário da unidade	Ordens médicas, suprimentos, escritório, telefone, resultados laboratoriais/diagnósticos
Serviços auxiliares (p. ex., nutricionista, assistente social, terapeuta respiratório, fisioterapeuta)	Atendimento focalizado com base na intensidade e no âmbito profissional
Gerenciador de caso	Coordenação do atendimento clínico, planejamento da alta, gerenciamento dos resultados

Fonte: Deutschendorf A. L.: From past paradigms to future frontiers: Unique care delivery models to facilitate nursing work and quality outcomes. *J. Nurs Adm* 33(1): 56, 2003.

Tabela 3.8
Alocação de funções de cuidado não-direto ao paciente

Equipe	Papéis que apóiam o atendimento de enfermagem
Administrador-assistente	Pessoal, horário, avaliação, recurso clínico
Enfermeiro encarregado	Coordenação da unidade de atendimento, solução de problema, comunicação
Secretário	Apoio administrativo, manutenção dos registros, suprimentos
Enfermeiro clínico especialista	Consultor prático, educação, administração eventual de caso, melhoria do desempenho
Especialista em educação	Desenvolvimento da equipe, orientação, aprendizagem do adulto, programa educacional de base ampla/implementação, desenvolvimento de mestres e enfermeiro encarregado
Avançados/enfermeiros nivelados/equipe de prática profissional	Aplicação da melhoria do desempenho na educação e na prática no nível da unidade, recurso da unidade, desenvolvimento de padrões de prática e educação na unidade

Fonte: Deutschendorf A.L.: From past paradigms to future frontiers: Unique care delivery models to facilitate nursing work and quality outcomes. *J Nurs Adm* 33 (1): 57, 2003.

Estratégias de formação de equipe e horários

Os padrões de formação de equipe devem englobar um número adequado de pessoal de enfermagem qualificado para preencher as necessidades do paciente, levando em consideração a complexidade do cuidado. Os níveis do pessoal e o conjunto de casos têm um impacto direto sobre a satisfação dos enfermeiros, pois estes têm a oportunidade de prestar o melhor atendimento aos pacientes.[19]

A pressão pública e a atenção da mídia induziram os legisladores a propor a regulagem do pessoal hospitalar. A Califórnia foi o primeiro estado a aprovar essa lei, em 1999 (California Health and Safety Code, §1276.4 A.B.394). No final de 2002, 23 outros estados norte-americanos tinham introduzido ou decretado leis relativas à formação dos níveis de pessoal ou proporções de pessoal.[20] No entanto, talvez a melhor adequação da equipe deva basear-se no julgamento da equipe de enfermagem clínica e seus administradores. As proporções enfermeiros-pacientes são afetadas pelo número disponível de pessoas de apoio para auxiliar os enfermeiros na unidade. Deve-se envolver a equipe de enfermagem no estabelecimento e no monitoramento do sistema de mensuração da carga de trabalho. (Ver Capítulo 4, "Atingindo eficácia da equipe por meio da mensuração da carga de trabalho", para saber mais sobre a mensuração da carga de trabalho.)

Para avaliar se o hospital tem número e composição apropriada na equipe, os líderes revisam o seguinte:

- O plano para a prestação de serviços de cuidado ao paciente
- As recomendações da liderança relativas às qualificações e ao número de empregados ou de pessoal contratado ou agenciado
- Planos para a formação de equipe por unidade, programa ou departamento
- Relatórios sobre a variação da equipe

A observação direta também oferece *insight* valioso para a adequação da equipe. O não-comprometimento com padrões ou políticas e procedimentos hospitalares muitas vezes indica inadequação da equipe.

Estratégia Envolver a equipe de enfermagem na programação dos horários de trabalho, pois a participação pode oferecer-lhe um grau de autoridade e esclarecer quanto ao motivo da inviabilidade de determinado horário.[21] A American Society for Healthcare Human Resources Administration (ASHHRA) recomenda que as organizações considerem as seguintes opções para os horários de trabalho:[22]

- Sete dias de trabalho em horário integral; sete dias de folga
- Turnos de 10 horas, quatro dias por semana; três dias de folga
- Turnos de 12 horas, três dias por semana

Observar que, enquanto a limitação da duração dos turnos pode ajudar os enfermeiros a equilibrar melhor vida pessoal e profissional, evidências recentes sugerem que os hospitais devem proibir os enfermeiros de trabalhar mais de 12 horas, a cada período de 24 horas, ou mais de 60 horas por semana, a fim de reduzir o risco de erro por fadiga.[23]

As políticas descentralizadas de flexibilidade de horário permitem que os enfermeiros administradores tentem ajustar as necessidades de desenvolvimento profissional e as circunstâncias pessoais. Nessa época em que a família nuclear, com um dos pais em casa em tempo integral, não é mais a norma, muitos pais precisam adequar seus horários de acordo com outros compromissos, envolvendo cônjuges, filhos e pais idosos. Para a força de trabalho de enfermagem, o horário flexível não representa tanto um "benefício", mas uma condição essencial para um ambiente de trabalho aceitável e funcional que responda às diferenças entre as gerações e entre os estilos de vida.[10] O maior controle sobre os horários de trabalho, possibilitando a administração das responsabilidades profissionais enquanto são preenchidas as demandas pessoais, também proporciona autonomia.

Distribuir os turnos diurnos e noturnos igualmente entre todos os enfermeiros. Se a equipe de enfermagem avaliar que não deseja trabalhar à noite, nos fins de semana ou feriados, é preciso providenciar

---

Fatos e Números: Fatores-chave de consideração para os enfermeiros

Em um estudo com enfermeiros que cogitam abandonar a profissão, foi estimada a eficácia potencial das estratégias de auxílio ao recrutamento e à retenção de enfermeiros qualificados, com base nas seguintes estatísticas:

- Oitenta e sete por cento confirmam que seria muito eficaz melhorar a proporção de pessoal
- Oitenta e um por cento também acreditam que proporcionar mais tempo para permanecer com os pacientes seria muito eficaz, o que é uma mudança diretamente vinculada com o aumento da proporção de pessoal
- Setenta e nove por cento pensam que seria muito eficaz possibilitar aos enfermeiros maior participação nas decisões que afetam o local de trabalho
- Setenta e seis por cento consideram muito eficaz a elevação dos salários
- Setenta e um por cento dos enfermeiros que cogitam abandonar a profissão concordam fortemente com os bônus com base no desempenho
- Sessenta e nove por cento mencionam ter horários melhores e mais flexíveis
- Sessenta e três por cento são favoráveis a mais opções de tempo parcial
- Sessenta e um por cento defendem maior apoio financeiro para dar continuidade à formação educacional
- Sessenta por cento consideram essencial a melhor cobertura de saúde

Fonte: American Federation of Teachers/Federation of Nurses and Health Professionals: *The nurse shortage: Perspectives from current direct care nurses and former direct care nurses.* Washington D.C.: AFT/FNHP, 2001, p. 25. http://www.aft.org/pubs-reports/healthcare/Hart_Report.pdf.

diferencial de pagamento para esses turnos, o que fará com que eles sejam preenchidos por outros enfermeiros. Deve-se aceitar contribuições de estratégias para a solução dos problemas com os administradores de enfermagem da noite/fins de semana a fim de minimizar os desafios ao pessoal do noturno e finais de semana.

Armadilhas da formação de equipe. Alguns hospitais escalam os enfermeiros para horas extras obrigatórias e, então, enviam-os aleatoriamente para casa se não estiverem ocupados. Em conseqüência, as horas semanais dos enfermeiros variam de forma considerável e eles não possuem controle sobre seus horários. O uso de horas extras obrigatórias causa problemas significativos para os trabalhadores no atendimento de saúde. Elas têm sido vinculadas a: má saúde em geral, maior índice de lesões, aumento de doenças e até mesmo crescimento dos níveis de mortalidade. As horas extras obrigatórias também têm sido associadas com o ganho de peso prejudicial, o aumento do uso de álcool e tabaco, além de níveis mais baixos de capacidade funcional e de desempenho no trabalho.[24] O efeito que as horas extras obrigatórias têm sobre a vida familiar é mais difícil de quantificar, mas pode ser ainda mais grave.

Estratégia Para eliminar ou reduzir as horas extras obrigatórias, deve-se enfocar a obtenção de dados basais do censo de cada unidade de enfermagem, contratar "censo do pico" e estabelecer o horário a partir disso. (Nos casos em que a unidade pode se encontrar desacelerada, usar a ocasião para concentrar-se na melhoria do desempenho e nas atividades educacionais.) Também deve-se tornar as horas extras uma opção voluntária e aumentar o pagamento de acordo. Embora essas estratégias possam aumentar os custos da linha de frente, o hospital se beneficiará com a maior satisfação e com a redução das despesas com enfermeiros agenciados e com a rotatividade e o recrutamento da equipe.

Muitas organizações de atendimento de saúde usam equipes contratadas e temporárias a fim de suprir as necessidades de pessoal. Os membros da *equipe temporária* são redistribuídos – voluntária ou compulsoriamente – para outra unidade ou departamento durante ou uma parte do turno, ou o turno integral ou por um período mais longo. A *equipe contratada* é empregada por uma organização ou agência* externa, não pela organização de atendimento de saúde. Algumas organizações de atendimento de saúde estabelecem seu próprio "grupo temporário" de trabalhadores, empregados pela organização, mas que vão de uma atribuição para outra continuamente.

A ida para outras unidades especializadas pode ser impopular entre o pessoal de enfermagem, que não se sente suficientemente preparado para trabalhar em ambientes desconhecidos. Portanto, deve-se proporcionar orientação específica sobre o trabalho, o departamento e a organização (e reorientação se necessário), além de treinamento para a equipe temporária ou agenciada, incluindo o treinamento relacionado com a segurança.

Não importa quão minuciosa seja a orientação, os supervisores desejarão atribuir tarefas com cuidado. Afinal, o enfermeiro encarregado tem a responsabilidade de decidir que pacientes e tarefas devem ser atribuídas ao enfermeiro temporário. Nesse sentido é preciso tomar uma decisão informada com base na qualificação e na competência de cada enfermeiro. Portanto, deve-se proporcionar apoio adicional e reforçar o treinamento, designando alguém responsável para responder às perguntas dos membros

---

> **Fatos e Números: Hora extra**
>
> ■ Até 2001, 75% dos enfermeiros faziam horas extras regularmente e cerca de metade dessas horas era obrigatória.
> ■ 22% dos enfermeiros que abandonam o trabalho de atendimento direto fazem isso em busca de horas mais regulares.
>
> Fonte: Lafer G. et al. For the American Federation of State, County and Municipal Employees: *Solving the nursing shortage.* May 2003. http://www.afscme.org/una/snstc.htm.

---

* N. de R.T.: Agência, no texto, refere-se a uma prática comum nos Estados Unidos de uso de serviços organizados para cobrir as escalas de pessoal.

contratados ou temporários à medida que surgirem e para questioná-los, periodicamente, como estão indo durante o turno.

Embora os enfermeiros temporários ou agenciados possam ajudar a preencher os vazios da equipe de pessoal, eles freqüentemente baixam o moral da equipe de enfermagem que trabalha em tempo integral. Isso é especialmente verdadeiro quando um empregado abandona o emprego, se junta a uma agência de pessoal e volta ao mesmo empregador, como temporário, com um índice mais alto de pagamento. Para evitar essa situação, alguns hospitais adotam uma política de não-aceitação de temporários residentes na área local. Eles também limitam

Conexão de padrões
Certificação de Serviços de Pessoal de Atendimento de Saúde

A Joint Commission lançou um programa de certificação voluntária para os Serviços de Pessoal de Atendimento de Saúde (HCSS) em outubro de 2004. Esse programa proporciona aos hospitais e a outros ambientes de atendimento de saúde um mecanismo para a avaliação e a certificação das empresas de pessoal para atendimento de saúde, isto é, agências contratantes. A certificação está disponível para as agências que preenchem os seguintes critérios:

- Colocam pessoal clínico em outras organizações que dirigem ou proporcionam atendimento direto ao paciente
- Colocam pessoal clínico sob a direta supervisão do pessoal de outra organização
- Têm ao menos quatro meses de registro comprovado de presença no negócio, preenchem os padrões e colocam ao menos 10 pessoas

Isso inclui disciplinas como médicos, enfermeiros, enfermeiros práticos licenciados e vocacionais, auxiliares de enfermagem, pessoal de farmácia, técnicos em radiologia, auxiliares cirúrgicos, fisioterapeutas respiratórios, equipe laboratorial, etc. Apenas é considerado o pessoal que planeja, dirige ou supervisiona o atendimento ao paciente. Não são elegíveis os registros internos da organização nem os programas de contratação.

A certificação consiste do compromisso com padrões de serviços de pessoal para o atendimento de saúde e mensuração de desempenho demonstrada. Os padrões proporcionam uma avaliação completa das áreas funcionais-chave, como os processos para a verificação de credenciais e competências do pessoal de atendimento de saúde, e abordam as principais áreas de satisfação, como liderança, administração dos recursos humanos, mensuração e melhoria do desempenho e administração da informação. As áreas-chave de mensuração incluem:

- Coordenação dos serviços (serviço para a organização do cliente), por exemplo, índice de cancelamento, índice de resposta e índice de preenchimento
- Coordenação dos serviços (organização do cliente para o serviço), por exemplo, queixas e processo de avaliação "do não devolver"
- Resultados, por exemplo, atribuições repetidas e número de atribuições temporárias repetidas
- Fatores organizacionais/sistemas, por exemplo, viabilidade financeira, experiência de administração de pessoal, clareza nos contratos, preenchimento das exigências do contrato e exigências de subcontrato para múltiplas partes
- Segurança, por exemplo, competência da equipe clínica, processo de credenciamento, avaliações de desempenho, orientação, avaliação e investigação dos assuntos de desempenho clínico com a equipe, aconselhamento, ação administrativa e terapêutica para abordagem dos assuntos com a equipe, investigação dos relatórios de incidentes clínicos de resultados adversos do paciente, processo de administração de risco para a empresa e verificação dos antecedentes do empregado

A Joint Commission desenvolveu esse programa de certificação para satisfazer as necessidades de qualidade, surgidas nos anos recentes em conseqüência da escassez significativa, permanente, de enfermeiros e de outros profissionais. Os hospitais que utilizam as empresas de recursos humanos certificadas pela Joint Commission possuem maior nível de confiança de que os processos preencherão as exigências rigorosas estabelecidas pela Joint Commission.

o número de vezes que o temporário pode trabalhar na instituição antes de ingressar no hospital como funcionário permanente.[25] Um hospital criou vagas de pessoal flexível que permitem que os enfermeiros estabeleçam seus próprios horários. Eles trabalham apenas quando necessário e não recebem benefícios, mas são pagos com índices mais elevados.[26]

O Poudre Valley Hospital (Fort Collins, CO) criou uma opção de pagamento em tempo integral para os enfermeiros que trabalhassem apenas nos fins de semana, seu próprio grupo de "alívio" ou enfermeiros agenciados que recebem pagamentos maiores, mas sem benefícios, e um grupo temporário de enfermeiros treinados em diversas áreas que poderiam ser escalados em múltiplas unidades.

O Bayfront Medical Center, St. Petersburg, Florida, revisou os papéis tradicionais de enfermagem em sua unidade cardíaca progressiva para pacientes cardíacos. Isso envolveu teste-piloto de padrões alternativos de pessoal, incluindo um modelo inovador que expandiu o papel dos técnicos de atendimento ao paciente que participaram de um programa de incentivo para o treinamento do desenvolvimento de habilidades.[10]

O estudo de caso apresentado na página 69 descreve um experimento bem-sucedido de flexibilidade de pessoal no Roper-St.Francis Healthcare, em Charleston, Carolina do Sul.

Estratégias para a melhoria do ambiente de trabalho

Ao contrário do corte agressivo de custos e dos esforços de reorganização que alguns experimentaram no passado, a marca dos esforços recentes de renovação nos ambientes de trabalho tem sido o envolvimento pesado do pessoal da linha de frente nos processos de tomada de decisão da equipe, concentrados no que é melhor para o paciente, não apenas para o resultado final do pessoal ou do hospital.

As próximas seções apresentam idéias para a melhoria dos ambientes de trabalho da enfermagem por meio das seguintes estratégias:

- Proporcionar compensação e benefícios justos e competitivos
- Apoiar o equilíbrio entre os assuntos pessoais e profissionais
- Favorecer a relação de colegismo entre os profissionais de atendimento de saúde
- Melhorar a ergonomia do local de trabalho
- Diminuir os perigos do local de trabalho

Estratégia *Proporcionar compensação e benefícios justos e competitivos.* A não ser que os hospitais proporcionem compensação comparável com os índices regionais e com as posições que exigem educação e responsabilidade similares, parte da equipe de enfermagem buscará outras atividades. Os sistemas de compensação e recompensa devem reconhecer as distinções entre os papéis dos enfermeiros da equipe e os dos outros enfermeiros especialistas, por exemplo, com base na especialização clínica, reflexo da prática de enfermagem, da educação ou do credenciamento avançado.

Um programa completo de retenção pode incluir programas de orientação aprofundada para enfermeiros recém-graduados, programas de bolsas de estudos para alunos, bônus de encaminhamento, bônus de retenção e assistência na recolocação.[27] Outras estratégias de compensação talvez incluam opções de ações ou de participação nos lucros.

Mesmo que sua região ofereça, normalmente, bônus para a contratação visando atrair equipe nova, isso não significa que os novos contratados permanecerão a longo prazo. É preciso manter os salários e os benefícios competitivos e espalhar bônus durante 2 ou 3 anos para estimular a permanência dos novos empregados. As recompensas permanentes expressam o reconhecimento continuado, enquanto os prêmios monetários eventuais são imediatamente gastos e esquecidos. Exemplos de bônus de retenção incluem:

- Bônus para o enfermeiro que trabalhar mais de 900 horas em seis meses
- Bônus de escalonamento clínico
- Bônus para aquisição da certificação

Estudo de caso

Sistema de saúde do Roper-St.Francis: proporcionar aos enfermeiros a capacidade de escolher horários

Quando o vice-presidente de enfermagem e o diretor financeiro do Roper-St. Francis, em Charleston, Carolina do Sul, lançaram um experimento relacionado à equipe em 2003, o sistema de dois hospitais gastou mais de 3 milhões de dólares por ano com enfermeiros do grupo temporário interno, que receberam prêmios de pagamentos e diferenciais de turno. Um terço dos 800 enfermeiros na folha de pagamento eram "agentes livres", incluindo 15% do primeiro turno de segunda a sexta-feira.

Eles se perguntaram o que aconteceria se cada enfermeiro no hospital fosse capaz de escolher simplesmente o horário que gostaria de trabalhar. Todos escolheriam de segunda a sexta-feira das 8 às 17 horas? Bem, na realidade, não. Eles escolheram o preenchimento de todos os turnos – fins de semana, feriados, durante a noite, o que houvesse – em qualquer formato imaginável de duração de turno, por sua própria vontade, para adaptarem-se com suas vidas particulares.

Na ocasião, o corpo de enfermeiros alocados na unidade e elegíveis aos benefícios, no Roper-St.Francis, estava diminuindo. O índice de vagas nos andares de internação estava acima de 20%, e a rotatividade era de 22%. Os enfermeiros estavam buscando a flexibilidade do grupo temporário e de outras posições com prêmio de pagamento com o objetivo de obterem controle sobre suas vidas.

Como outros hospitais importantes, o Roper-St. Francis estava escalando seus enfermeiros essenciais no momento em que surgia a necessidade: rotação de turnos, insistência nas horas extras, exigência de trabalho nos fins de semana, feriados e convocações inesperadas. Essa conduta, no entanto, estava afastando os enfermeiros do quadro funcional.

Os enfermeiros com prêmio de pagamento ditavam quando trabalhariam, e os enfermeiros leais, com menores salários, alocadas na unidade, preenchiam as lacunas existentes. A insatisfação tornou-se o assunto do momento. Os líderes desejavam devolver a qualidade de vida ao quadro funcional. Os enfermeiros afirmavam que a compensação não era o problema, a previsibilidade, sim.

O departamento financeiro realizou uma análise da demanda para calcular o número necessário de enfermeiros para cada turno nas duas unidades de atendimento de pacientes agudos do sistema. Realizaram então, uma pesquisa perguntando aos enfermeiros de quantas horas disporiam. A oferta cobriu a demanda quase perfeitamente. Foi impressionante saber que seria possível suprir o hospital com pessoal durante as 24 horas, sete dias por semana, dando a todos os horários que desejavam. Eles terminaram com algumas lacunas e ainda utilizam o prêmio de pagamento para quem enfrenta os fins de semana, as noites ou o turno final, mas usam a compensação corretamente, o corpo profissional afinal sendo alternado, não vice-versa.

Mais de 80% dos enfermeiros obtiveram o turno de sua escolha e imediatamente denominaram a iniciativa de "horário de sonho". O nome perdurou. Na realidade, ele é agora uma marca registrada do logotipo do Roper-St. Francis Healthcare. A abordagem funciona como um sonho para os enfermeiros do sistema, que agora só trabalham durante os fins de semana quando desejam – o mesmo valendo para a rotação dos turnos ou as horas extras, exceto em raras ocasiões, correspondendo a menos de 2% da folha de pagamento.

O índice de vagas na enfermagem do hospital é atualmente próximo a zero, e 70 novos enfermeiros foram contratados recentemente. Um desses novos enfermeiros deslocou-se de New Jersey quando soube que teria a garantia de três turnos de 12 horas, à noite, por semana – nos mesmos dias, mesmas horas, sem surpresas – em oposição a aceitar o que houvesse nos demais hospitais da cidade. A melhora do índice de vagas foi puramente um subproduto da iniciativa. A meta era tornar a vida melhor para o quadro funcional já existente.

Os horários bem programados são um instrumento poderoso para abordar a satisfação da enfermagem. Mais de 40% dos enfermeiros consideravam seus horários "excelentes" – a mais alta das cinco categorias no levantamento do Professional Research Consultants e a pontuação mais alta em sua base de dados hospitalares –, opondo-se aos apenas 27% em 2002. O hospital também foi classificado como um

(continua)

> **Estudo de caso:** Sistema de saúde do Roper-St.Francis:
> proporcionar aos enfermeiros a capacidade de escolher horários (continuação)
>
> "excelente local para trabalhar" por 33,3% – desempenho entre os 10 primeiros – dos enfermeiros pesquisados, em relação aos 31,4% do ano anterior.
>
> Outros subprodutos inesperados da iniciativa incluem:
>
> - Os médicos estão mais felizes porque vêem rostos conhecidos – e rostos felizes – sempre que entram na unidade
> - Com a continuidade do atendimento como realidade, elevam-se os níveis de satisfação do paciente
> - Os custos de enfermagem por hora, que tinham disparado para dois dígitos por ano antes do "horário de sonho", agora realmente caíram
>
> Na verdade, a economia significou que o projeto poderia ser financiado com custo bruto zero. Além disso, o índice de vagas de essencialmente zero apresentou todo um novo mundo na utilização de iniciativas estratégicas de enfermagem, como o início de alguma pesquisa de enfermagem e a divulgação da governança compartilhada.
>
> Fonte: Adaptado de Weber D.: Dream on: Letting nurses choose a predictable schedule wakes up system from its staffing nightmares. *Patient Care Staffing Report* 4 (3): 1-3, Mar. 2004.

Os salários e bônus não são as únicas maneiras de incrementar a procura por empregos de enfermagem. A equipe de enfermagem tem começado a mostrar maior interesse nos benefícios oferecidos pelos hospitais. A Tabela 3.9, a seguir, lista alguns benefícios freqüentemente oferecidos ao pessoal de enfermagem.

Estratégia *Apoiar o equilíbrio entre a vida pessoal e o trabalho.* Deixar o trabalho no trabalho e ter tempo para si mesmo e para a família são questões significativas para a eficácia e a satisfação a longo prazo. Quando os enfermeiros passam longas horas trabalhando, seu tempo para a família, os afazeres e a recreação torna-se menor, podendo resultar em uma vida estressante, apressada e desequilibrada.[21] Deve-se pensar criativamente na providência de apoio para que os enfermeiros mantenham o equilíbrio entre a vida pessoal e o trabalho. Alguns hospitais começaram até mesmo a oferecer serviços que realizam algumas tarefas pessoais dos enfermeiros enquanto eles trabalham.

Tabela 3.9

Pacotes de benefícios opcionais para a equipe de enfermagem

- Benefícios de atendimento de saúde qualificados, na forma de seguro de saúde abrangente, seguro dentário, seguro da visão, benefícios nos medicamentos prescritos, etc.
- Pacotes de aposentadoria, incluindo itens como política de adequação ou plano de pensão
- Planos de indenização relativos a desligamentos
- Planos de opções de ações para os hospitais no mercado público
- Bônus de lucros compartilhados com base no desempenho do funcionário ou no desempenho do hospital
- Dias de férias, incluindo a oportunidade de acumular dias de férias de um ano para o outro e a oportunidade de converter os dias não-utilizados em pagamento equivalente
- Continuação dos benefícios educacionais, como o tempo de folga remunerado para fazer cursos de educação continuada, assim como a cobertura das despesas associadas a esses cursos pelos hospitais

Fonte: Chandra A.: Why do nurses leave and what can health organizations do to retain them? *Hosp Top* 81 (3): 34, verão de 2003.

> **Fatos e Números: Pagamento competitivo**
>
> - Em um estudo conduzido pela HR Solutions com 110.000 enfermeiros em 435 hospitais, a importância do pagamento para a futura satisfação no emprego caiu 15% entre 1998 e 2002. Desde que o pagamento seja competitivo, os enfermeiros preocupam-se mais com o tempo de interação com os pacientes.
> - A satisfação geral com os benefícios caiu de 65%, em 1998, para 53% em 2002.
>
> Fonte: Thrall T.H.: Work redesign. *Hosp Health Netw* 77 (3): 34-38, 40, 42, 2003.

Em uma força de trabalho predominantemente feminina, os indivíduos que entram na enfermagem evitam, muitas vezes, o atendimento pediátrico e os aspectos do atendimento geriátrico. Deve-se proporcionar opções para esse pessoal com turnos flexíveis que possibilitem maior convivência com a família e outras soluções criativas. A Cleveland Clinic Foundation, em Ohio, iniciou oferecendo um "turno para mamães", que vai das 9 às 14 horas, para atrair, dessa forma, as enfermeiras que tinham abandonado o campo. Ele já atraiu 40 enfermeiras até agora. O hospital também oferece serviços de cuidados infantis e empregos de nove meses com folga no verão. Os índices de vagas na enfermagem diminuíram de 12,8 para 6,2% em 2003.[28]

Muitas vezes, os enfermeiros que deixam o hospital desejam retornar após a resolução de uma situação temporária em suas vidas pessoais. Quando todas as alternativas falham, os líderes podem considerar a oferta de uma folga não-remunerada, sem a perda de posição atual, ao membro da equipe. Um hospital do Centro-Oeste implementou uma política de recolocação (substituindo a política de 30 dias). Noventa dias após a renúncia dos enfermeiros, são enviadas cartas para todos os candidatos potenciais, agradecendo-lhes por sua contribuição para a organização e perguntando se estão interessados em retornar.[26]

Por isso, é importante prestar atenção nos horários de trabalho, minimizando a rotação dos turnos e permitindo horários flexíveis para manter o equilíbrio entre a vida pessoal e o trabalho. As horas extras compulsórias e as convocações para turnos impedem que os enfermeiros tenham um verdadeiro horário, com o qual possam contar com determinadas horas livres antecipadamente.[21] Os horários flexíveis e previsíveis podem proporcionar o alívio necessário para a equipe de enfermagem.

As estratégias adicionais para o pessoal e os horários foram discutidas previamente, iniciando na página 64 deste capítulo e também ao longo do Capítulo 4.

Estratégia *Favorecer os relacionamentos entre os prestadores de atendimento de saúde.* Estudos de ambientes que apóiam a colaboração entre os médicos, os enfermeiros e os profissionais de saúde evidenciam que essa prática traz melhores resultados aos pacientes.[29] Os atributos da colaboração interdisciplinar incluem confiança, conhecimento, respeito mútuo, boa comunicação, cooperação, coordenação, responsabilidade compartilhada, relações de colegiusmo e otimismo. O trabalho em equipe, a resolução dos conflitos e o uso da informática para contribuir no planejamento e na implementação do atendimento ao paciente devem ser enfatizados.

As relações de trabalho podem apresentar problemas enraizados, como dificuldades na comunicação, relações hierárquicas, falta de cortesia, desrespeito pelo conhecimento e pela especialização de outra disciplina, bem como outros aspectos particulares à cultura do hospital. É necessário estabelecer um padrão de comunicação para demonstrar que o centro valoriza cada empregado e que todos – independentemente de idade, raça ou ocupação – devem ser tratados com respeito.

Deve-se considerar os sistemas que interferem nas relações enfermeiro-médico dentro do hospital e abolir quaisquer barreiras que promovam o conflito entre as disciplinas. Por exemplo, se a política do hospital exigir que a equipe de enfermagem policie os médicos quanto ao seu comprometimento com os registros médicos, laboratório, raios X e outras políticas, os médicos não perceberão os enfermeiros como colaboradores.[30]

É importante identificar os comportamentos inapropriados. Por exemplo, se um médico não responder ao chamado de um enfermeiro, ele pode ser considerado desrespeitoso, criando assim um possível problema de segurança para o paciente. (Claro que o médico pode estar envolvido em uma emergência e simplesmente não responder.) Em contrapartida, se o enfermeiro discordar do plano de atendimento de um médico e chamar outro para alterá-lo, este será um exemplo de desrespeito por parte do enfermeiro e uma alteração na cadeia de comando estabelecida. Após a identificação de um padrão de comportamento inapropriado, deve-se fornecer a orientação necessária para ajudar a equipe a adquirir maior autoconsciência na regulagem de seu comportamento e aperfeiçoar as habilidades de comunicação.[31] As conseqüências do mau comportamento devem ser definidas, e os líderes devem investigá-las até o final, se necessário.

No Northeast Medical Center, em Concord, Carolina do Norte, o enfermeiro-chefe executivo recomenda que os enfermeiros, em resposta à conduta questionável, digam: "Seu comportamento é inapropriado e eu não tolerarei isso". E, em seguida, deixem o local, dêem as costas para a pessoa ou desliguem o telefone. Esse conselho está baseado em um clima de respeito que inclui um comitê de melhoria da qualidade da equipe médica que supervisiona as queixas de comportamento inapropriado e tem o poder de suspender os médicos, revogar seus privilégios hospitalares e denunciá-los ao conselho de licenciamento estadual. Em outro programa para aprimorar as relações médico-enfermeiro, o hospital tem um preceptor clínico, no turno da noite, cuja única responsabilidade é ajudar os enfermeiros a fazerem a transição de novatos para profissionais, auxiliando-os nos assuntos clínicos e assistindo-os nos casos potencialmente difíceis. É utilizado um guia rápido com informações detalhadas que ele deve ter em mãos antes de chamar o médico.[31]

Estratégia *Abordar o abuso verbal e a intimidação.* Os incidentes de abuso verbal dos enfermeiros, tipicamente por médicos, são infelizmente bem-conhecidos e até comuns. Menos conhecido é o impacto desse comportamento perturbador sobre a satisfação e os níveis de retenção do enfermeiro.

Com a crescente consciência desse assunto, mais ações estão sendo feitas para criar locais de trabalho com "tolerância zero". A Hennepin County (Minnesota) Medical Society desenvolveu diretrizes que prometem reduzir, significativamente, os comportamentos abusivos.[32] Cerca de 30 organizações adotaram as diretrizes; e uma, a Kaiser Permanente, no Colorado, afirma que eliminou o abuso em seus 18 consultórios médicos. Os especialistas sugerem o uso de uma abordagem educacional, colaborativa, para elevar o entendimento e a consciência dos códigos de conduta apropriados e reforçar o comportamento esperado com a política dos "três avisos e você está fora".[32]

O Columbia Hospital, de Palm Beach, Flórida, implementou uma estratégia de administração de comportamento que inclui um código de conduta para o pessoal médico. Se um médico estiver envolvido em mais de um incidente, ele não poderá mais trabalhar no hospital. Quando ocorre um evento, o médico deve retirar-se para um local neutro, como o escritório do diretor da equipe médica, e escrever um memorando explicando a situação desencadeante. Esse será revisado dois dias depois para determinar se ainda é considerado necessário enviar a mensagem ao indivíduo responsabilizado pelo médico. A maior parte dos médicos modifica os memorandos para produzir uma comunicação racional que descreva objetivamente o problema e faça sugestões de melhorias.[33]

Estratégia *Melhorar a ergonomia do local de trabalho.* A enfermagem hospitalar é fisicamente exigente, e, com a força de trabalho envelhecendo, muitos enfermeiros mais velhos – o pessoal mais experiente e habilitado – estão realizando tarefas burocráticas ou se aposentando devido a essas exigências. A melhora da ergonomia das unidades de enfermagem também melhora a retenção, garantindo que as carreiras dos enfermeiros não sejam encurtadas pela ocorrência de lesões.

As tarefas que necessitam movimentar o paciente – como levantá-lo, transferi-lo e reposicioná-lo – são reconhecidas como a principal causa dos distúrbios musculoesqueléticos entre a força de trabalho de enfermagem. A principal preocupação são as lesões na coluna e as luxações de ombro, ambas podendo ser gravemente debilitantes. O desempenho contínuo, repetido, dessas atividades ao longo da vida de trabalho resulta no desenvolvimento de distúrbios musculoesqueléticos. Os fatores ambientais também contribuem para o problema. A configuração dos quartos dos pacientes e a disposição dos móveis e do equipamento de tratamento (como os monitores e os ventiladores da unidade de atendimento crítico) podem limitar o espaço necessário para as situações de contato com os pacientes.

Deve-se prevenir a lesão lombar e outras lesões musculoesqueléticas por meio do aumento da educação, do treinamento, do uso do equipamento auxiliar, dos dispositivos de manuseio do paciente e da equipe de levantamento. É importante fornecer aos enfermeiros as informações necessárias para que reconheçam e previnam o risco de lesões na coluna e musculoesqueléticas. A mecânica "apropriada" do corpo, que tem sido amplamente ensinada nas escolas de enfermagem, não é completamente utilizada na prática de enfermagem. É melhor usar os dispositivos de levantamento e os outros equipamentos auxiliares. O potencial para lesão ao paciente, como as quedas e as lacerações na pele, em conseqüência de falha no manuseio, é reduzido com o uso do equipamento e dos dispositivos auxiliares. As melhorias provavelmente também diminuirão os custos do atendimento de saúde, com a redução das lesões dos enfermeiros e das reclamações por compensação.

O Mercy General Health Partners (Muskegon, MI) fez mudanças simples, compatíveis ao orçamento, depois de contratar dois especialistas em ergonomia para acompanharem os enfermeiros durante algumas horas. As recomendações: mover os suprimentos para que os enfermeiros tenham de andar dois passos em vez de 20, deslocar as tomadas elétricas para uma altura intermediária na parede e usar o equipamento de levantamento dos pacientes com mais freqüência. Eles também ensinaram aos

---

Fatos e Números: Lesões na coluna

- Mais de um terço de todo o pessoal de enfermagem é afetado por lesões relacionadas à coluna.
- Doze por cento dos enfermeiros deixam a profissão anualmente em conseqüência de lesões na coluna, e mais de 52% queixam-se de dor lombar crônica.
- Estudos de queixas de compensação dos trabalhadores relacionadas com a coluna revelam que o pessoal de enfermagem tem o maior índice de queixas de qualquer ocupação, inclusive da indústria.
- De acordo com o Bureau of Labor Statistics, a enfermagem está entre as ocupações com maior risco de lesões musculoesqueléticas, com os auxiliares de enfermagem e os atendentes em primeiro lugar (à frente dos motoristas de caminhão e operários) e os enfermeiros no sexto lugar na lista de ocupações em risco para luxações e torções.
- O peso dos pacientes adultos que exige levantamento é, em média, de 76 kg (variando de 40 a 174 kg)

Fonte: American Nurses Association Fact Sheet. http://www.ana.org/handlewithcare/factssheet.htm.

---

enfermeiros melhores hábitos de trabalho, como elevar o leito antes de trocar um curativo e sentar para preencher os prontuários. Em um projeto planejado de uma unidade ortoneurológica, inovações adicionais diminuíram a carga para os enfermeiros. Além das mudanças estruturais, a unidade provavelmente terá novos equipamentos (inclusive um novo equipamento para levantar paciente) e leitos que se transformam em cadeiras reclináveis, auxiliando os pacientes a se levantarem.[15]

Estratégia *Diminuir o riscos do local de trabalho.* Quando as condições de trabalho causam doenças ou lesões na equipe de enfermagem, produzem claros efeitos sobre a retenção dos enfermeiros, porque eles certamente buscarão opções mais "seguras" de carreira. Assim, é preciso proteger os enfermeiros dos perigos do local de trabalho, encontrando, investigando e abordando os riscos para a saúde e para a **segurança**.

O vínculo entre os esforços para a segurança do paciente e do prestador de atendimento de saúde pode trazer benefícios significativos. Os erros induzidos pelo projeto nos sistemas e dispositivos médicos podem resultar em lesões e morte, tanto dos pacientes quanto do profissional.[34] Os esforços para a segurança do profissional de atendimento de saúde podem nutrir-se de um corpo de conhecimento substancial e crescente e de experiências relacionadas com projetos de sistemas mais seguros.

Assim como a cultura da culpa, nas organizações de atendimento de saúde, responsabiliza tradicionalmente os indivíduos pelos erros, os profissionais também são vistos, muitas vezes, como culpados por suas próprias lesões. O enfermeiro que sofre uma lesão incapacitante da coluna pode ser considerado culpado por não praticar as técnicas de levantamento apropriadas ou por não solicitar ajuda, quando diversos aspectos relacionados aos sistemas (p. ex., a indisponibilidade de dispositivos de levantamento ou da assistência de outras pessoas, a impossibilidade de esperar pela ajuda) podem ser fatores importantes.[34]

Os fatores relacionados com o aumento da carga de trabalho e as horas extras – como pressa no ambiente de trabalho, fadiga, aumento das distrações e atenção reduzida aos detalhes – podem estar ligados, ao menos hipoteticamente, à lesão do profissional de atendimento de saúde. O uso exigido de redundâncias e sistemas que não contam com o julgamento humano tem um papel importante na redução da lesão profissional, assim como na redução da lesão ao paciente. O campo de fatores humanos, a disciplina concernente ao projeto dos instrumentos, máquinas e sistemas que levam em conta as capacidades, limitações e características humanas, pode ser outro recurso na identificação dos passos da prevenção.[34]

Praticamente toda a decisão tomada pelos enfermeiros-líderes, do projeto das unidades dos pacientes à seleção dos equipamentos médicos e à programação das horas de trabalho, pode afetar a segurança dos pacientes e profissionais do atendimento de saúde. Portanto, os administradores de enfermagem devem:[34]

- Garantir que exista um vínculo administrativo entre os responsáveis pelo monitoramento da segurança dos pacientes e os que monitoram a segurança dos profissionais de atendimento de saúde; estar alertas para as tendências comuns ou causas dos sistemas
- Considerar o impacto das novas tecnologias médicas e dos sistemas sobre o paciente e o prestador de atendimento de saúde; buscar a participação do usuário final na avaliação e na seleção dos novos dispositivos e produtos médicos
- Favorecer um ambiente que encoraje a comunicação de todos os incidentes e falhas que afetam os pacientes e os prestadores de atendimento de saúde, e avaliar os registros de maneira oportuna quanto aos fatores de risco óbvios e às falhas ocultas nos sistemas
- Usar uma abordagem bilateral no desenvolvimento das políticas e dos sistemas para considerar o impacto tanto sobre a qualidade do atendimento ao paciente quanto sobre os profissionais de atendimento de saúde

Depois das lesões de coluna, o maior risco para a equipe de enfermagem são as picadas de agulhas. O Needlestick Safety and Prevention Act foi transformado em lei em novembro de 2000 e tornou-se efetivo em abril de 2001, exigindo que todos os estabelecimentos de atendimento de saúde usassem sistemas endovenosos sem agulha, sempre que possível. A Figura 3.3, na página 75, mostra uma hierarquia de controles para reduzir o risco no ambiente de trabalho. Deve-se incluir a equipe da linha de frente de enfermagem na avaliação e na seleção, proporcionando treinamento interativo com um especialista sobre o uso dos dispositivos mais seguros, as práticas de trabalho e o equipamento de proteção pessoal.

Usando dispositivos seguros, o hospital não somente protegerá os profissionais, mas também economizará. Embora os dispositivos com agulha seguros custem ligeiramente mais dos que os dispositivos-padrão, a prevenção das picadas de agulhas poupa o hospital dos custos de acompanhamento

> **Figura 3.3**
>
> Redução dos perigos no local de trabalho
>
> *Hierarquia de controles*
>
> Mais eficazes
>
> ↑
>
> - **Eliminação do perigo** – Remover objetos pontiagudos e agulhas e eliminar todas as injeções desnecessárias. As seringas e agulhas podem ser substituídas por injetores de jato. Outros exemplos incluem eliminação dos objetos pontiagudos desnecessários, como clipes de toalhas, e uso de sistemas EV sem agulha.
> - **Controles de engenharia** – Os exemplos incluem as agulhas retráteis, que são embainhadas ou perdem o fio imediatamente após o uso.
> - **Controles administrativos** – Políticas que visam limitar a exposição ao perigo. Os exemplos incluem a alocação de recursos que demonstram compromisso com a segurança do profissional de atendimento de saúde, o comitê de prevenção de picadas de agulha, o plano de controle à exposição, a remoção de todos os dispositivos inseguros e treinamento consistente sobre o uso de dispositivos seguros.
> - **Controle das práticas de trabalho** – Os exemplos incluem não recolocar as tampas, colocar os recipientes com objetos pontiagudos no nível dos olhos e ao alcance do braço, esvaziar os recipientes com objetos pontiagudos antes de estarem cheios e estabelecer os meios para o manuseio e a disposição seguros dos dispositivos pontiagudos antes de iniciar um procedimento.
> - **Equipamentos de proteção pessoal** – Barreiras e filtros entre o profissional e o perigo. Os exemplos incluem óculos, luvas, máscaras e aventais.
>
> Menos eficazes
>
> Aplicar a estrutura da hierarquia de controles para controlar os perigos dos patógenos transmitidos pelo sangue.
>
> Fonte: Reimpressa com permissão de American Nurses Association: American Nurses Association's Needlestick Prevention Guide; © 2002 American Nurses Association, Silver Spring, MD (acessado em 6 de setembro de 2004).

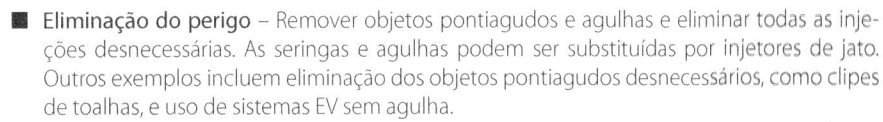

dos testes de exposição de alto risco, do tempo perdido e dos pagamentos por incapacidade. Outros custos das lesões por agulhas e objetos pontiagudos incluem coberturas de pessoal, horas extras e despesas relativas ao recrutamento e ao treinamento da equipe para substituir a pessoa enferma.[35]

Estratégias da tecnologia da informação

Embora a automação e o uso da tecnologia possam não estar diretamente correlacionados com a melhoria do recrutamento e da retenção, a abordagem das necessidades da enfermagem está se tornando parte de uma estratégia abrangente. As tecnologias para a documentação, o telessaúde e o monitoramento remoto ajudam a melhorar a produtividade do enfermeiro e, finalmente, a tornar a enfermagem uma opção de carreira mais atraente. Aumentando a eficiência e aliviando parte da carga de trabalho sobre a equipe de enfermagem, a tecnologia pode liberar a equipe para concentrar-se no atendimento direto.

Em contraste com a maneira que o atendimento de saúde incorpora a nova tecnologia com finalidade diagnóstica e terapêutica, os hospitais estão atrás de outras indústrias na adoção da tecnologia da informação.[36] As novas tecnologias, que permitem que a equipe de enfermagem se concentre nos aspectos de cuidados de sua posição, são essenciais para que os hospitais atraiam, desenvolvam e retenham os empregados. Embora os sistemas eletrônicos e auto-

> **Fatos e Números: Lesões por picadas de agulha**
>
> - Os profissionais de atendimento de saúde sofrem entre 600.000 e 1 milhão de lesões por agulhas convencionais e objetos pontiagudos anualmente. Os enfermeiros que trabalham à cabeceira do leito apresentam a maioria avassaladora dessas exposições.
> - Estima-se que menos de 1.000 profissionais de atendimento de saúde contraiam infecções graves, anualmente, por picadas de agulha e de objetos pontiagudos. Mais de 20 infecções podem ser transmitidas por picadas de agulha, incluindo hepatite B, hepatite C, HIV, tuberculose, sífilis, malária e herpes.
> - Mais de 80% das lesões por picadas de agulha poderiam ser evitadas com o uso de dispositivos com agulhas mais seguros.
> - Em conjunto com a educação do profissional e os controles da prática de trabalho, os dispositivos com agulha mais seguros podem reduzir as lesões em mais de 90%.
> - O custo do acompanhamento para uma exposição de alto risco é de quase 3 mil dólares por lesão, mesmo não ocorrendo infecção.
> - Um caso de infecção grave por patógenos transmitidos pelo sangue pode rapidamente elevar para 1 milhão ou mais as despesas com o acompanhamento dos testes, o tempo perdido e os pagamentos por incapacidade.
> - Os dispositivos com agulhas seguros custam apenas 28 centavos mais do que os dispositivos padrão.
>
> Fonte: American Nurses Association Fact Sheet. http://www.ana.org/readroom/fsneedle.htm.

irão trabalhar em determinada área de cuidado ao paciente. Por exemplo, não investir em monitores em todas as cabeceiras se os clínicos não ficarem à vontade para preencher registros na presença dos pacientes.

Ao mesmo tempo, no entanto, todos os clínicos *devem* aceitar as mudanças nos processos, algumas vezes, para melhorar sua eficácia e seu nível de cuidado. Os programas de educação continuada devem ocorrer para auxiliar a equipe de enfermagem a assimilar novas tecnologias e sistemas de informação. As estratégias para a implementação bem-sucedida de novas tecnologias aparecem na Tabela 3.10, na página 77.

Ao tomar as decisões tecnológicas, é necessário contrapor os benefícios esperados às considerações financeiras. Os sistemas extensos que apóiam processos clínicos complexos são igualmente dispendiosos. Ainda assim, não fazer nada pode custar mais, porque a tecnologia pode atrair enfermeiros para a profissão e melhorar o ambiente de trabalho para aqueles atualmente empregados. As seções seguintes descrevem os novos instrumentos tecnológicos e como eles podem favorecer o fluxo de trabalho e ajudar a reter os enfermeiros qualificados.

Melhorar e facilitar a administração e o atendimento. As soluções de tecnologia têm a capacidade de melhorar o local de trabalho para o enfermeiro nas áreas de comunicação, apoio à decisão clínica, administração de medicamentos, documentação clínica e acesso à informação.[37] Elas também podem poupar tempo da equipe de enfermagem, o que reforça a satisfação, tanto da equipe como dos pacientes, liberando mais tempo de interação entre eles.

Estratégia *Melhorar a comunicação.* A comunicação e os sistemas de chamada podem ter um grande impacto na economia de tempo, assim como evitar atrasos e dificuldades na comunicação que poderiam influenciar negativamente o atendimento ao paciente. A comunicação pode ser facilitada com inúmeras ferramentas, incluindo telefones celulares, sistemas de educação ao paciente, mensagens automatizadas e o correio eletrônico.[37]

matizados possam mudar a natureza de algumas tarefas, eles não substituirão o atendimento manual.

Nenhum dispositivo pode satisfazer as necessidades de todos os usuários. As aplicações clínicas podem ser usadas nos monitores de cabeceira, nos monitores de parede, nos *laptops* em carros e nos equipamentos manuais.[37] Ao considerarem as novas tecnologias, os líderes devem levar em conta como

Tabela 3.10
Estratégias para a implementação de novas tecnologias

Estratégia

- Otimizar os processos clínicos ao automatizá-los; os aspectos do fluxo do trabalho apenas serão incrementados no ambiente eletrônico
- Apoiar a equipe com treinamento e educação
- Envolver toda a equipe no processo de tomada de decisão
- Observar as conseqüências não-intencionais; suspender a implementação até que os problemas sejam resolvidos
- Ter a tecnologia certa para proporcionar uma infra-estrutura sustentadora ensejando confiabilidade e tempo de resposta curto
- Fazer um teste-piloto
- Manter o sistema e a implementação tão simples quanto possível

Fonte: Case J., Mowry M., Welebob E.: *The Nursing Shortage: Can Technology Help?* Oakland, CA: California Healthcare Foundation, 2002, pp. 23-25. http://www.chcf.org/documents/hospitals/NursingShortageTechnology.pdf (acessado em 7 de setembro de 2004).

O Shands Hospital na University of Florida, em Gainsville, instalou um sistema de telefone sem fio e um sistema de rastreamento infravermelho para sua equipe de enfermagem. As chamadas agora vão diretamente para o enfermeiro, permitindo-lhe liberdade de movimentos enquanto aguarda pelo retorno de um telefonema do médico. Os telefones também possuem os números mais utilizados, como o da farmácia, programados na unidade. O sistema de rastreamento infravermelho, conectado a um crachá usado pelo enfermeiro, desliga automaticamente o sistema de chamada quando o enfermeiro responde ao sinal de luz do paciente. Essa característica permite que eles continuem em movimento.[15]

Ao contrário do material impresso, os instrumentos eletrônicos de educação do paciente podem ser facilmente modificados para preencher as necessidades de pacientes e clínicos. O sistema pode rastrear que materiais foram dados quando e por quem, assim como as atividades de compreensão do acompanhamento. As mensagens automatizadas – que podem ser características da documentação clínica, do ingresso de prescrições ou dos sistemas eletrônicos de registros médicos – enviam informação necessária para coordenar os serviços de atendimento, sem intervenção humana extensiva. Poupa a equipe de enfermagem de acompanhar os encaminhamentos e também garante que os encaminhamentos apropriados sejam gerados.[37]

O uso de robôs para transportar medicamentos e suprimentos pelos hospitais tem aumentado. O New York Presbyterian Hospital's Columbia Presbyterian Center, em Manhattan, até mesmo introduziu um robô de braço único para instrumentalizar os cirurgiões durante o procedimento. Isso libera os enfermeiros para a prestação do cuidado pós-operatório.[28]

Estratégia *Sustentar o apoio à decisão clínica.* A funcionalidade do apoio à decisão clínica baseada em computador (CDS) pode proporcionar acesso à informação, gerar alertas, aumentar o acesso e o comprometimento com os padrões e possibilitar maior colaboração.[37] Um sistema não precisa ser complicado para proporcionar apoio. Fornecer aos enfermeiros acesso eletrônico à enfermagem clínica, ao conhecimento do atendimento de saúde e aos resultados da pesquisa, inclusive o acesso à internet, pode diminuir consideravelmente o tempo gasto longe do atendimento aos pacientes.

A documentação de enfermagem automatizada tem a capacidade de apresentar informações que auxiliem a equipe de enfermagem a aderir aos padrões e às políticas, exigindo que determinados campos sejam preenchidos, como, por exemplo, as investigações do paciente, o uso de contenção e a investigação da dor.

Estratégia *Melhorar a administração de medicamentos.* Uma série de sistemas e tecnologias pode ser usada para apoiar o processo de administração de medicamentos na ocasião do atendimento. Quando bem-sucedidos, esses sistemas desempenham verificações de segurança em tempo real com base nos dados do paciente.[37] A implantação das prescrições computadorizadas de prescrição, função avançada de CDS, destinam-se a melhorar a eficácia e a reduzir erros de medicação e outros no ambiente clínico. Elas melhoram a administração de medicamentos na fase de ordenamento, mas também contêm redes de segurança para enfermeiros, que geram alertas para prescrições "IMEDIATAS", que não vinculam o médico com o paciente, ou quando o enfermeiro tenta administrar uma dose cedo demais. Também proporcionam informação clara, legível, para a equipe de enfermagem. Os erros de administração podem ser diminuídos com os sistemas de dispensação automatizados, as bombas EV "inteligentes" que verificam as prescrições comparando-as com os dados dos fármacos e os sistemas de administração de medicação como a tecnologia do código de barras.[37]

Estratégia *Documentação clínica aerodinâmica.* A documentação e a burocracia exigem uma quantidade significativa de tempo da equipe de enfermagem. Idealmente, esta seria capaz de registrar as ações, as intervenções e as informações do paciente em tempo real à medida que presta o atendimento, tornando a documentação um subproduto, não um passo adicional no atendimento ao paciente.[37] Os processos consumidores de tempo, como as exigências de registros, a documentação, a burocracia para as admissões, as altas e as transferências dos pacientes, aumentam a carga de trabalho e tomam tempo de atendimento ao paciente. Não é raro que o enfermeiro permaneça uma hora após o término de seu turno atualizando a burocracia.

Os sistemas de documentação de enfermagem automatizados podem dinamizar a documentação e melhorar a qualidade da informação coletada. Outros benefícios incluem o uso mais rápido e eficaz de encaminhamentos de saúde aliados; o favorecimento da documentação de educação do paciente; a eliminação da entrada de dados redundantes; e o atendimento mais seguro, eficaz, ao paciente devido à documentação precisa e atualizada sobre medicamentos e alergias, história de anestesia e história clínica anterior.[37]

Os registros *online* permitem que a equipe de enfermagem complete as investigações e gere prontuários individualizados para os pacientes. Muitos sistemas *online* também apóiam o monitoramento constante do paciente, "falando" com os monitores,

---

Fatos e Números: Acesso *online* aos recursos de pesquisa

- Trinta e cinco por cento dos enfermeiros participantes em um grande estudo na internet declararam um vínculo direto entre o uso da informação clínica *online* e a melhoria no atendimento ao paciente.
- Oitenta e cinco por cento dos pesquisados consideravam que a informação clínica *online* tinha o potencial para melhorar o atendimento ao paciente.
- Cinqüenta e quatro por cento disseram que o uso da informação clínica *online* era uma parte legítima de seu papel clínico, sendo que isso aumentou para 82% na equipe de enfermagem sênior.
- As razões mais comuns para o uso da internet eram suprir falhas no conhecimento, na educação pessoal e na pesquisa.

Fonte: Gosling A.S., Westbrook J.I., Spencer R.: Nurse's use of online clinical evidence. *J Adv Nurs* 47 (2): 201-11, 2004.

ventiladores e outros sistemas, como o laboratório, e captando automaticamente os dados. Um sistema com base intuitiva permitirá que a equipe de enfermagem se movimente e mantenha uma documentação qualificada.

O estudo de caso na página 80 proporciona um olhar sobre os benefícios obtidos por um hospital VA com a implementação de uma tecnologia computadorizada de informação dos pacientes.

Estratégia *Aumentar o acesso à informação.* Os sistemas de registro que carecem de documentação interdisciplinar ou de capacidade de visão integrada exigem que os enfermeiros passem muito tempo solicitando prontuários, chamando outros clínicos, procurando papéis ou navegando por telas *online*.[37] A documentação interdisciplinar permite que a equipe de enfermagem obtenha a informação necessária, quando preciso, nos monitores à cabeceira do paciente ou nos assistentes de dados pessoais. Ela também pode traçar e verificar a tendência dos dados, como os valores laboratoriais, que ajuda a investigar o significado desses dados. Isso também dá à equipe de enfermagem a capacidade de encontrar informações em resposta às indagações dos médicos, pacientes e membros da família. Para que a informação seja útil, os líderes devem assegurar que ela seja apresentada de maneira prática.

O registro médico eletrônico, discutido durante mais de uma década, apenas agora está começando a se tornar uma realidade em muitos hospitais. É importante integrar esses sistemas em todos ou na maior parte dos departamentos clínicos.

Um periódico *online* divulgou que o HHS está desenvolvendo um modelo padronizado de registro eletrônico de saúde, que deverá ajudar na transição para um ambiente "sem o uso de papel".[36]

O modelo incorporará termos para mais de 340.000 conceitos médicos do sistema padronizado de terminologia clínica do College of American Pathologists, conhecido como SNOMED (Systematized Nomeclature of Medicine). A capacidade de ligar informações relacionadas de origens muito difrentes (como uma diretriz relevante de prática clínica) aumenta o valor do registro médico eletrônico.

Fatos e Números: Diminuição do tempo de documentação

- Cada hora de atendimento ao paciente pode gerar outros 30 a 60 minutos de burocracia para os enfermeiros.*
- Um hospital do Noroeste descobriu que o tempo despendido com a documentação geral de enfermagem (excluindo a administração da medicação) foi reduzido de 24,6 para 18,4% com a documentação automatizada.†
- Um hospital descobriu que os enfermeiros gastavam três minutos menos na investigação de admissão de enfermagem e cinco minutos menos na documentação de um turno para o outro. Isso reduzia o tempo extra de enfermagem em 1 a 1,5 hora por turno.†

*The Feldman Group, Inc: *The Shortage of Care*. SEIU Nurse Alliance, Jan 2001.
†Case J., Mowry M., Welebob E.: *The Nursing Shortage: Can Technology Help?* Oakland, CA: California Healthcare Foundation, 2002. http://www.chcf.org/documents/hospitals/NursingShortageTechnology.pdf (acessado em 7 de setembro de 2004)

O intercâmbio de dados eletrônicos (IDE) também pode eliminar os problemas associados ao manuseio de papéis. As provisões da Administrative Simplification, sob o subtítulo F do Título II da Healthcare Insurance Portability and Accountability Act de 1996, Pub. L. 104-191 (HIPAA), pretendem reduzir os custos e os encargos administrativos do atendimento de saúde, tornando possível a transmissão padronizada, eletrônica, de muitas transações administrativas e financeiras que, hoje em dia, são realizadas manualmente, em papel. Além da eficiência administrativa e financeira, o ganho de segurança mais importante seria a ação dos prestadores ao inserirem suas próprias prescrições.

O VA é um líder na provisão de um registro eletrônico de saúde integrado, que inclui uma estrutura para o uso de medidas de desempenho visando a melhoria da qualidade. Tendo implementado o ingresso de prescrições, o sistema eletrônico VistA permite que a equipe meça rapidamente o comprometimento por meio do sistema VA. VistA proporciona um

Estudo de caso

VA Long Beach Healthcare System: economia de tempo com um sistema de informação computadorizado

Em junho de 2000, o Veterans Affairs Long Beach Healthcare System, em Long Beach, Califórnia, tornou-se um dos poucos a adotar tecnologia computadorizada de informação do paciente para a UTI. À medida que a implementação do sistema de informação de terceira geração estava ocorrendo, dois colegas do VA conduziram uma pesquisa sob uma dotação da Agency for Healthcare Research and Quality para determinar se a porcentagem de tempo que os enfermeiros passavam na documentação diminuía e para verificar como esse tempo seria gasto de outro modo. Eles consideravam que uma pesquisa anterior, conduzida em uma geração anterior de sistemas de informação de UTI, tinha produzido resultados irregulares (ver o quadro).

Os resultados: os enfermeiros da UTI, na instituição de Long Beach, economizavam quase uma hora de tempo de documentação, em cada turno de oito horas, com o novo sistema de administração da informação à cabeceira. Isso se traduzia em:

- Menos interrupções causadas pela necessidade de registrar dados; portanto, mais concentração na tarefa à mão e menos risco de erro
- Mais do que o dobro da quantidade de tempo dedicado à avaliação do paciente
- Aumento geral de quase 10% nas atividades de cuidado direto ao paciente – de aproximadamente 31 por turno (2+ horas) para quase 40% (3+ horas)
- Eficácia favorecida para lidar com variação na taxa de ocupação na UTI e um ajuste temporário da proporção da equipe típica da UTI: de um enfermeiro para cada dois pacientes para um enfermeiro para cada 2,2 pacientes

Os pesquisadores observaram o tempo gasto por 10 dos 16 enfermeiros que trabalhavam em tempo integral na UTI de 10 leitos após seis meses de familiarização com o novo sistema. Eles registraram os minutos relacionados a 70 tarefas em cinco categorias:

1. Atendimento direto, incluindo a avaliação e a enfermagem à cabeceira
2. Atendimento indireto, incluindo qualquer ação realizada em benefício do paciente longe da cabeceira que não pertença a outra categoria
3. Documentação, incluindo a inserção de dados à mão ou no computador e leitura de monitores
4. Administrativa, incluindo verificação das prescrições, preenchimento de formulários, transporte de amostras laboratoriais e telefonemas sobre o paciente
5. Manutenção, incluindo arrumação do quarto e busca de suprimentos

As atividades de atendimento indireto, administrativas e de manutenção consumiam aproximadamente um terço do tempo dos enfermeiros, antes e após a computação, e em proporções relativamente imutáveis. O que diminuiu de forma considerável foi o tempo gasto utilizando a caneta ou digitando. O que aumentou concomitantemente foi o que mais contribui para o bem-estar do paciente e a satisfação do enfermeiro: o atendimento à cabeceira do leito (ver Tabela 3.11, página 81).

Para cada hora equivalente de atendimento antes da computação, os enfermeiros tinham de parar em média oito vezes parar inserir dados – tipicamente um tarefa de três minutos – gastando cerca de 24 minutos no

(continua)

Três gerações de sistemas de informação de unidades de atendimento intensivo

Primeira geração: Minicomputadores com terminais à cabeceira do leito coletam dados, automaticamente, dos monitores fisiológicos.

Segunda geração: Adiciona interfaces gráficas do usuário e apresentações de fluxogramas aos sistemas da primeira geração.

Terceira geração: Terminais à cabeceira do leito e um provedor central funcionam em Windows NT; uma base de dados relacional estoca e manipula os dados; as apresentações gráficas e as interfaces são amigáveis ao usuário.

Estudo de caso: VA Long Beach Healthcare system: Economia de tempo comum sistema de informação computadorizado (continuação)

total. Essas interrupções diminuíram para menos de três por hora quando o sistema de registro eletrônico foi adotado e, juntas, somavam em torno de 15 minutos. A instalação do sistema permitiu que os 10 enfermeiros observados no estudo atendessem 19 pacientes, um a mais do que havia sido designado previamente.

A crescente complexidade do atendimento ao paciente da UTI, as exigências rigorosas de documentação para itens como a educação do paciente, o uso de contenção e a investigação da dor tornam muito vantajoso o uso de um sistema de informação na UTI. Nos hospitais com escassez de enfermeiros de atendimento crítico, um sistema de informação de UTI pode aliviar o efeito do inesperado e das altas proporções não planejadas de pacientes.

O estudo não justifica a diminuição na quantidade do pessoal – o enfermeiro é necessário para fazer funcionar a rede. Apesar disso, os sistemas de informação de UTI aperfeiçoados podem trazer outros benefícios de custo-efetividade durante um período mais longo do que o examinado no estudo. Por exemplo, mais tempo para o atendimento ao paciente resulta em menos complicações, maior legibilidade no registro médico, pontualidade e precisão, podendo resultar em eficácia para as demais equipes do serviço de saúde, como os outros profissionais da clínica e do departamento de registros médicos. Esses benefícios também podem reduzir a instabilidade médico-legal, melhorar o atendimento subseqüente ao paciente, favorecer a tomada de decisão clínica, possibilitar estudos para a melhoria do desempenho e promover a retenção do pessoal clínico satisfeito.

Fonte: Adaptado de Weber D.: Computerized information system helps ICU nurses spend more time tending patients. *Patient Care Staffing Report* 4 (2): 6-7, 2004.

Tabela 3.11
Distribuição do tempo gasto pelos enfermeiros da UTI

Atividade de enfermagem	Sistema de informação da UTI antes da instalação	Após a instalação
Atendimento direto	31,3%	40,1%
Atendimento indireto	15,3%	15,4%
Documentação	35,1%	24,2%
Administrativa	13,2%	14,7%
Manutenção	5,2%	5,7%

Fonte: Adaptada de Wong D.H. et al.: Changes in intensive care unit nurse task activity after installation of a third generation intensive care unit information system. *Crit Care Med* 31 (10): 2.488-94, 2003.

sistema clínico, financeiro e administrativo para todo o VA. Um levantamento de 2004, conduzido pelo American College of Physician Executives, descobriu que, embora muitos executivos médicos e médicos "abominem" os sistemas de informação clínica, os profissionais do VA proporcionavam um "notável testemunho contrário a esta negatividade".[38] O CPRS, componente do registro médico, contém todos os componentes do registro médico. Ele inclui, mas não se limita a laboratório, resultados de testes, imagens médicas, apoio à decisão, administração de medicação com código de barras, anotações de progresso e marcações de consulta. O CPRS permite que os profissionais do VA acessem o registro do paciente a partir de qualquer local no sistema de saúde, no momento do atendimento.[39]

Estratégia *Diminuir o tempo gasto nos processos administrativos.* As tecnologias podem impactar o tempo que os enfermeiros-líderes gastam com os processos administrativos, assim como agradar aos enfermeiros jovens, orientados para a tecnologia.

Mesmo pequenas melhoras nos horários, por exemplo, podem provocar um grande impacto. Deixar os enfermeiros criarem seus próprios horários, ajustados aos seus estilos de vida, proporciona um sentido de autonomia. As tecnologias de elaboração de horário podem simplificar a busca da combinação de competências, níveis de habilidades e cobertura adequada, assim como controlar horários e freqüência. Muitos programas permitem que a equipe de enfermagem acesse o programa na internet e lembre suas preferências.

O St. Peter's Hospital, em Albany, Nova York, divulga vagas de enfermagem para os turnos, na rede, e permite que os enfermeiros concorram aos turnos, realizando uma entrada protegida por senha, apresentando respostas como: "muito provável", "provável" e "pouco provável". O processo dá aos enfermeiros mais opções e mais controle sobre seus horários. Aqueles que desejam trabalhar em turnos extras sabem, antecipadamente, o que está disponível e obtém retorno rápido dos administradores, que são comunicados quando uma oferta é registrada. Os custos de desenvolvimento foram baixos graças à influência dos recursos humanos existentes e da equipe de tecnologia.[15] Depois que o Spartanburg Regional Healthcare System, na Carolina do Sul, começou um leilão *online* similar dos turnos extras, o hospital diminuiu sua dependência dos enfermeiros agenciados de 54 para 4.[28]

Outra estratégia inicia com o processo de contratação: trabalhar com os recursos humanos para assegurar que a pessoa certa seja contratada para o trabalho certo e que a pessoa seja adequada para a organização.[1] A contratação apropriada da equipe é crucial para o sucesso do hospital. Os formandos das escolas de enfermagem de hoje foram criados com a tecnologia e esperam os benefícios da tecnologia da informação em seu local de trabalho – e isso inicia com os formulários de emprego *online*. Muitos hospitais estão abandonando o uso dos métodos tradicionais, como os anúncios classificados nos jornais, e selecionando os candidatos eletronicamente.

Os hospitais estão agora utilizando a tecnologia para atingir vários objetivos de recursos humanos, como:

- Atrair pessoas certas suficientes
- Fazer isso no menor tempo possível
- Fazer isso com o menor custo possível

Constatar as habilidades dos candidatos ao emprego em um formato que faça sentido para os recrutadores e administradores dinamiza o processo de contratação. Os candidatos poderão preencher formulários *online*, por telefone ou no departamento pessoal. As tecnologias de recrutamento permitem que as empresas ofereçam questões fundamentadas na competência e na habilidade, priorizem os candidatos ao emprego com base nas exigências da posição e respondam com rapidez às solicitações de emprego, geralmente em 24 horas. Além disso, para facilitar o processo de solicitação de emprego, os sistemas eletrônicos economizam o tempo de manutenção e revisão manual dos currículos pelos recrutadores – obtendo candidatos antes da concorrência.

Estratégias da educação

Estratégia O apoio educacional pode atrair os novos enfermeiros e reter a equipe de enfermagem atual. Essencial para a qualidade do atendimento ao paciente e a satisfação no emprego, a educação é considerada fundamental, tanto por enfermeiros como para médicos, para a prática autônoma da enfermagem, a evidência de competência clínica e os relacionamentos interdisciplinares positivos. O hospital pode apoiar a educação disponibilizando-a à equipe de enfermagem, proporcionando assistência financeira, encorajando a equipe a valorizá-la e oferecendo recompensas organizacionais para a educação continuada.[40]

Com a crescente complexidade dos ambientes hospitalares, é essencial proporcionar experiências clínicas que auxiliem os estudantes e os formandos a fazer a transição para o ambiente de trabalho com expectativas mais realistas e com preparo máximo. A orientação de toda a equipe recentemente contratada faz com que ela se sinta à vontade com o novo emprego e comece a agir rapidamente. A equipe de enfermagem bem orientada comete menos erros e presta atendimento mais qualificado. Antes de orientar a nova equipe para seus cargos, os enfermeiros-líderes devem resumir o tipo de orientação exigido pelo trabalho. Existem com freqüência três fases de orientação: organização geral, departamental e específica ao trabalho. Os tópicos cobertos em cada fase devem ser resumidos no plano ou na política geral de investigação de competência do hospital.

A educação continuada para a equipe de enfermagem do hospital é essencial para que ela se mantenha atualizada com as mudanças nos cuidados ou na tecnologia, para proporcionar mais oportunidades para o crescimento profissional e para a expansão das habilidades e competências do trabalho. O investimento em educação retorna na qualidade do atendimento proporcionado aos pacientes. Por isso, é preciso ser criativo no apoio à educação continuada. Esse apoio pode ser tão simples quanto propiciar uma folga paga para o "desenvolvimento pessoal", disponibilizar vídeos educacionais na biblioteca do hospital ou oferecer assistência na matrícula.

Proporcionar oportunidades ao longo da carreira de enfermagem com treinamento para outras especialidades e desenvolvimento de enfermeiros-líderes também é fundamental. A equipe de treinamento cria um grupo flutuante interno que pode ser usado durante os períodos de pico de movimento e de alto índice de vagas. O treinamento individualizado deve suprir as necessidades de aprendizado de cada membro da equipe e sua duração varia de acordo com o nível de conhecimento, experiência e habilidade de cada indivíduo.

A educação de enfermagem continuada parte das bases educacionais e experimentais do enfermeiro profissional para favorecer a prática, a educação, a administração, a pesquisa ou a teoria do desenvolvimento, a fim de melhorar a saúde do público. A Figura 3.4, na página 84, ilustra como o Vanderbilt University Medical Center, em Nashville, Tennessee, define suas exigências de orientação e treinamento permanente e as responsabilidades por categoria de emprego.

No Baptist Medical Center, um pequeno hospital rural em Heber Springs, Arkansas, todos os membros da equipe de enfermagem têm um departamento principal, mas são multifuncionais e treinados em outras áreas. Por exemplo, os enfermeiros médico-cirúrgicos são treinados para auxiliar na emergência, na unidade de atendimento pós-anestésico e no centro de cirurgia-dia. Todos os enfermeiros do Baptist, exceto os dos serviços cirúrgicos, são treinados para a emergência e a unidade dos pacientes.[41]

Os indivíduos na liderança de enfermagem e nos cargos administrativos necessitam de educação apropriada e credenciais alinhadas com seu papel e responsabilidades. Deve-se proporcionar marcos fundamentais a serem trilhados, ajudando os novos enfermeiros a passarem de novatos a líderes: educação, prática, envolvimento profissional, tutoramento e oportunidades para trabalhar em rede. É importante abastecer o centro de recursos com materiais úteis para o desenvolvimento do enfermeiro profissional, como o livro clássico de Patrícia Benner: *From Novice to Expert: Excellence and Power in Clinical Nursing Practice*, que descreve cinco estágios da aquisição da habilidade, a natureza do julgamento clínico e do aprendizado experimental e os sete principais domínios da prática de enfermagem.[42] A orientação do administrador e

Figura 3.4
Resumo das exigências gerais de orientação e treinamento

Exigência	Quando completada	Responsabilidade	RN	LPN	CP PCT ORT	SA	AA/MR	Reab/RT/Rad Tech/SW
Orientação VUMC	Recomendada: primeiro dia de trabalho	TLC	X	X	X	X	X	X
Orientação central para os serviços de atendimento ao paciente (o treinamento inicial ocorre na orientação central; e o retreinamento, como especificado)								
Direito de Saber	Varia	Inicial = TLC Atualizações = com base na unidade como necessário	X	X	X	X	X	X
Segurança de Incêndio	Anual	TLC	X	X	X	X	X	X
OSHA/Patógenos Transmitidos pelo Sangue	Anual	TLC	X	X	X	X	X	X
Controle de Infecção	Anual	TLC	X	X	X	X	X	X
Ressuscitação Cardiopulmonar	Bienal	TLC	X	X	X	X		X
Orientação específica ao papel								
Orientação e Competência Específica ao Papel	Inicial	TLC	X	X	X	X	X	Com base na unidade
Habilidades no Cuidado ao Paciente Crítico e Competências Exigidas para a Área	Anual Preceptor	Administrador	X	X	X	X	Com base na unidade	X
Sistema de Documentação Aplicável à Área	Inicial	Administrador Preceptor	X	X	X	N/A	X	X

O departamento de recursos humanos, no Vanderbilt University Medical Center (VUMC), proporciona essa matriz para que os administradores garantam que a orientação e o treinamento sejam proporcionados à equipe no período de tempo exigido. Uma Política de Orientação, Competência e Desenvolvimento de Desempenho adjunta define as exigências relevantes. As diretrizes são aplicáveis a todos os serviços de atendimento ao paciente, licenciados ou não. RN = *registered nurses*: enfermeiros registrados; LPN = *licensed practical nurse*: enfermeiro prático licenciado; CP = *care partner:* parceiro no atendimento; PCT = *patient care technician:* técnico de atendimento ao paciente; ORT = *operation room technician:* técnico da sala de operação; SA = *service associate:* associado ao serviço; AA = *administrative assistant:* assistente administrativo; MR = *medical receptionist:* recepcionista médico; Rehab = *rehabilitation therapist:* fisioterapeuta em reabilitação; RT= *respiratory therapist:* fisioterapeuta respiratório; Rad Tech= *radiology technician:* técnico em radiologia; SW= *social worker:* assistente social; TLC = The Learning Center; OSHA = Occupational Safety & Health Association.

Fonte: Joint Commission Resources: A three-phase approach to staff orientation. *Jt Comm:The Source* 1(8): 7, 10, 2003. © 2004 Vanderbilt University Medical Center. Reimpressa com permissão.

os programas de educação devem ser desenvolvidos e mantidos. Os enfermeiros-líderes quase sempre têm necessidade de desenvolvimento profissional nas áreas de sistemas e de administração financeira e nas habilidades técnicas de mineração e análise de dados.[43]

Por isso, é preciso proporcionar oportunidades para a promoção e duração da educação, para a especialização clínica e para as contribuições profissionais. Os enfermeiros que preferem permanecer à cabeceira do leito, no atendimento direto ao paciente, algumas vezes aceitam promoções para a administração apenas por pagamento maior. Assim, deve-se proporcionar uma escala clínica para a evolução para os enfermeiros que optam por permanecer à cabeceira do paciente, bem como encorajar, promover e reconhecer a certificação de especialidade e as credenciais avançadas. É preciso, além disso, comprometer recursos para o desenvolvimento profissional permanente da equipe de enfermagem, como a matrícula, a educação continuada e a certificação.

No Middlesex Hospital, em Connecticut, o Professional Tier Advancement Program permite que os enfermeiros acumulem pontos nas categorias de desempenho profissional. A compensação aumenta por ordem.[44] O Mercy Medical Center, em Dubuque, Iowa, desenvolveu um modelo de carreira em que os enfermeiros podem passar por cinco estágios de especialização, com aumentos de salários compatíveis, sem trocar o atendimento ao paciente pela administração. No início, todos os enfermeiros que estiveram no centro médico por pelo menos dois anos foram alocados no meio dos cinco estágios, e os enfermeiros novos recebem a classificação de "novatos". Para serem promovidos, os enfermeiros devem redigir narrativas descrevendo seu atendimento aos pacientes, mostrando que atingiram o estágio seguinte nas áreas de conhecimento clínico, atendimento e colaboração, apresentando-as em um painel a seus pares.[15]

O estudo de caso apresentado na página 86 descreve os esforços de retenção no North Arundel Hospital, incluindo seu apoio às iniciativas educacionais. O Capítulo 6, "Melhorando a competência do enfermeiro por meio da educação", descreve em maiores detalhes os assuntos e as estratégias relacionados com a educação, o treinamento administrativo e os avanços na carreira.

Estudo de caso

North Arundel Hospital: criação de um ambiente retentor de enfermagem em um hospital

No North Arundel Hospital (Glen Burnie, MD), as lideranças reconhecem e respeitam a conexão entre o pessoal de enfermagem e o atendimento seguro e eficaz. O hospital comunitário de 236 leitos está localizado entre Baltimore e Annapolis. Depois de reduzir erroneamente a equipe de enfermagem, em meados dos anos 1990, o North Arundel implementou medidas positivas para atrair e reter pessoal de enfermagem qualificado.

Embora algumas vagas ainda existam, o índice geral de vagas (que era de 4% em 2002 e de 1% em 2003) em uma equipe de aproximadamente 520 enfermeiros permaneceu significativamente abaixo do índice de Maryland (quase 13%) e da média nacional. Além disso, o índice de rotatividade dos enfermeiros é menos da metade da média estadual, com emprego extremamente baixo de enfermeiros agenciados.

Consistente com a filosofia de aprendizado permanente, os enfermeiros-líderes consideram a educação continuada parte de seu compromisso de fornecimento dos recursos necessários aos enfermeiros para que prestem atendimento de alta qualidade aos pacientes. O North Arundel oferece benefícios generosos para a educação continuada, não apenas para os programas acadêmicos formais, mas também para classes e conferências que favorecem o conhecimento particular e os conjuntos de habilidades. Uma parceria recentemente formada com o College of Notre Dame of Maryland oferece um programa acelerado de bacharelado.

Um programa de internato de 8 a 14 semanas introduz os novos graduados aos papéis e às responsabilidades da enfermagem. A meta do programa é garantir uma transição gradual do estudante para seu novo papel de enfermagem, sob a orientação de um enfermeiro clínico educador. O internato proporciona a oportunidade de atingir competência nas habilidades psicomotoras, tornar-se adepto à integração do raciocínio crítico e aumentar a capacidade técnica.

As lideranças acreditam que, a longo prazo, o equilíbrio entre o trabalho, o repouso e o relaxamento possibilita que os indivíduos sejam melhores profissionais de enfermagem. A verdadeira hora extra obrigatória é praticamente inexistente. Todas as unidades de enfermagem usam alguma forma de autoprogramação de horários, resultando na máxima flexibilidade para os membros individuais da equipe. A rotação de turnos é mínima, consistente com os achados da pesquisa que mostram repetidamente as conseqüências adversas das mudanças freqüentes de turno para a saúde e para o desempenho. O hospital proporciona várias opções de grupos de enfermagem flutuante, dependendo do grau de comprometimento com o North Arundel Hospital e a amplitude da competência clínica. Os enfermeiros que demonstram um alto grau de flexibilidade nas atribuições clínicas podem candidatar-se a posições no Just Excellent Timing (JET), que proporcionam índices competitivos com as agências.

O North Arundel Hospital mantém salários competitivos no mercado embora não liderem a lista. As diferenças substanciais de pagamento referem-se às horas noturnas e aos fins de semana. Filosoficamente contrários à subscrição de bônus, que tende a criar problemas internos de eqüidade de pagamento os enfermeiros-líderes valorizam os enfermeiros que já possuem um registro comprovado no hospital por meio do programa de retenção de bônus. Todo enfermeiro é candidato para a obtenção de um bônus por trabalhar durante todo um período de seis meses com base no número de horas e de turnos trabalhados. Além disso, oferecem incentivos de pagamento, tanto para os enfermeiros bacharéis como para os com certificação nacional de especialidade. Uma ampla gama de benefícios inclui um plano de anuidade generoso com isenção de taxas, que é combinado de acordo com a estabilidade no hospital.

Os administradores hospitalares acreditam que a maior contribuição para a retenção seja a preocupação genuína com os empregados e uma atmosfera sem autoritarismo. Programando seus próprios horários de trabalho, os enfermeiros são capazes de equilibrar o trabalho e a família. Os enfermeiros administradores trabalham com a equipe de enfermagem para abordar os assuntos escolares e de atendimento infantil.

Fonte: North Arundel Hospital, http://www.northarundel.org/careers/for_nurses.html (acessado em 5 de setembro de 2004).

REFERÊNCIAS

1. Cox T.A.: Meeting the nursing shortage head on: A roundtable discussion. *Healthc Financ Manage* 57 (3): 52-58, 60, 2003.
2. Associated Press: Is there a male nurse in the house? CBS.com: Philadelphia, Sep. 6, 2002. http://www.cbsnews.com/stories/2002/09/06/health/main521057.shtml (acessado em 4 de setembro de 2004).
3. Donley R. et al.: What does the nurse reinvestment act mean to you? *Online Journal of Issues in Nursing* 8(1): Manuscript 5, Dec. 12, 2002; Updated Feb. 28, 2003. http://www.nursingworld.org/ojin/topicl4/tpcl4_5.htm (acessado em 3 de setembro de 2004).
4. Ollier C.: As global nurse migration accelerates, WHO study warns of unintended consequences. *Patient Care Staffing Report* 4 (2): 4-5, 2004.
5. Stringer H.: Foreign investments. *Nurseweek.com* Jun. 6, 2002. NurseWeek Publishing. http://www.nurseweek.com/news/features/02-06/international.asp. (acessado em 7 de setembro de 2004).
6. McNeese-Smith D.K., Crook M.: Nursing values and a changing nurse workforce: Values, age, and job stages. *J Nurs Adm* 33 (5): 260-70, 2003.
7. Upenieks V.: Nurse leaders' perceptions of what compromises successful leadership in today's acute inpatient environment. *Nurs Admin Q* 27 (2): 140-152, 2003.
8. Kaldenberg D.O.: Do satisfied patients depend on satisfied employees? Or do satisfied employees depend on satisfied patients? *The Satisfaction Report*, vol. 3. South Bend, IN: Press, Ganey Associates, Inc, 1999.
9. Gordon A.B.: Success stories: No nursing shortage here. *Continuous Improvement* 15, Jun. 2002. http://www.ihi.org/IHI/Topics/Improvement/ImprovementMethods/ImprovementStories.
10. American Organization of Nurse Executives: *Healthy Work Environments, vol. 2: Striving for Excellence*. Baltimore: AONE, Jun 2003. http://www.aone.org/aone/keyissues/hwe_excellence.html (acessado em 31 de agosto de 2004).
11. Aiken L.H., Patrician P.A.: Measuring organizational traits of hospitals: The Revised Nursing Work Index. *Nurs Res* 49 (3): 146-53, 2000.
12. Deutschendorf A.L.: From past paradigms to future frontiers: Unique care delivery models to facilitate nursing work and quality outcomes. *J Nurs Adm* 33 (1): 56, 2003.
13. Upenieks V.V.: What's the attraction to magnet hospitals? *Nurs Manage* 34 (2): 43-44, 2003.
14. Laschniger H.K., Almost J., Tuer-Hodes D.: Workplace empowerment and magnet hospital characteristics: Making the link. *J Nurs Adm* 33 (7/8): 410-422, 2003.
15. Thrall T.H.: Work redesign. *Hosp Health Netw* 77 (3): 34-38, 40, 42, 2003.
16. Forte P.S., Forstrom S.J.: Work complexity assessment: Decision support data to address cost and culture issues. *J Nurs Adm* 28 (1): 46-53, 1998.
17. Davidson S.B., Scott R., Minarik P.: Thinking critically about delegation. *Am J Nurs* 99 (6): 61-62, 1999.
18. Gropper E.I.: Recruitment retention report: Make a DASH for it. *Nurs Manage* 33 (3): 14-15, 2002.
19. Waldo B.: Winning the race against the nursing shortage. *Caring* 22 (4): 22-25, 2003.
20. Clarke S.P.: Balancing staffing and safety, part 2 of 2. *Nurs Manage* 34 (6): 44-48, 2003.
21. Chandra A.: Why do nurses leave and what can health organizations do to retain them? *Hosp Top* 81(3): 33-36, verão de 2003.
22. *Building a Framework for Workforce Solutions*. Report of the Task Force of the American Society for Healthcare Human Resources Administration and the Society for Healthcare Strategy and Market Development, 2001, p. 8.
23. Institute of Medicine, Committee on the Work Environment for Nurses and Patient Safety (Ann Page, ed.): *Keeping Patients Safe: Transforming the Work Environment of Nurses*. Washington, D.C.: National Academies Press, 2004. http://books.nap.edu/catalog/10851.html?infocus_4.1.
24. American Federation of Teachers: *Mandatory overtime*. Washington DC: AFT. http://www.aft.org/topics/mandatory-overtime/index.htm (acessado em 7 de setembro de 2004).
25. Survey finds OR nurse staffing holds up in face of shortages. *OR Manag* 19 (9): 1, 11, 14-16, 2003.
26. Strachota E. et al.: Reasons registered nurses leave or change employment status. *J Nurs Adm* 33 (2): 114, 2003.
27. Cavouras C.A.: Nurse staffing levels in American hospitals: A 2001 report. *J Emerg Nurs* 28 (1): 40-43, 2002.
28. Tarkan L: Nursing shortage forces hospitals to cope creatively. *New York Times* 1/6/04, Section F, Page 5, Column 2.
29. Pew Health Professions Commission: Recreating health professional practice for a new century. *The Fourth Report of the Pew Health Professions Commission*. University of California, San Francisco: Pew Health Professions Commission, Dec. 1998.
30. LeTourneau B.: Physicians and nurses: Friends or foes? *J Healthc Manag* 49 (1): 12-15, 2004.
31. Trossman: Professional respect: The CWPA and Magnet facilities work to improve nurse-physician relationships. *Am J Nurs* 103(3): 65, 67, 2003. http://www.nursingworld.org/ajn/2003/march/issues.htm.
32. Greene J.: The medical workplace: No abuse zone. *Hosp Health Netw* 76 (3): 26, 28, 2002.

33. Cecere C.: Bad boys, bad boys, whatcha gonna do? *Advisor for Medical & Professional Staff Services* 6 (12): 1-5,2003.
34. Foley M.E., Keepnews D., Worthington K.: Identifying and using tools for reducing risks to patients and health care workers: A nursing perspective. *Jt Comm J Qual Improv* 27 (9): 494-99, 2001.
35. American Nurses Association: American Nurses Association's Needlestick Prevention Guide. Washington, D.C.: ANA, 2002, 61 pp. http://www.ana.org/needlestick/needleguide.pdf (acessado em 6 de setembro de 2004).
36. Stokowski L.: Trends in nursing: 2004 and beyond. *Topics in Advanced Practice Nursing ejournal* 4 (1), 2004. http://www.medscape.com.
37. Case J., Mowry M., Welebob E.: *The Nursing Shortage: Can Technology Help?* Oakland, CA: California Healthcare Foundation, 2002. http://www.chcf.org/documents/hospitals/NursingShortageTechnology.pdf (acessado em 7 de setembro de 2004).
38. Weber D.O.: Survey reveals physicians' love/hate relationship with technology. *Physician Exec* 30 (2): 4-10, 2004.
39. National Coordinator for Health Information Technology (ONCHIT), Department of Health and Human Services: Health IT Strategic Framework, Attachment 2, Report from the Veterans Administration. Jul. 21, 2004. http://www.os.hhs.gov/onchit/framework/hitframework (acessado em 5 de setembro de 2004).
40. Kramer M., Schmalenberg C.: Essentials of a magnetic work environment, part 1. *Nursing* 34 (6): 50-54,2004.
41. Joint Commission Resources: Nurses needed: Creating a culture of retention. *Joint Commission: The Source* 1(6): 7, 10, Jun 2003.
42. Benner P.: *From Novice to Expert: Excellence and Power in Clinical Nursing Practice*, Commemorative Edition. Upper Saddle River, NJ: Prentice Hall, 2001.
43. Parsons M.L., Stonestreet J.: Factors that contribute to nurse manager retention. *Nurs Econ* 21(3): 120-126, 119,2003.
44. Gasda K.A.: The magnetic pull: Discover how these designated facilities soar above the crowd. *Nurs Manag* 34 (4): 41-47, 2003.

Atingindo a eficácia da equipe por meio da mensuração da carga de trabalho

4

Uma estratégia para o estabelecimento de níveis de pessoal de acordo com a necessidade do paciente ocorre por meio do uso de um sistema de administração da carga de trabalho. Este capítulo introduz o conceito e seus benefícios.

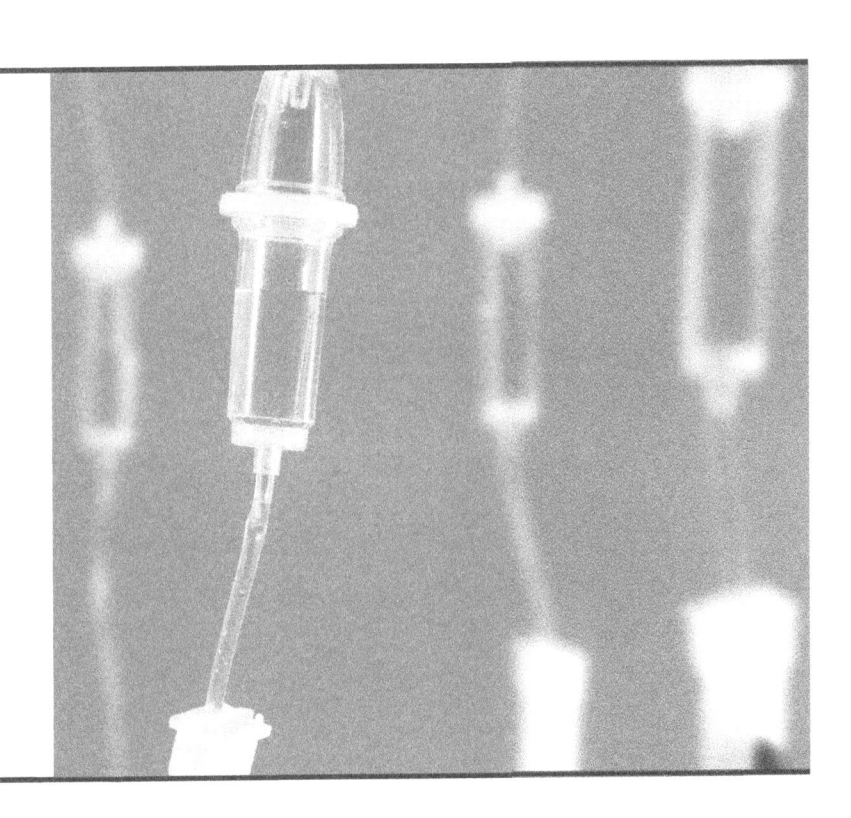

Um importante desafio para os enfermeiros-líderes é adequar com precisão os recursos de pessoal disponíveis às necessidades dos pacientes, e, ao mesmo tempo, equilibrar um custo razoável. O foco sobre os níveis seguros de pessoal, oriundo dos meios de comunicação e do governo, assim como a pressão interna das equipes de enfermagem, destaca a necessidade de dados para a projeção das demandas da carga de trabalho da enfermagem. Em 2003, 28 estados identificaram as proporções enfermeiro por paciente como um tema prioritário no atendimento de saúde, a fim de discutir ou implementar alguma ação legislativa (ver a Figura 4.1, a seguir). A Califórnia foi o primeiro estado a obrigar a utilização da proporção de enfermagem, quando, em janeiro de 2004, a lei A.B. 394 (California Health and Safety Code, §1276.4) tornou-se efetiva.

Embora a necessidade de legislação sobre a proporção enfermeiro por paciente ainda exista, as proporções obrigatórias falham ao considerar o que ocorre com o paciente: os níveis de precisão variam consideravelmente. Na realidade, os regulamentos já existentes (sob o Título XXII, §70053.2 b, do Código de Regulamentos da Califórnia) exigiam que os hospitais do estado usassem sistemas de mensuração

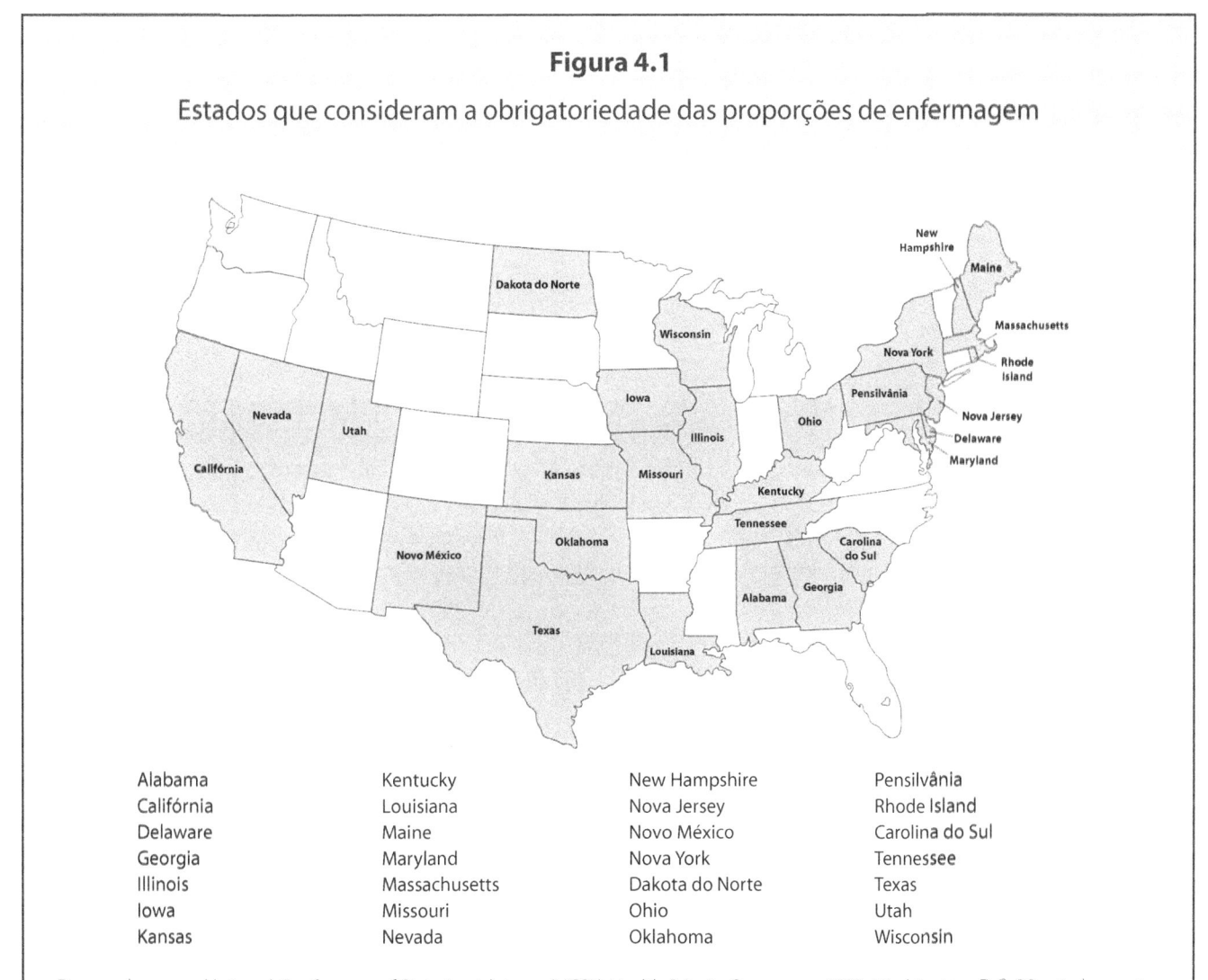

Figura 4.1

Estados que consideram a obrigatoriedade das proporções de enfermagem

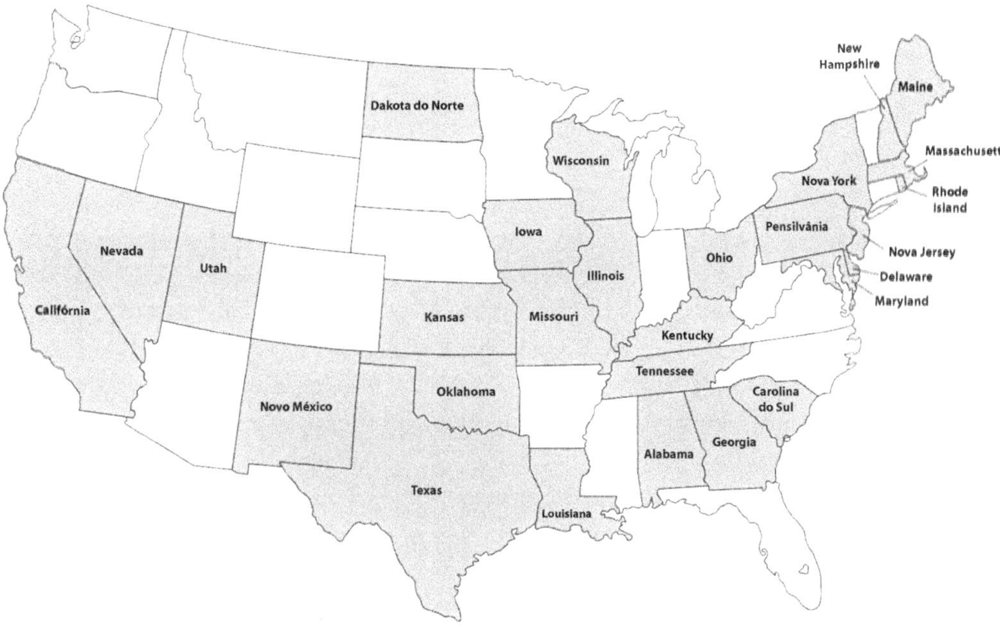

Alabama	Kentucky	New Hampshire	Pensilvânia
Califórnia	Louisiana	Nova Jersey	Rhode Island
Delaware	Maine	Novo México	Carolina do Sul
Georgia	Maryland	Nova York	Tennessee
Illinois	Massachusetts	Dakota do Norte	Texas
Iowa	Missouri	Ohio	Utah
Kansas	Nevada	Oklahoma	Wisconsin

De acordo com a National Conference of State Legislatures (NCSL) Health Priority Survey, em 2003, Washington, D.C, 28 estados norte-americanos têm a intenção de implementar alguma ação, discutir ou tentar introduzir legislação relacionada com a proporção enfermeiro por paciente.

> **Conexão de padrões**
>
> ### Padrões de eficácia de pessoal
>
> Embora a atenção esteja mais freqüentemente concentrada no padrão da Joint Commission que exige dos hospitais o monitoramento de um conjunto de indicadores de eficácia de pessoal, os padrões de abordagem da eficácia de pessoal aparecem nos capítulos "Administração de Recursos Humanos" (HR), "Melhoria do Desempenho Organizacional" (PI) e "Liderança" (LD) do *Comprehensive Accreditation Manual for Hospitals: The Official Handbook*.
>
> O padrão HR1.10 exige que a organização proporcione um número adequado e uma combinação de habilidades de pessoal qualificada, ao passo que o padrão HR.1.30 exige que os hospitais monitorem um conjunto de indicadores clínicos, de serviços e de recursos humanos para ajudar a identificar as necessidades de pessoal. Cada organização deve selecionar dois indicadores de cada categoria (um indicador de cada categoria deve pertencer à lista aprovada pela Joint Commission), definir o indicador para sua organização e coletar e analisar os dados ao longo do tempo com o objetivo de identificar como os fatores de pessoal podem influenciar os resultados do paciente. (Esses indicadores são mostrados no Capítulo 5, Tabela 5.1, página 112.)
>
> O padrão PI.1.10 exige que cada hospital identifique, no mínimo, medidas de desempenho (indicadores) relativas, como apropriado ao atendimento e aos serviços prestados, à eficácia do pessoal e aos resultados potencialmente relacionados, e que use esse dado de mensuração do desempenho para avaliar os resultados ou o desempenho de um processo propenso a problemas. Já o padrão PI.2.20 determina as situações em que o hospital deve conduzir análise intensa. Essas situações incluem a detecção ou a suspeita de desempenho ou de variação indesejável significativa e a ocorrência de determinados eventos, identificados no monitoramento do desempenho de processos clínicos específicos, inclusive os aspectos de eficácia potencial do pessoal.
>
> O padrão LD.4.50 exige que os líderes estabeleçam prioridades para a melhoria do desempenho para a eficácia do pessoal.

do trabalho (SMT)* e estabelecessem os níveis de pessoal de enfermagem de acordo com as estatísticas geradas por esses sistemas. A Joint Commission, em seus padrões e sua política pública, defende os níveis de pessoal com base na competência do enfermeiro e na combinação de habilidades relativa à combinação e à gravidade do paciente. (Maiores discussões sobre a eficácia de pessoal da Joint Commission aparecem na "Conexão de padrões", nesta página, e na seção "Integrar a eficácia da equipe e outros indicadores de resultados", iniciando na página 111 do Capítulo 5, "Papel do enfermeiro na segurança do paciente e nos resultados do atendimento".)

Uma estratégia eficaz para o estabelecimento de níveis de pessoal com base na competência, na combinação de habilidades e na necessidade do paciente, é o uso de um sistema de mensuração do trabalho (SMT) de enfermagem. A mensuração do trabalho de enfermagem teve início nos anos 1970, devido à necessidade de determinação da gravidade da doença e da eficácia de custos na unidade de tratamento intensivo. Nas décadas seguintes, a necessidade de instrumentos mais específicos para a investigação da carga de trabalho da enfermagem levou ao desenvolvimento de sistemas de escores mais enfocados nas atividades de enfermagem.

As atuais restrições financeiras, combinadas com o aumento dos custos de atendimento de saúde, demandam maior responsabilidade pela qualidade e pelo custo da prestação de serviços. À medida que os hospitais buscam o custo efetivo para prestar atendimento de saúde qualificado, aumentam a demanda por informações padronizadas para a melhoria da qualidade e a comparabilidade dos dados para o planejamento administrativo e orçamentário, a monitoração e a avaliação. Os SMTs podem integrar os dados estatísticos e financeiros disponíveis visando a mensuração da utilização dos recursos e da despesa da atividade.

Um processo complexo, dinâmico, destinado a auxiliar na determinação e na alocação de recursos

---

* N. de T.: Do inglês "workload measurement systems" (WMSs).

Quadro 4.1
Escolha de um SMT automatizado

Estratégia Para atingir consistência e flexibilidade em um sistema de carga de trabalho de enfermagem, o hospital pode considerar o investimento em qualquer um dos inúmeros produtos e sistemas automatizados. Esse sistema poderia investigar automaticamente as necessidades dos pacientes e as tarefas ou intervenções realizadas por cada pessoa da equipe que trabalha na unidade.

Considerar os seguintes aspectos ao comparar os SMTs:

- Soluções de mensuração da carga de trabalho com base em pesquisa e clinicamente testadas, adequadas para ambientes de departamentos específicos no hospital (médico/cirúrgico, atendimento crítico, pediatria, perinatal, ambulatório, e assim por diante).
- Formato de uso fácil compatível com os sistemas de informações hospitalares atuais.
- Transfere informações para a folha de pagamentos do pessoal e para os departamentos financeiros ou contábeis para gerar dados de custos clínicos compreensíveis, administráveis.
- Permite acesso a partir de qualquer computador conectado à internet nos horários convenientes aos membros da equipe.
- Permite que a equipe de enfermagem selecione e classifique rápida e facilmente os pacientes com base nas necessidades de atendimento investigadas.
- Pode ser diretamente vinculado aos sistemas automatizados de documentação hospitalar para automatizar a coleta de dados.
- Proporciona informações necessárias para cumprir com as exigências reguladoras externas.
- Pode gerar relatórios customizados para captar a carga de trabalho na maneira exigida pela legislação ou pelos regulamentos estaduais ou locais.
- Inclui as disciplinas clínicas e os serviços de apoio desejados.
- Proporciona capacidade extensa de relatórios, a pedido, para as necessidades de cuidado ao paciente e de pessoal nas unidades individuais e no hospital como um todo.
- Permite *benchmarking* ajustado à diferença entre as unidades e com outros hospitais.
- Proporciona informação abrangente para a composição do pessoal, a produtividade, a melhoria do desempenho e o orçamento.
- Sugere soluções apropriadas além do mero aumento de número do pessoal, por exemplo, redistribuindo os papéis de trabalho, contratando um escriturário para a unidade ou adquirindo equipamentos necessários.
- Permite que os administradores adicionem indicadores customizados para rastrear populações específicas de pacientes ou eventos e avaliar o impacto do pessoal sobre os resultados dos pacientes.
- Proporciona uma previsão precisa e eficaz para as exigências de pessoal com base nas mudanças do censo, da gravidade, da composição de pacientes e dos parâmetros de pessoal.
- Permite que os usuários manipulem variáveis para criar cenários para o preparo do orçamento e para as projeções de pessoal.
- Proporciona relatórios administrativos que podem ser usados para análise e monitoramento, a curto e longo prazo, incluindo a análise da produtividade por hora do dia, dia da semana, horas por paciente/dia, monitoramento financeiro de todos os prestadores de atendimento no nível da unidade, precisão da classificação por enfermeiro, análise do pessoal e tendências e previsões sobre a população de pacientes.
- Orientação customizada e serviços internos permanentes para implementar e manter o sistema de carga de trabalho visando preencher as metas e os objetivos da sua organização.

---

de enfermagem, o SMT pode ajudar os enfermeiros-líderes a tomar decisões sobre a alocação e o planejamento orçamentário. A mensuração do trabalho de enfermagem busca determinar a quantidade total do tempo da enfermagem, incluindo os serviços de enfermagem diretos e indiretos, exigido pelos pacientes, bem como o número de pessoal exigido para prestar esses serviços. Cinco componentes gerais da carga de trabalho identificados por esses sistemas incluem: a carga de trabalho total, o cuidado de enfermagem, as atividades de enfermagem relacionadas, o atendimento de apoio e o transporte do paciente.

COMO FUNCIONA A MENSURAÇÃO DA CARGA DE TRABALHO?

Os enfermeiros-administradores podem passar horas criando horários de trabalho flexíveis, garantindo que os níveis de pessoal correspondam às necessidades de cuidado dos pacientes e não fujam às restrições do orçamento. A programação manual e os sistemas que medem a gravidade geram diversos problemas, incluindo a confiança na intuição, a falha em levar em conta todas as atividades envolvidas no atendimento real ao paciente, a incapacidade de vincular os dados às exigências de recursos do pessoal, o aumento da burocracia, o compromisso excessivo de tempo para a criação do horário, entre outros.

Os progressos atuais na tecnologia da informação e na administração da carga de trabalho possibilitam que os enfermeiros-administradores criem todo o horário de um mês em 24 horas, além de ajudar a equilibrar as necessidades de atendimento do paciente e os níveis de pessoal.[1] Naturalmente, nem todos os hospitais possuem os recursos exigidos pelos relatórios automatizados. Os enfermeiros-líderes devem, no entanto, continuar a trabalhar visando os sistemas automatizados, em que o monitoramento da carga de trabalho torna-se um subproduto da documentação. O quadro na página 93 explora uma série de aspectos que devem fazer parte da decisão de escolha de um SMT automatizado.

Os sistemas de carga de trabalho com base nas atividades incluem uma investigação sobre as atividades envolvidas na prestação do cuidado de enfermagem exigido pelo paciente. Cada atividade exige um período alocado para ser realizada. Sistemas diferentes podem captar as medidas reais ou padronizadas para os horários de atividades ou usar uma combinação de ambos. A soma do tempo de atividade de enfermagem exigido pelo paciente deve ser igual ao tempo total exigido para o cuidado daquele paciente naquele turno ou dia.[2]

O nível de habilidade também pode ser atribuído a cada atividade visando proporcionar a informação exigida para a composição da habilidade. Isso dá aos enfermeiros-administradores uma orientação objetiva na determinação da composição de habilidades apropriada entre a equipe de enfermagem licencia-

---

Fatos e Números: Cargas crescentes de pacientes

- Em um estudo a respeito dos hospitais da Pensilvânia, embora o número total de enfermeiros licenciados se mantivesse constante sua carga de trabalho aumentara em 14% de 1991 a 1997. Durante o mesmo período, a composição de habilidades de enfermagem, isto é, o número de enfermeiros licenciados comparado com o número de enfermeiros não-licenciados, caiu em 2%. Em uma maior incidência de quase todos os eventos adversos ocorreu nos hospitais com menos enfermeiros licenciados.*
- O mesmo estudo descobriu um aumento de 21% na gravidade do paciente hospitalar entre 1991 e 1996, e nenhuma mudança bruta no número de enfermeiros licenciados empregados. Isso resultou em uma diminuição total de 14,2% na proporção do pessoal de enfermagem licenciado para os dias de atendimento ao paciente ajustados à gravidade, devido ao aumento da gravidade do paciente.*
- Em outro estudo sobre os hospitais da Pensilvânia, uma redução de 29% no número de enfermeiros práticos licenciados durante os anos 1991 a 2000 afetou o pessoal de enfermagem com o aumento da carga de pacientes dos enfermeiros licenciados e uma ligeira diminuição na composição de habilidades. Quando ajustada à gravidade, a carga de pacientes aumentou significativamente tanto para os enfermeiros como para os licenciados. †

* Unruh L.: Licensed nurse staffing and its impact on adverse events in hospitals. *Med Car* 41 (1): 142-52, 2003.
† Unruh L.: The effect of LPN reduction on RN patient load. *J Nurs Adm* 33 (4): 201-8, 2003.

da e a não-licenciada, identificando o trabalho que confere aos "enfermeiros registrados" tanto no dia-a-dia quanto nos dias especiais.

Os SMTs captam os casos usando informação da admissão, da alta e da transferência, assim como dos pacientes que exigem contenção e monitoramento e dos pacientes criticamente enfermos, os quais exigem atendimento contínuo. Isso permite que o enfermeiro-administrador ajuste os padrões e os papéis de pessoal para as ocasiões de aumento da atividade de admissão e de alta.

Observar a tendência da informação ao longo do tempo mostra as horas de cuidado direto e permite que os administradores tenham como alvo a população média de pacientes. O sistema fornece *insight* às unidades que exigem mais ou menos horas de enfermagem por hora do dia, dia da semana e mês do ano. Isso torna o uso geral do pessoal de enfermagem mais apropriado ao cuidado do paciente e mais sólido financeiramente nos meses de verão, por exemplo, quando a gravidade demonstra ser mais alta.

É importante acertar a formação de pessoal. A má alocação do pessoal de enfermagem em um turno pode ocasionar falta de pessoal em outro, resultando em moral baixo, diminuição no cuidado ao paciente e desgaste no suprimento de enfermagem.[3] Os hospitais continuam a melhorar o rastreamento dos picos e dos declínios da carga de trabalho com pacientes, adequando os horários aos padrões dos pacientes. (O Capítulo 3, "Criando de um ambiente de trabalho atraente e retentor", contém mais informações sobre as "Estratégias de formação de equipe e horários", iniciando na página 64.)

Embora a solução pareça simples – planejar uma medida de carga de trabalho, objetiva e simples, e estabelecer os níveis de pessoal apropriados –, existem inúmeros problemas, como:[4]

- A investigação da necessidade do paciente deve ser, por sua própria natureza, baseada no julgamento profissional do enfermeiro individualmente, variando conforme sua experiência e expectativas

---

Fatos e Números: Insatisfação crescente com o trabalho

- Em um levantamento com 13.471 enfermeiros na Pensilvânia, 40% estavam insatisfeitos com seu trabalho. Esse é um número muito mais alto do que os níveis de 10 a 15% de insatisfação registrados por outros profissionais e pelos trabalhadores em geral nos Estados Unidos.
- Apenas 35,7% dos enfermeiros pesquisados descreveram como excelente a qualidade do atendimento em sua unidade.
- Uma grande proporção de enfermeiros, 44,8%, disse que tinha havido deterioração na qualidade do atendimento em seu hospital durante o ano anterior.
- Dos enfermeiros pesquisados, 83% relataram ter havido um aumento no número de pacientes atribuídos a eles durante o ano anterior.
- Apenas 34,4% dos enfermeiros acreditavam que existem enfermeiros suficientes para prestar atendimento de alta qualidade.
- Apenas 33,4% acreditavam que existe pessoal suficiente para realizar o trabalho.

Fonte: Aiken L.H. *et al.*: Nurses' reports on hospital care in five countries. *Health Aff* 20 (3): 43-53, 2001.

- Não existem definições claras do papel do enfermeiro ou do âmbito do cuidado de enfermagem
- Não existem medidas de resultados claras ou padrões definidos que o atendimento deva atingir
- Os fatores locais influenciam a carga de trabalho independentemente da necessidade do paciente, por exemplo, as instalações, o ambiente, os papéis de trabalho e a disponibilidade e a competência dos enfermeiros e do pessoal de apoio
- O atendimento de saúde e os hospitais mudam constantemente

Os SMTs auxiliam os enfermeiros a serem mais objetivos e sistemáticos sobre sua carga de trabalho, adicionando consistência à maneira como ocorre a composição do pessoal nas unidades e o planejamento e a priorização do atendimento. Os sistemas devem, entretanto, ser periodicamente revisados e atualizados para acompanhar as mudanças na prática de enfermagem, na prática médica, nas expectativas da enfermagem e do paciente e nas considerações ambientais.

Estratégias para fazer o SMT trabalhar por você

Estratégia Crucial para qualquer sistema é o fornecimento da informação correta, para a pessoa correta, no momento correto, para a tomada de decisão oportuna. Usando consistentemente os sistemas de mensuração do trabalho, os enfermeiros-administradores fazem investigações retrospectivas da carga de trabalho ou utilizam os dados para prever o volume de trabalho no dia ou na semana seguinte.

As lideranças devem estar dispostas a investir tempo considerável para estabelecer, desenvolver e manter um SMT eficaz. Para operar, a maior parte dos sistemas também exige um comprometimento considerável da equipe de enfermagem. O apoio não será obtido se a equipe de enfermagem considerar que tem a incumbência de toda a coleta de dados, mas nunca verá qualquer ação ou resultado dessa atividade. Os sistemas de carga de trabalho falharam ou foram suspensos, no passado, quando as lideranças deixaram de esclarecer seus objetivos, levando à decepção disseminada. É preciso ser muito claro com o que se deseja atingir e monitorar, cuidadosamente, se os objetivos estão sendo atingidos. Além disso, a equipe de enfermagem talvez tema que as lideranças ou a administração do hospital usem essas medidas para minimizar o pessoal ou justificar cortes na equipe.

Os administradores que aproveitam a experiência dos enfermeiros sobre o volume de trabalho podem ser capazes de encontrar estratégias para auxiliá-los a lidar com a carga de trabalho. Um pesquisador descobriu que as dimensões às quais os enfermeiros se referem sobre a carga de trabalho podem diferir das medidas utilizadas no levantamento de pesquisa e nos sistemas de mensuração do trabalho de enfermagem.[5] Se o enfermeiro estiver experimentando sobrecarga qualitativa de trabalho e os dados do SMT não sustentarem essa conclusão, pode ser possível apoiá-lo proporcionando uma educação continuada, estruturando as atribuições relacionados ao paciente para experiências de aprendizado ou sugerindo técnicas de administração do estresse. Deve-se procurar a raiz do problema e responder adequadamente. Depois de explorar os fatores contribuintes, o hospital pode adicionar um assistente de enfermagem à equipe para evitar a exaustão ou a baixa produtividade.

Ao estabelecer as atribuições da carga de trabalho, os enfermeiros-administradores devem:[4]

- Proporcionar pessoal suficiente para assegurar a segurança do paciente e minimizar o risco clínico
- Manter altos padrões de atendimento
- Proporcionar, ao pessoal no trabalho, qualidade de vida que possa ajudar a recrutar e reter uma boa equipe
- Responder a iniciativas, leis ou regulamentos da equipe

Se o enfermeiro-administrador perceber que qualquer um desses objetivos está comprometido dentro dos recursos existentes, deve abordar o enfermeiro-executivo. A Figura 4.2, na página 97, descreve os aspectos que os enfermeiros-administradores devem equilibrar durante esse processo.

As unidades de internação típicas atribuem aos enfermeiros múltiplos pacientes em um único turno, com a exceção dos pacientes da área do atendimento crítico. Em comparação, unidades de diálise, radiologia, cateterismo cardíaco, laboratório e sala de operação empregam um único enfermeiro para atender um paciente durante todo o episódio de atendimento de saúde.[6] O enfermeiro da sala de operação, por exemplo, é designado a um paciente durante todo o procedimento cirúrgico. As fórmulas de pessoal, nessas áreas de especialidade, devem ser diferentes dos instrumentos para a internação, levando em conta os atrasos dos pacientes, os procedimentos de longa duração e outras questões de uso da equipe. (Ver o estudo de caso na página 97.)

É preciso ter certeza para classificar de forma correta os enfermeiros-administradores, os coordena-

Figura 4.2
Equilíbrio das prioridades do pessoal

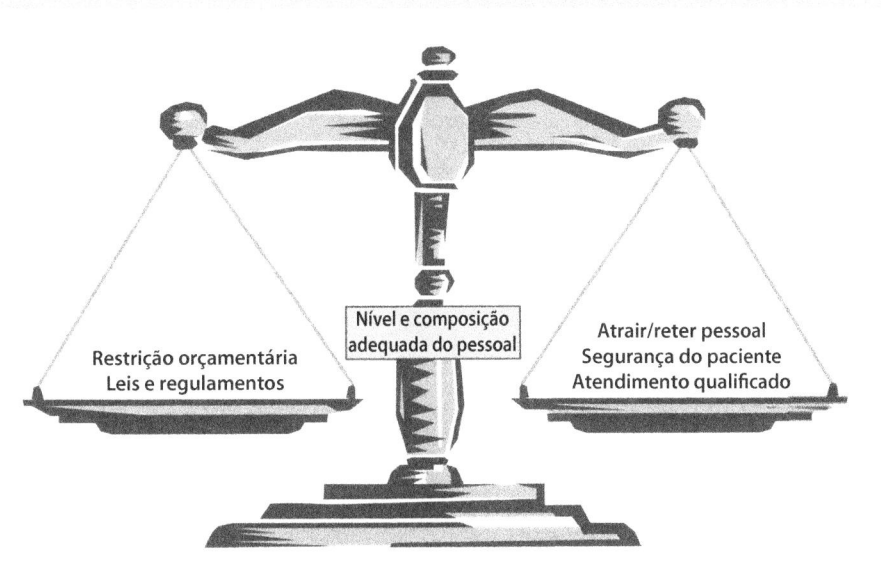

Nível e composição adequada do pessoal

Restrição orçamentária
Leis e regulamentos

Atrair/reter pessoal
Segurança do paciente
Atendimento qualificado

Os enfermeiros-administradores equilibram muitas prioridades quando determinam o nível e a composição adequada da equipe de enfermagem para suas unidades.

Estudo de caso

Jersey Shore University Medical Center: uso de um SMT em uma unidade especializada

A demanda da carga de trabalho para os serviços de enfermagem é uma função tanto do censo (número de pacientes) como da gravidade (trabalho de enfermagem provocado pela natureza e pela intensidade da doença do paciente). A formação do pessoal de enfermagem tem sido um problema de longa duração no laboratório de cateterismo cardíaco (LCC) – uma área ambulatorial de procedimento-dia – no Jersey Shore University Medical Center (Neptune, NJ). Os padrões de pessoal freqüentemente faziam com que parte da equipe de enfermagem ficasse improdutiva a partir da perspectiva de atendimento ao paciente.

Embora várias unidades de internação, no Jersey Shore, usem um sistema específico de gravidade, o LCC decidiu tentar o sistema usado pelo departamento de emergência para coletar e mensurar objetivamente a informação relacionada à gravidade das necessidades dos pacientes ou sua gravidade. O sistema de classificação de pacientes em cinco tipos usa um conjunto de 29 indicadores de necessidades de atendimento do paciente, cada qual com um valor ou um peso atribuído. Combinando os pesos dos indicadores selecionados para aquele paciente, determina-se a sua gravidade. Os administradores calculam a carga total de trabalho da unidade somando os valores de todos os pacientes na unidade. A gravidade em uma unidade (carga de trabalho total dividida pelo censo dos pacientes) equivale à composição média de pacientes da unidade.

Os dados são coletados diariamente em fichas de classificação, verificando-se os indicadores apropriados em branco e redigindo-se na demografia abreviada do paciente. As fichas completas são escaneadas em um leitor, e a informação é inserida na base de dados para ser analisada. Os administradores da unidade recebem a informação relativa às horas de atendimento direto de enfermagem em sua unida-

(continua)

Estudo de caso: Jersey Shore University Medical Center: uso de um SMT em uma unidade especializada (continuação)

de específica, os registros de alta, a carga de trabalho e a produtividade da equipe. Esses dados podem ser revistos e rastreados por hora, anualmente ou em qualquer período intermediário de tempo. A informação estatística adicional inclui a duração da permanência, a oportunidade, a utilização dos serviços, a população de pacientes por pagamento ou origem e qualquer dado opcional definido pelo hospital.

As modificações do sistema incluíram ligeiras alterações em sete indicadores existentes e a atualização das definições de todos os indicadores para refletir a atividade diária no LCC. Essas modificações foram recomendadas por um painel de especialistas composto pelo diretor de cardiologia, dois supervisores do LCC, o diretor do Comitê de Pesquisa de Enfermagem, o administrador do sistema de computação de enfermagem e um investigador de pesquisa. (O administrador do sistema de pesquisa foi chamado para auxiliar na garantia da validade e do processo computacional de coleta de dados.) Os pesos e as escalas associadas do sistema para a determinação do tipo do paciente foram modificados com a ajuda da equipe corporativa do sistema de gravidade. O painel de especialistas determinou que os pesos originais ainda refletiam precisamente a carga de trabalho representada por cada um dos indicadores originais. A produtividade envolvida em iniciar uma infusão EV, por exemplo, permanece a mesma independentemente de onde o enfermeiro estiver realizando a atividade. Alguns indicadores também foram numerados novamente para destacar os indicadores dicotômicos (como os testes laboratoriais de rotina e mais do que de rotina ou as amostras retiradas) que eram opções de única escolha.

Durante os cinco dias de coleta de dados, 87 pacientes foram atendidos no LCC, tendo sido preenchidas 54 fichas de classificação desses pacientes, 62% da população total de pacientes da semana. (Os enfermeiros receberam uma explicação educacional, durante o trabalho, sobre o preenchimento correto das folhas de indicadores. A confiabilidade entre os índices foi confirmada pela comparação de 2 ou 3 (cerca de 10%) das anotações reais dos enfermeiros com as fichas combinadas a cada dia.

Mais de 80% dos 54 pacientes (45) foram classificados como nível de gravidade do Tipo 3, bem acima do padrão Tipo 1 da categoria de gravidade do paciente para o sistema. O paciente típico do Tipo 3 tem múltiplas necessidades que criam carga de trabalho de enfermagem significativa; ele não depende totalmente da enfermagem. As unidades de internação de telemetria e as unidades de internação médico-cirúrgicas, com maioria de pacientes do Tipo 3, exigiam entre 50 e 100 minutos de atendimento por visita e tinham uma carga de trabalho de enfermagem significativa. Essas unidades localizam-se onde o LCC obtém a maior parte da sua população de pacientes. Oito pacientes no estudo foram classificados nos Tipos 4 e 5 e eram provenientes da unidade de tratamento intensivo ou do setor de emergência.

A equipe determinou que a maioria dos pacientes exigia 120 minutos ou menos de tempo real de atendimento, com a maior parte deles exigindo entre 30 e 60 minutos. Os minutos de atendimento são significativos para a determinação da duração do horário diário no LCC. Usando a informação a partir do instrumento de acuidade, o LCC pode ajustar as horas de operação e eliminar o desperdício de pessoal no final do dia. Por exemplo, com dois laboratórios, apenas dois procedimentos podem ser realizados em determinada hora. Se quatro pacientes durante o dia exigirem procedimentos de duas horas e os demais pacientes exigirem um procedimento de 30 a 60 minutos cada, o LCC será operacional por mais de oito horas. Se o LCC for programado para proporcionar atendimento durante uma média de 16 horas por dia, os dados demonstram que menos pessoal será necessário para atendimento ao paciente após as 21 horas.

Os resultados do estudo permitiram que os enfermeiros-líderes justificassem o pessoal por meio da produtividade dos trabalhadores. O instrumento de gravidade proporcionou dados tangíveis e objetivos sobre a carga de trabalho diária e a produtividade por meio da mensuração das necessidades do paciente. Embora a criação de instrumentos específicos às áreas consuma um pouco de tempo, depois de criado, eles podem fornecer informações sobre a produtividade que, de outro modo, poderiam ser apenas presumidas.

Fonte: Urbanowicz J.A.: An evaluation of an acuity system as it applies to a cardiac catheterization laboratory. *Comput Nurs* 17 (3): 129-34, 1999.

dores do cuidado ao paciente e os líderes da equipe, bem como uma definição clara de suas atividades. Se mais de 80% do tempo de determinado grupo de enfermeiros for gasto nos deveres de realização de cuidado ao paciente, designá-los como pessoal de produção da unidade e coletar as informações sobre a carga de trabalho de acordo com isso. Se mais de 80% do tempo de outro grupo for gasto na administração ou nas operações de apoio, deve-se designá-los como categoria de apoio. Se os deveres dos enfermeiros forem tanto clínicos como administrativos, destinar seu tempo para os grupos respectivos e para coleta de informações sobre a carga de trabalho do tempo gasto em atividades de cuidado.

Mensuração da carga de trabalho e melhora no processo

Os SMTs identificam todas as atividades da unidade funcional de enfermagem associadas com as atividades clínicas e não-clínicas. A coleta de estatísticas das atividades de serviços (como dias de internação, procedimentos) e as estatísticas da situação dos casos (como admissões de internação, altas) suplementam a carga de trabalho. A mensuração da carga de trabalho, a atividade de serviços e as estatísticas da situação dos casos dão uma boa indicação da quantidade e do tipo de serviço proporcionado pela unidade específica, transferindo o enfoque da composição de pessoal para longe daquela dirigida pelo censo. Sabe-se que à medida que a duração das hospitalizações diminuiu, a gravidade geral dos pacientes aumentou.

Usando os dados coletados de um SMT, os enfermeiros-administradores podem desenvolver indicadores ou proporções de dados financeiros e estatísticos que ajudam a planejar, monitorar e avaliar o desempenho. Os indicadores de monitoramento também permitem que os administradores acompanhem as variações entre os resultados orçados e os reais, determinem as causas e decidem sobre as ações corretivas.

Estratégia Os enfermeiros-líderes podem usar o SMT em conjunto com outras atividades de mensuração como ferramentas para avaliar resultados em qualquer uma das seguintes áreas:[7]

- Desempenho da organização
- Eficácia clínica
- Satisfação do paciente
- Qualidade do serviço
- Propriedade do atendimento
- Resposta do paciente ao tratamento
- Custo dos serviços
- Eficácia dos serviços fornecidos

Para garantir dados de qualidade sobre os resultados, o hospital deve considerar a qualidade de qualquer método de coleta de dados usado com o SMT. Inevitavelmente, a informação obtida destacará as áreas a serem melhoradas no cuidado de enfermagem e na redução de erros.

O monitoramento das cargas de trabalho pode ajudar a estabelecer as prioridades e ajustar as atividades do trabalho. A mensuração dos resultados proporciona justificativa para a carga de trabalho, determinando se a atividade fez diferença, e pode chamar a atenção para a importância da remoção das barreiras ao sistema e da promoção de apoio permanente no local de trabalho em busca de resultados melhores. Quando o monitoramento da carga de trabalho revelar, por exemplo, que uma quantidade significativa de tempo do enfermeiro foi gasta em tarefas de escritório, talvez haja necessidade de um escriturário em tempo parcial; se a investigação das intervenções mostrar que equipe de atendimento tem realizado atividades que não são de cuidado, deve-se reorganizar os papéis e utilizar assistentes de enfermagem para realizar o trabalho de atendimento não-direto. Alternativamente, se a investigação mostrar um volume significativo de tempo gasto na manutenção e na reparação de equipamento essencial, sugerir a aquisição de novos equipamentos para liberar mais tempo do enfermeiro para o atendimento direto ao paciente.

BENEFÍCIOS DA MENSURAÇÃO DA CARGA DE TRABALHO

O enfermeiro-líder pode usar os dados do SMT para tomar decisões sábias nas áreas-chave, desde que os dados sejam confiáveis e válidos. Os enfermeiros-líderes podem:

Estudo de caso

St. Joseph's Medical Center: experiência de um hospital com o SMT automatizado

Sistema de saúde de 750 leitos, que abrange dois hospitais e várias instalações ambulatoriais, o St. Joseph's Medical Center, na área metropolitana de Nova York/Nova Jersey, implementou a automação do horário de pessoal em 1995 para melhorar a gestão do tempo dos 30 membros da equipe administrativa e dos 1.200 enfermeiros. Em 1999, a organização estendeu o valor de seu sistema para desempenhar a mensuração da carga de trabalho – uma técnica relativamente nova, usada para avaliar o desempenho do trabalho e identificar os níveis de recursos necessários. A mensuração da carga de trabalho vai além do diagnóstico do paciente para revelar as horas de atendimento às necessidades de determinada população.

O St. Joseph's fez uma parceria com seu vendedor de *software* para customizar o sistema e captar não apenas os dados do censo, mas também as horas de atendimento, a gravidade do paciente e outras atividades relacionadas ao paciente. Fazendo isso, a instituição pode documentar as admissões, as altas, as transferências e os pacientes de cuidado intensivo, inclusive os que exigem bombas de balão intra-aórtico no atendimento crítico, os pacientes individualmente em qualquer andar, os pacientes que exigem contenção e necessitam de cuidado de enfermagem adicional e os pacientes criticamente enfermos que podem exigir cuidado à cabeceira durante as 24 horas. O St. Joseph's levou o conceito de gravidade (ou seja, carga de trabalho) ao nível seguinte, atribuindo matrizes híbridas de pessoal de atendimento de "classe do paciente" e "visita" (proporção de pacientes de 1:4) e adicionou um componente para classificar os pacientes como gravidade "alta", "média" ou "baixa", juntamente com indicadores específicos nas áreas de especialidade, tais como a administração endovenosa de sulfato de magnésio para as pacientes em trabalho de parto prematuro, a observação individual do paciente e as observações freqüentes. O *software* registra essas condições especializadas enquanto documenta a atividade relacionada ao paciente.

Embora a mensuração da carga de trabalho computadorizada tenha possibilitado ao St. Joseph's justificar a contratação de inúmeros empregados desde a sua implantação, o compromisso inicial da instituição foi atender às normas regulamentares e não o fato de ter uma equipe insuficiente, levando-a a monitorar a carga de trabalho. Em 2001, Nova Jersey tornou-se um dos primeiros estados norte-americanos a instituir a obrigatoriedade que transferiu o foco da proporção de pessoal para a mensuração da carga de trabalho, antes da implementação das exigências de eficácia de pessoal da Joint Commission, em 2002. Como importante prestador de atendimento de saúde e empregador regional, o St. Joseph's reconheceu a necessidade de implementar apoio tecnológico para satisfazer os regulamentos estaduais. Como Nova Jersey foi um dos primeiros estados a recorrer à documentação para substanciar os prestadores de cuidado à cabeceira por população de paciente, essas exigências precederam à adoção da mensuração da carga de trabalho pelo St. Joseph's. A solução flexível de administração de pessoal da instituição auxiliou na realização desse tipo especializado de documentação, calculando o número de horas de atendimento que cada grupo de pacientes necessita e o número de horas de atendimento que cada tipo de cuidador deve prestar.

No entanto, a capacidade de vincular corretamente os enfermeiros, os práticos licenciados e os assistentes de enfermagem às necessidades de atendimento da população de pacientes não se refere apenas aos números. A tecnologia do St. Joseph's permite que ele mensure e analise os dados captados com o objetivo de apoiar o processo de orçamento da instituição e justificar que seus departamentos ofereçam os números apropriados de cuidadores para os pacientes de alto risco. Atualmente, quando o New Jersey Department of Health e a Joint Commission solicitam, o St. Joseph's pode prontamente fornecer esses valiosos dados de pessoal.

Fonte: Walsh E.: Get real with workload measurement. *Nurs Manag* 34 (2): 38-42, 2003.

- Avaliar o desempenho do trabalho
- Identificar os níveis de recursos necessários
- Equilibrar as necessidades de atendimento do paciente com os níveis de pessoal
- Identificar as necessidades de recrutamento
- Ajudar a reter o pessoal de enfermagem qualificado
- Reduzir o tempo levado pelos enfermeiros-administradores para a programação de escalas

Os benefícios específicos dos SMTs são descritos nas seções seguintes. O estudo de caso, na página 100, descreve como um SMT automatizado beneficiou dois hospitais na área metropolitana de Nova York/Nova Jersey.

Previsão das necessidades de pessoal

Estratégia O pessoal e a programação de enfermagem têm sido um desafio significativo para os enfermeiros-líderes durante muitas décadas. Os dados do SMT apóiam a análise de tendências, rastreando as mudanças ao longo do tempo e destacando as transferências significativas no fornecimento de serviços. Essa informação torna-se, então, disponível para apoiar as decisões administrativas prudentes relativas à carga de trabalho a ser modificada, à destinação do pessoal e ao orçamento.[8] Quando a quantidade de pacientes dos enfermeiros permanece consistente, eles podem ser melhores prestadores de cuidado e melhores colegas.[9] O Capítulo 3 contém mais informações sobre "Estratégias de formação de equipe e horários", a partir da página 64.

Justificativas das vagas de enfermagem

Estratégia Os serviços de enfermagem, devido aos números elevados do pessoal e à proporção de dólares operantes reclamados por eles, são sempre vulneráveis quando são iniciados programas de cortes de custos.[10] Sem uma base adequada para projetar as necessidades de pessoal, os enfermeiros-administradores ficam pressionados financeiramente a justificar as exigências de recursos de enfermagem. Durante anos, os enfermeiros-líderes confiaram em seus anos de experiência para justificar suas decisões ou influenciar as decisões dos outros.

Os dados do SMT, no entanto, proporcionam informações para justificar os níveis de recursos e explicar os usos dos recursos humanos e financeiros em termos quantificáveis (como custo do atendimento por paciente internado/dia, carga de trabalho das unidades por visita, e assim por diante). Os enfermeiros-administradores podem validar os padrões de pessoal usados para preencher as exigências e as necessidades dos pacientes desde a admissão até a alta. À medida que os hospitais fazem cortes no qua-

---

Fatos e Números: Produtividade do enfermeiro

- Estudos demonstram que 20 a 50% das atividades dos prestadores estão relacionadas com o trabalho improdutivo, como os atrasos nos testes laboratoriais, doses de medicamentos descartadas ou guardadas no carro errado, inventário excessivo e outras atividades de reprocessamento ou re-trabalho.*
- Um estudo das unidades cardíaca e cardiovascular de um hospital descobriu que a produtividade/utilização da enfermagem (definida como carga de trabalho sobre as horas trabalhadas) deve ser mantida em 85%, mais ou menos 5%; quando os índices se elevam acima de 80%, os custos aumentam e a qualidade do cuidado diminui.[†]
- Quando os níveis de produtividade/utilização são mantidos abaixo de 80%, os enfermeiros têm mais probabilidade de satisfação com seu trabalho, e o absenteísmo é reduzido. Os enfermeiros têm menos probabilidade de desejar deixar seu trabalho quando a produtividade/utilização é inferior a 83%.[†]

* Herbert N.: "Provider, CON Position" in Improving productivity: A payer provider debate, Van Slyck A. (ed) *J Nurs Adm* 29 (1): 51-56, 1999.
† O'Brien-Pallas L. et al.: *Evidence-based Standards for Measuring Nurse Staffing and Performance*. Ottawa, Ontário: Canadian Health Services Research Foundation, Sep. 2004.

dro de pessoal ou sofrem de escassez involuntária, esses instrumentos de acuidade podem ser usados para avaliar a produtividade e justificar a retenção da equipe, especialmente dos enfermeiros.[6]

Quando, em um hospital-escola universitário de 1.200 leitos, o pessoal desejou quantificar, registrar e analisar a carga de trabalho dos enfermeiros de controle da infecção, a fim de usar o resultado como base em um caso de gestão cujo objetivo era expandir o pessoal atual (dois enfermeiros de controle de infecção), foi implementado um instrumento de mensuração da carga de trabalho durante cinco meses.[11] Os resultados da análise indicaram que, embora as exigências médias de atendimento diário ao paciente fossem de 15,9 horas, os enfermeiros de controle de infecção eram capazes de proporcionar apenas 12,7 horas para satisfazer essa necessidade. Eles passavam 5,3 horas lidando com o *Staphylococcus aureus* resistente à meticilina, principalmente nos setores de geriatria, e apenas 3,9 horas ensinando. Isso salienta que o tempo do enfermeiro está focado no controle de infecção dos episódios agudos, em detrimento de suas atividades de prevenção. Esses dados foram usados para apoiar as recomendações para um maior foco na educação e na administração do controle da infecção. Eles também foram usados em um exercício de composição de habilidades que resultou na indicação de pessoal adicional para a equipe de controle de infecção – um assistente do atendimento de saúde para desempenhar o trabalho de secretaria e triagem.[11]

Construir relacionamentos com as finanças

Estratégia Desenvolvidos com a finalidade de prever as necessidades de pessoal, os instrumentos de classificação de pacientes recentemente têm sido usados para definir o custo do atendimento de enfermagem.[12] A quantificação correta da carga de trabalho é um instrumento valioso na justificativa dos custos, principalmente em vista do regulamento do atendimento de saúde, e no desenvolvimento de sistemas de contas que reflitam a verdadeira prática de enfermagem. Os SMTs podem satisfazer a necessidade de resultados referentes ao dados, financeiros, atribuindo valores aos serviços e identificando as oportunidades de negócios que necessitam de dados clínicos.

Monitorar o uso de enfermeiros agenciados e de horas extras

Estratégia O SMT automatizado rastreia o uso da agência e da hora extra em tempo real. Com essa possibilidade, os administradores podem calcular o dinheiro gasto por unidade durante determinado período e verificar os custos e a produtividade. Isso ajuda os departamentos a monitorar as restrições de orçamento e a determinar quando o gasto adicional está assegurado. As tendências também podem ajudar os administradores a detectarem os picos no uso da agência.

Rastrear habilidades especializadas para a destinação às áreas necessitadas

Estratégia Alguns SMTs têm a capacidade de rastrear enfermeiros e apoiar a equipe com a avaliação de competências demonstradas em áreas especializadas, como a flebotomia e a condução de ECGs. Os enfermeiros-líderes têm acesso às listas desses profissionais habilitados, o que os ajuda a preencher as posições em que forem mais necessários.

DESVANTAGENS DA MENSURAÇÃO DA CARGA DE TRABALHO

Uma objeção comum à mensuração da carga de trabalho é a percepção de que os sistemas não refletem a verdade. Embora os sistemas recentemente desenvolvidos abordem a complexidade e a gravidade do paciente, muitos sistemas amplamente usados nem sempre captam a carga de trabalho de demandas simultâneas, os eventos não-antecipados, as interrupções, entre outros.

Embora os SMTs existentes, isolados, não possam captar todo o âmbito da carga de trabalho da enfermagem, combinando-se os SMTs com o *benchmarking* e a mensuração de resultados, pode-se proporcionar um quadro mais verossímil do pessoal.

As mensurações com base nas atividades avaliam a enfermagem linearmente, reunindo atividades distintas como se fossem similares. Isso ignora a capacidade do enfermeiro de preencher várias necessidades simultaneamente, como, por exemplo, ajudar um paciente a ir ao banheiro enquanto investiga sua capacidade de andar e discute as circunstâncias domésticas relacionadas com o encaminhamento para a alta.[2] Além disso, os sistemas podem produzir estimativas idealizadas, não realistas, tanto da carga de trabalho quanto do pessoal exigido. A destinação de tempo é freqüentemente estabelecida com base no que seria necessário se a tarefa ou o paciente recebessem o cuidado ideal. O tempo necessário para realizar uma atividade é, muitas vezes, determinado pelo paciente e não pela equipe de enfermagem.

A importância de estabelecer a validade e a confiabilidade para os SMTs é enfatizada na literatura. Ainda assim, muitos estudos relatam validade e confiabilidade mínima ou omitem o relato de validade ou confiabilidade e carecem de aplicabilidade aos ambientes especializados. Os mecanismos de teste da validade e de monitoramento da confiabilidade são necessários para assegurar a precisão e a eficácia de um SMT e a integridade dos dados que ele produz. O uso de definições padronizadas favorece a validade de um SMT. Os programas abrangentes de validade e confiabilidade podem ser estabelecidos, mas os enfermeiros-líderes devem manter a devida diligência em qualquer SMT proposto para uso no hospital.[13] Infelizmente, na maior parte dos hospitais, a atenção para os aspectos de confiabilidade e de validade ocorre apenas na implementação do sistema e, depois, este é deixado sem assistência.

Um sistema perfeito para a mensuração da carga de trabalho de enfermagem provavelmente não existe, mas as metodologias atuais fizeram grandes progressos na promoção de dados padronizados para a previsão e o monitoramento do cuidado ao paciente e das necessidades de pessoal. Antes de implementar um SMT, deve-se verificar os testes de validade e os mecanismos de monitoramento da confiabilidade para garantir a precisão e a eficácia do sistema e assegurar que os usuários recebam programas de educação e de orientação. A orientação relacionada com a coleta, o relato e o uso dos dados deve ser proporcionada permanentemente para garantir que todas as revisões sejam comunicadas aos administradores e à equipe de enfermagem em cada hospital.

REFERÊNCIAS

1. Walsh E.: Get real with workload measurement. *Nurs Manag* 34 (2): 38-42, 2003.
2. Hughes M.: Nursing workload: An unquantifiable entity. *J Nurs Manag* 7 (6): 317-22, 1999.
3. Cox T.A.: "Meeting the nursing shortage head on: A roundtable discussion. *Healthc Financ Manage* 57 (3): 52-58, 60, 2003.
4. Audit Commission Portfolio Project Team: Ward Staffing Management Tools: Practical Tips for Budget Setting. London: Commission for Healthcare Audit and Inspection, 2004. http://www.healthcarecommission.org.uk/assetRoot/04/00/04/33/04000433.pdf (acessado em 31 de agosto de 2004).
5. Gaudine A.P.: What do nurses mean by workload and work overload? *Canadian Journal of Nursing Leadership* 13(2) May/Jun 2000. http://www.nursingleadership.net/NL132/NL132APGaudine.html (acessado em 31 de agosto de 2004).
6. Urbanowicz J.A.: An evaluation of an acuity system as it applies to a cardiac catheterization laboratory. *Comput Nurs* 17 (3): 129-34, 1999.
7. Simpson R.L.: Who's minding our profession? Assessing the quality of nursing performance, part 2. *Nurs Manag* 35 (6): 13-14, 2004.
8. Williams V.: In support of a nursing workload measurement system. St. John's, NF: Newfoundland and Labrador Centre for Health Information. http://www.nlchi.nf.ca/pdf/mis/arnnl.pdf (acessado em 25 de agosto de 2004).
9. Thrall T.H.: "Work redesign." *Hosp Health Netw* 77 (3): 34-38, 40, 42, Mar 2003. http://www.hhnmag.com/hhnmag/hospitalconnect/search/article.jsp?dcrpath=AHA/NewsStory_Article/data/0303HHN_CoverStory&domain=HHNMAG (acessado em 10 de agosto de 2004).
10. Beyers M.: Ask AONE's experts ... about productivity indicators. *Nurs Manag* 29(9):88, 1998.
11. Trundle C.M. et al.: GRASPing infection: A workload measurement tool for infection control nurses. *J Hosp Infect* 49 (3): 215-21, 2001.

12. McCloskey J.C., Bulechek G.M.: Defining and classifying nursing interventions. National Institute of Nursing Research. http://ninr.nih.gov/ninr/news-info/pubs/por_conf/mcclosky.pdf (acessado em 31 de agosto de 2004).

13. Hernandez C.A., O'Brien-Pallas L.L.: Validity and reliability of nursing workload measurement systems: Strategies for nursing administrators. *Can J Nurs Adm* 9 (4): 33-52,1996.

Papel do enfermeiro na segurança do paciente e nos resultados do atendimento 5

Este capítulo descreve os métodos de melhoria na qualidade e na segurança para o paciente, com enfoque sobre as Metas Nacionais de Segurança do Paciente da Joint Commission e as áreas prioritárias.

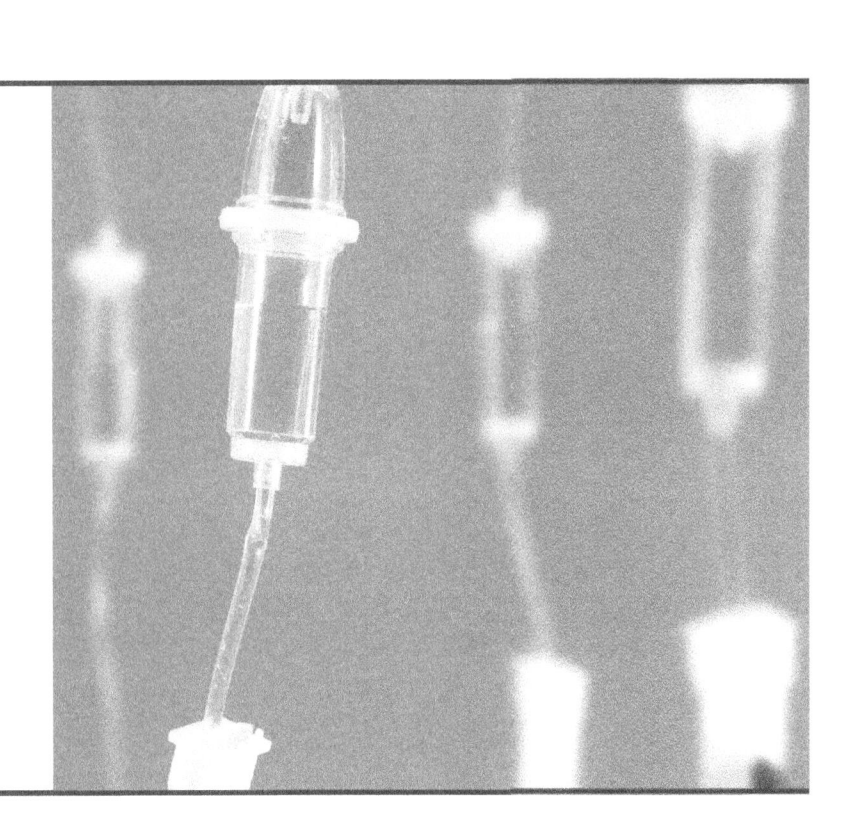

O grande enfoque sobre a segurança do paciente resultou de um estudo de referência realizado em 1999 pelo Instituto de Medicina (IOM)* bem como de outros estudos que o seguiram na série Quality Chasm. Vários estudos recentes voltaram a atenção para a enfermagem como rede de segurança para os pacientes nos Estados Unidos.

Embora várias ações recomendadas para melhorar a segurança nos hospitais envolvam pagadores, reguladores, credenciadores, educadores e administradores hospitalares, também é necessária a ação dos enfermeiros-líderes. A garantia de cuidado seguro e qualificado é fundamental na profissão de enfermagem.

VÍNCULO ENTRE O PESSOAL DE ENFERMAGEM E OS RESULTADOS DO ATENDIMENTO

Os pesquisadores fizeram descobertas importantes sobre a relação entre a enfermagem e os resultados dos pacientes, destacando o papel vital da equipe de enfermagem para a qualidade e a segurança da prestação de atendimento ao paciente. O pessoal de enfermagem representa a proporção mais alta de trabalhadores no atendimento de saúde em todos os locais, inclusive nos hospitais. São os prestadores de atendimento que os pacientes encontram com mais freqüência, passando mais tempo com os pacientes do que qualquer outro profissional de saúde. Essa presença contínua permite que a equipe de enfermagem conheça o paciente e saiba suas condições a qualquer momento. A qualidade do cuidado, do tratamento e dos serviços que os enfermeiros proporcionam afeta consideravelmente a recuperação do paciente, como discutido no Capítulo 2, "Visão geral dos desafios que afetam os enfermeiros-líderes".

O mais recente relatório do IOM[1] encontrou evidências incontestáveis de que à medida que o nível de pessoal de enfermagem aumenta, a qualidade do atendimento ao paciente melhora, pois os enfermeiros têm mais tempo para monitorar os pacientes e detectar mais rapidamente mudanças em suas condições. Os enfermeiros também evitam o erro médico. O relatório citava, por exemplo, um estudo em dois hospitais revelando que os enfermeiros interceptavam 86% dos erros de medicação antes que atingissem o paciente.

ESTRATÉGIAS DOS ENFERMEIROS-LÍDERES PARA A MELHORIA DA SEGURANÇA DO PACIENTE

Os enfermeiros-administradores empreendem esforços para equilibrar a eficiência e a segurança do paciente. Muito tem sido escrito na literatura sobre o nível e a composição ideal do pessoal de enfermagem (conforme discutido no Capítulo 4, "Antingindo a eficácia da equipe por meio da mensuração da carga de trabalho"). Os enfermeiros-administradores têm o poder de melhorar a segurança do paciente modificando as cargas de trabalho dos enfermeiros experientes e novatos. É preciso explorar, talvez por meio da mensuração da carga de trabalho, o que funciona melhor em cada unidade.

Embora o enfermeiro possa não ter influência para melhorar a equipe em todo o hospital, deve tomar o máximo de decisões relacionadas ao pessoal com base em sua unidade e de um turno para outro. Deve-se monitorar cuidadosamente os níveis de pessoal e os indicadores de segurança a fim de influenciar as decisões sobre a carga de trabalho. O ideal é limitar as horas extras e os turnos prolongados de trabalho tanto quanto possível: as horas extras e os turnos acima de 12 horas têm sido associados com o aumento nos erros, e o risco começa a se elevar a partir de 8,5 horas.[2]

A equipe de enfermagem está muitas vezes prestes a cometer um erro causado por falhas no sistema organizacional. Os erros são, geralmente, sintomas de um problema mais profundo. Suas causas-raiz incluem, entre outras, as seguintes:[3]

- Níveis insuficientes de pessoal
- Orientação e treinamento inadequados
- Fracasso em monitorar a competência de forma permanente

---
* IOM = Institute of Medicine's.

- Fracasso em criar um ambiente de respeito, responsabilidade compartilhada e comunicação aberta entre a equipe e os profissionais de todas as disciplinas

Por exemplo, a insuficiência de pessoal compromete o fornecimento preciso da medicação e de outros tratamentos, a proteção dos pacientes contra a autolesão, a supervisão, a notificação de mudanças no estado do paciente e o registro correto de informações.[4]

Assegurar que a equipe de enfermagem seja competente

Os enfermeiros-administradores podem não ter controle sobre a presença de um cirurgião certificado pelo seu Conselho ou de um intensivista, mas podem monitorar as competências em sua equipe. Ainda que a competência da enfermagem não seja a única responsável pelos maus resultados, ela certamente tem um papel central.

Estratégia A equipe de enfermagem deve ser competente na prestação de cuidado eficaz e seguro. Deve-se especificar claramente as competências exigidas e combiná-las com um programa apropriado de educação e treinamento. Não utilizar a equipe temporária ou flutuante, exceto se tiver sido orientada, possuir competência e estiver preparada para trabalhar em outra unidade.

Ver a seção "Monitoramento permanente da competência", na página 155 do Capítulo 6, "Melhorando a competência do enfermeiro por meio da educação", para mais detalhes sobre esse assunto.

Transformar o ambiente de trabalho construindo uma cultura de segurança

Estratégia Os enfermeiro-administradores devem ser diligentes nos esforços para construir uma cultura de segurança em suas unidades e no hospital. Os comportamentos que eles podem demonstrar em apoio à cultura de segurança do paciente incluem:[5]

- Promover o pensamento de que a segurança do paciente é responsabilidade de todos
- Encorajar a comunicação aberta entre os líderes, a equipe e os pacientes em relação às preocupações com a segurança
- Autorizar a equipe a identificar e reduzir as ameaças à segurança do paciente
- Alocar recursos para a segurança
- Educar a equipe sobre a ciência relacionada com a segurança

Estratégia Destacar a importância da comunicação entre os cuidadores para ter certeza de que as trocas de informação são oportunas, completas e precisas. O intercâmbio efetivo de informação – oralmente, eletronicamente ou por escrito – necessário para a satisfação das necessidades dos pacientes diminui as chances de erros. O uso de estratégias simples pode facilmente revelar a informação crítica. Por exemplo, comunicar os aspectos críticos do estado do paciente (tais como alergias, risco de quedas, e assim por diante) pelo uso de pulseiras de identificação, códigos de cores ou adesivos nos registros do paciente, cinto de segurança ou bandeira fixada à cadeira de rodas, ou outros objetos facilmente identificáveis por todos os prestadores de atendimento (sem comprometer o direito de privacidade do paciente).

Em todos os contextos de alto risco, demonstra-se que a *comunicação assertiva* é a chave para a manutenção de operações seguras: espera-se que todos os profissionais e membros da equipe sejam chamados para expor suas próprias idéias, opiniões e recomendações.[6] Da mesma forma, espera-se que todos ouçam e considerem as idéias, opiniões e recomendações dos demais. Deve-se encorajar a equipe de enfermagem a ser assertiva e respeitosa em todas as comunicações, conforme Figura 5.1, apresentada na página 109.

Para ser eficaz, é importante entender os atributos da comunicação assertiva adequada, isto é, ela não é agressiva, hostil, confrontante, ambígua ou em tom de deboche. Ser apropriadamente assertivo significa:[6]

Figura 5.1

Comunicações assertivas

Ser assertivo

OBTER A ATENÇÃO DA PESSOA → EXPRESSAR PREOCUPAÇÃO → DECLARAR O PROBLEMA → PROPOR A AÇÃO → ALCANÇAR A DECISÃO → (ciclo)

"Eu estou preocupado"

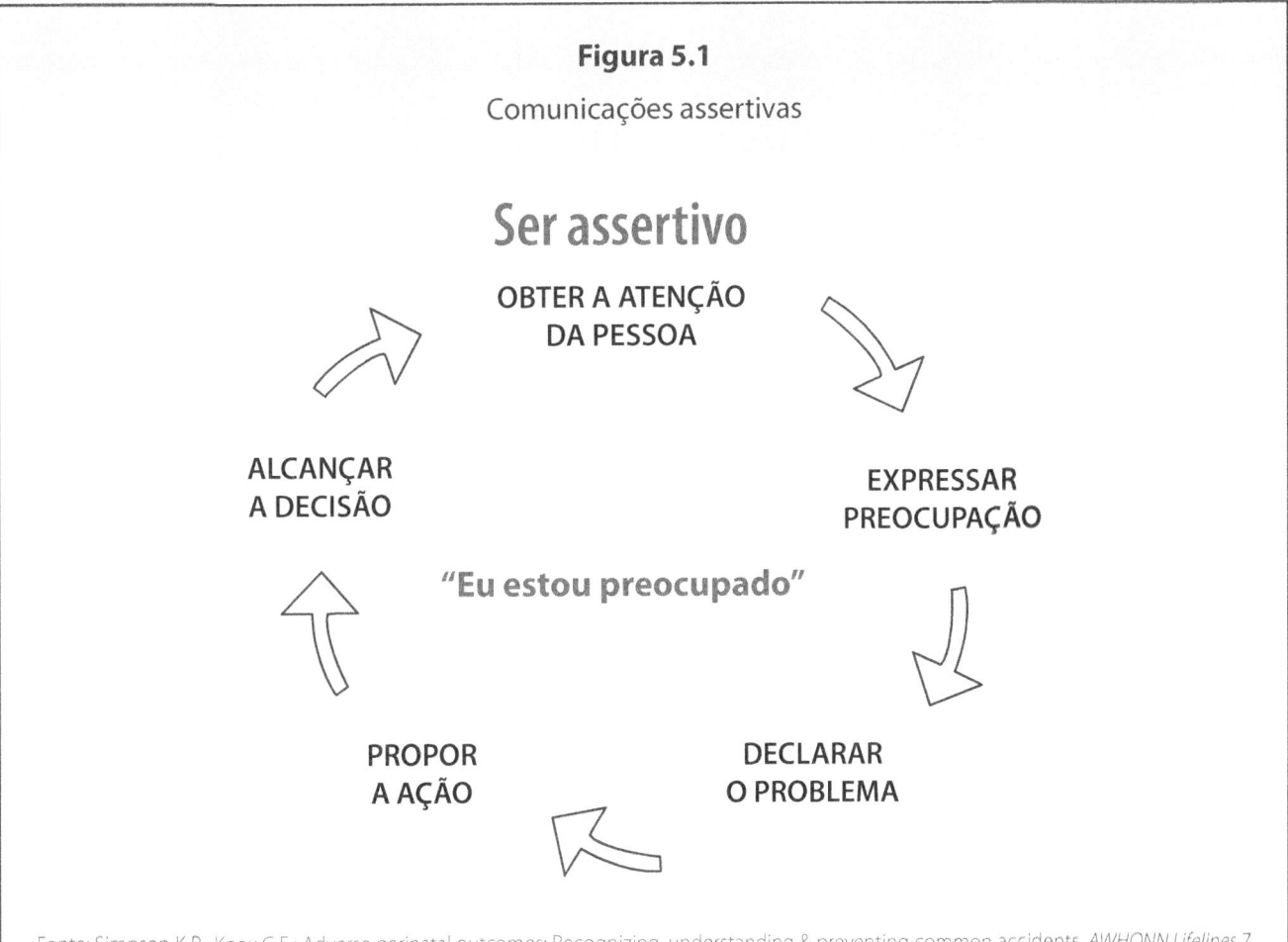

Fonte: Simpson K.R., Knox G.E.: Adverse perinatal outcomes: Recognizing, understanding & preventing common accidents. *AWHONN Lifelines* 7 (3): 224-235, 2003. http://awhonnlifelines.awhonn.org/cgi/content/full/7/3/224. Reimpresso com permissão de Sage Publications, Inc.

- Ser organizado no pensamento e na comunicação
- Ser técnica e socialmente competente
- Renunciar a exigência pela perfeição ao procurar esclarecimento e entendimento comum
- Pertencer a toda a equipe (isso não é somente um conjunto de habilidades secundário, devendo ser valorizado por aquele que recebe o trabalho)

Sempre ao ouvir a frase "Eu estou preocupado", deve-se prestar atenção.

Estratégia Deve-se examinar como a informação é trocada na organização para verificar como melhorar ou fortalecer a comunicação entre a equipe de enfermagem e outros profissionais. Se forem encontradas barreiras para a comunicação eficaz, usar as oportunidades para eliminá-las. É importante revisar a disponibilidade de informação completa e pertinente nas seguintes áreas:

- História do paciente, incluindo o atendimento e os serviços previamente recebidos
- Informação crítica do paciente (tais como alergias, condição, situação atual)
- Consentimento informado
- Planejamento colaborativo do atendimento
- Registros do paciente, incluindo os de outras instituições
- Plano de tratamento

- Resultados dos testes diagnósticos
- Comunicações do médico
- Mudanças no turno
- Necessidades continuadas de atendimento
- Educação do paciente e da família
- Planejamento da transferência
- Planejamento da alta
- Programação de horário
- Acompanhamento do paciente
- O papel desempenhado pela comunicação em qualquer evento adverso ou eventos quase perdidos

A técnica SBAR (*Situation-Background-Assessment-Recommendation*) – desenvolvida no Kaiser Permanente of Colorado (Evergreen, CO) – proporciona uma estrutura para a comunicação entre os membros da equipe de atendimento de saúde. SBAR é um mecanismo concreto, fácil de lembrar, útil para estruturar qualquer conversa, especialmente as críticas, exigindo a atenção e a ação imediatas do clínico. Ele permite uma maneira fácil e focada de estabelecer expectativas para o que e o como será comunicado entre os membros da equipe, sendo essencial para o desenvolvimento do trabalho em equipe e o favorecimento da cultura de segurança do paciente.

Mais informações sobre o papel da comunicação na manutenção da segurança dos pacientes aparecem na seção "Implementação das Metas Nacionais de Segurança do Paciente da Joint Commission", especificamente na Meta 2, iniciando na página 116 deste capítulo, e em "Métodos apropriados de comunicação", iniciando na página 20 do Capítulo 1, "Enfermeiros: líderes e coordenadores do cuidado".

Estratégia Deve-se proporcionar aos enfermeiros os sistemas de apoio para um bom desempenho. Estudos vincularam o *Magnet Recognition** e as características do *magnet* com os melhores resultados do paciente e da equipe. O Capítulo 3, "Criando de um ambiente de trabalho atraente e retentor", explora a dinâmica da enfermagem *magnet*, iniciando na página 43.

Também é preciso autorizar a equipe a identificar as ameaças à segurança do paciente e corrigi-las, trabalhando para reduzi-las. Começar com os riscos menores: as vitórias iniciais ajudarão a construir a confiança, favorecendo a capacidade da equipe de enfrentar desafios maiores e mais complexos.

Um relatório de erros e um processo de revisão consistente adicionam outro vínculo à cultura de segurança. Mesmo quando as políticas e diretrizes da administração de riscos estiverem presentes, o conhecimento, o julgamento e a ética do prestador de atendimento de saúde determinarão se o erro será comunicado, sobretudo se não houver prejuízo ao paciente.[7] Um erro pode ser devastador para a confiança e a auto-estima da equipe de enfermagem envolvida. Os enfermeiros podem relutar muito para comunicar um erro, devido ao medo da ação corretiva, da demissão ou de um comunicado ao Conselho Regional de Enfermagem para ação disciplinar.

Um sistema não-punitivo de comunicação de erro é essencial para a coleta dos dados necessários ao monitoramento da real incidência de erro na unidade e no hospital. As circunstâncias do erro, não quem errou ou quem comunicou o erro, é que são importantes. Os sistemas punitivos devem ser substituídos por sistemas que permitam apoio, educação e investigação profunda das razões do erro.[7] Esclarecer as políticas que identificam quando ocorreu um erro, quando este deve ser comunicado, quando deve ser preenchido um relatório de incidente, quando é necessária a análise mais aprofundada e que tipos de análise e de ação devem ser implementadas com os dados compilados dos relatórios de erros é fundamental.

Estratégia Pública e privadamente, deve-se reconhecer os esforços da equipe em seu papel como defensora da segurança do paciente. Uma secretária de uma unidade de oncologia cirúr-

---

* N. de R.T.: *Magnet Recognition*: é um sistema de credenciamento de serviços de enfermagem desenvolvido nos Estados Unidos.

gica, no Johns Hopkins Hospital (Baltimore, MD), por exemplo, identificou dois erros de medicação antes de eles chegarem ao paciente, questionando uma prescrição médica incompatível em um caso e uma prescrição inconsistente com outras para a mesma medicação em outro caso. O presidente do hospital, designado como o elemento de ligação executiva para a segurança do paciente na unidade, elogiou a atitude da secretária publicamente como heróica para a segurança do paciente. Esse reconhecimento reverberou pela unidade, servindo como exemplo concreto do compromisso da liderança com a segurança do paciente.[5]

Integrar a eficácia da equipe e outros indicadores de resultados

A Joint Commission define *eficácia da equipe* como o número, a competência e a composição de habilidades da equipe em relação à provisão do atendimento e do tratamento necessários. Os padrões de eficácia do pessoal foram desenvolvidos para ajudar as lideranças a identificar os indicadores que proporcionam informações úteis visando a tomada de decisão relacionada aos níveis da equipe e aos resultados do paciente, por meio de uma abordagem objetiva, baseada em evidências. Essa meta conta com o uso de indicadores de resultados clínicos relevantes e com a triagem de recursos humanos para monitorar, identificar e desencadear as oportunidades de melhorias na prestação de cuidado de enfermagem ao paciente. Em sua concepção mais simples, o padrão reflete a aplicação de métodos contínuos de melhoria da qualidade para o desempenho da eficácia da formação de pessoal.

Os padrões da equipe de pessoal, descritos no quadro na página 92 do Capítulo 4, exigem que as organizações de atendimento de saúde coletem dados sobre os indicadores relevantes sobre os recursos humanos e a triagem clínica/serviço (ver Tabela 5.1, na página 112) nas unidades aplicáveis do hospital, determinem o desempenho desejado para cada indicador, acompanhem a tendência dos dados ao longo do tempo e analisem as variações a partir do desempenho desejado. O uso de indicadores múltiplos aumenta a probabilidade de identificação dos problemas existentes e sua caracterização apropriada.

Estratégia Os enfermeiros-administradores e suas equipes podem participar da identificação dos indicadores clínicos apropriados para suas áreas de prática. Os índices de quedas, por exemplo, não têm valor para as unidades neonatais, mas são altamente relevantes para a unidade médica de adultos. Uma vez que os indicadores sejam escolhidos, é importante manter a coleta e o cálculo dos dados consistentes para permitir comparações. Formar habilidades na gestão e na análise de dados, para os enfermeiros-administradores e entre a equipe, com o objetivo de interpretar, apresentar e discutir a eficácia dos dados de pessoal, acrescentando a perspectiva da enfermagem quanto à alocação de recursos, à segurança do paciente e à qualidade do atendimento.

Os padrões de pessoal devem ser claramente definidos para proporcionar *insight* e informação necessária para a análise da eficácia do pessoal. A participação da equipe de enfermagem pode ajudar consideravelmente a análise dos dados. Os resultados clínicos podem ser negativamente influenciados, embora os indicadores dos recursos humanos satisfaçam ou até mesmo excedam às expectativas. As horas de enfermagem por paciente/dia, por exemplo, devem constar no orçamento, mas a maior parte da equipe pode não fazer parte da unidade que está sendo analisada. O uso de enfermeiros do quadro de pessoal, da equipe temporária e daqueles com contratos externos influencia a composição do pessoal e as características da equipe clínica. Alternativamente, deve ser considerado o pessoal dos departamentos não-clínicos ao ser revisto o impacto da formação do pessoal. Por exemplo, embora enfermeiros em número suficiente possam estar escalados para lidar com as necessidades de atendimento do paciente, eles terão de sair da unidade se não houver uma equipe de transporte para trazê-lo ao raio X, ou se a equipe laboratorial não estiver disponível para coletar amostras ou se o pessoal da farmácia não en-

Tabela 5.1
Indicadores de eficácia do pessoal hospitalar da Joint Commission

Indicadores de recursos humanos	Indicadores clínicos/serviços	
1. Horas extras	14. Queixas/satisfação do paciente/família	29. Infecção do trato urinário associada ao cateter urinário nos pacientes do atendimento intensivo
2. Índice de vagas	15. Eventos adversos de medicação	
3. Satisfação do pessoal	16. Acidentes com os pacientes	30. Índice de infecção da corrente sangüínea associado com o cateter central na unidade de tratamento intensivo e nos pacientes de alto risco no berçário
4. Índice de rotatividade do pessoal	17. Rompimento da pele	
5. Redução de pessoal em comparação com o plano de pessoal da organização	18. Pneumonia	
	19. Infecções pós-operatórias	
6. Acidentes no trabalho	20. Infecções do trato urinário	
7. Uso de plantão ou trabalho por dia	21. Sangramento gastrintestinal superior	31. Pneumonia associada ao ventilador na unidade de tratamento intensivo e nos pacientes de alto risco no berçário
8. Ausência por doença		
9. Uso de pessoal de agência	22. Parada cardíaca/choque	
10. Composição das habilidades (enfermeiros, auxiliares, pessoal contratado)	23. Duração da permanência no hospital	
	24. Morte entre os pacientes internados com complicações graves tratáveis	32. Aconselhamento para a suspensão do tabagismo por infarto agudo do miocárdio
11. Horas de atendimento de enfermagem por paciente/dia		
12. Composição do Índice Escala do Ambiente de Prática-Trabalho de Enfermagem e cinco subescalas	25. Prevalência de úlceras de pressão	33. Aconselhamento para a suspensão do tabagismo por falência cardíaca
	26. Prevalência de quedas	
13. Rotatividade voluntária	27. Quedas com lesões	34. Aconselhamento para a suspensão do tabagismo por pneumonia
	28. Prevalência de contenção (colete e membros apenas)	

tregar os medicamentos. É imporante rever como o hospital fez cortes nos serviços auxiliares e nas maneiras que podem impactar adversamente o pessoal de enfermagem.

Estratégia Ao analisar os dados que diferem das expectativas, deve-se aprofundar a determinação da causa da variação e realizar ações apropriadas que solucionem os problemas identificados. As estratégias que podem ser usadas para abordar os problemas identificados de pessoal incluem:

- Recrutamento do pessoal
- Educação e treinamento
- Redução do serviço
- Maior apoio tecnológico
- Reorganização do fluxo de trabalho
- Provisão de pessoal auxiliar adicional ou de apoio
- Ajuste da composição de habilidades

Os resultados de enfermagem também podem ser monitorados por uma série de indicadores baseados em evidências e promulgados pelos sistemas de mensuração do desempenho da American Nurses Association e do National Quality Forum (ver o item "Estratégia", a seguir), entre outros. A escolha da coleta de dados e do monitoramento das conseqüências dos resultados sensíveis aos resultados de enfermagem pode ajudar os enfermeiros-administradores a enfocar a melhora do desempenho de enfermagem.

Estratégia É preciso encontrar maneiras eficazes de monitorar os resultados e de incorporar as lições aprendidas a partir da análise da prática de enfermagem. Isso exigirá a liberação de recursos e a criação de oportunidades para permitir uma mudança nos sistemas de enfermagem. Se possível, deve-se trabalhar em equipe com enfermeiros, médicos, farmacêuticos, administradores e pessoal dos recursos humanos e dos registros médicos.

Para obter um bom retorno dos esforços na coleta de dados e o máximo proveito do que foi obtido, deve-se transformar mais dados em informações aplicáveis a ser utilizadas nas melhorias de desempenho. A Tabela 5.2, na página 114, traz uma lista de perguntas em profundidade para considerar problemas – neste caso, a eficácia do pessoal – que envolvem fatores múltiplos e diferentes fontes de dados, exigindo, assim, a escolha de boas ferramentas para examinar o conjunto dos dados.

Medidas de resultados do National Quality Forum. Em janeiro de 2004, o National Quality Forum endossou um conjunto de 15 medidas baseadas em evidências para o National Voluntary Consensus Standards for Nursing-Sensitive Care, com o objetivo de auxiliar os hospitais a avaliar a qualidade do cuidado de enfermagem e a identificar outros aspectos relacionados com a mensuração do desempenho do cuidado de enfermagem.[8] As medidas envolvem a prática de toda a equipe de enfermagem, incluindo os ajudantes de enfermagem, os práticos licenciados, os enfermeiros, os enfermeiros especialistas e outros.

As 15 medidas baseadas em evidências são:[8]

1. Morte entre os pacientes cirúrgicos internados com complicações graves tratáveis (falha de resgate)
2. Prevalência de úlceras de pressão
3. Prevalência de quedas
4. Quedas com lesão
5. Prevalência de contenção (apenas colete e membros)
6. Infecção do trato urinário associada ao cateter urinário nos pacientes do atendimento intensivo
7. Índice de infecção da corrente sangüínea associado com o cateter central na unidade de tratamento intensivo e nos pacientes de alto risco no berçário
8. Pneumonia associada ao ventilador na unidade de tratamento intensivo e nos pacientes de alto risco no berçário
9. Aconselhamento para cessar o tabagismo por infarto agudo do miocárdio
10. Aconselhamento para cessar o tabagismo por falência cardíaca
11. Aconselhamento para cessar o tabagismo por pneumonia
12. Composição das habilidades (enfermeiros, técnicos auxiliares, de enfermagem)
13. Horas de atendimento de enfermagem por paciente/dia
14. Escala do Ambiente de Prática Índice de Trabalho de Enfermagem (composição e cinco subescalas)
15. Rotatividade de pessoal

O Forum também fez cinco recomendações de pesquisa: 1) desenvolvimento de mensuração de força-tarefa e base empírica para sustentá-la; 2) desenvolvimento de medidas de investigação e de administração da dor; 3) desenvolvimento de mensuração de processos de intervenção centralizados na enfermagem; 4) suficiência das mensurações em comparação com os critérios de avaliação; e 5) desenvolvimento de mensurações em que há falhas no consenso.

IMPLEMENTAÇÃO DAS METAS NACIONAIS DE SEGURANÇA DO PACIENTE DA JOINT COMMISSION

As Metas Nacionais de Segurança do Paciente da Joint Commission promovem melhorias específicas na segurança do paciente, destacando as áreas problemáticas no atendimento de saúde e descrevendo as soluções baseadas em evidências para esses problemas. Reconhecendo que o desenho preciso do sistema é intrínseco ao fornecimento de atendimento de saúde seguro e altamente qualificado, as metas sempre que possível, concentram-se nas soluções sistemáticas, mas existem passos que os enfermeiros-administradores e suas equipes podem seguir para tornar essas metas uma realidade.

A Tabela 5.3, na página 117, proporciona a lista completa das Metas Nacionais de Segurança do Paciente para hospitais de 2005, incluindo seis novas exigências. Algumas metas são listadas como "não-aplicáveis" porque não são relevantes para os hospitais (Metas 10 e 12) ou porque todas as exigências associadas com a meta foram transferidas para outro local. Por exemplo, as três recomenda-

Tabela 5.2

Perguntas em profundidade para melhorar o uso dos dados

1. O que você pretendia mensurar com os dados? Que objetivos ou metas estava mensurando?

Desenvolver uma finalidade claramente definida e objetiva para a coleta de dados. Para a UTI, por exemplo, qual a relação ou a associação do pessoal com os resultados, como os eventos adversos dos medicamentos e os eventos-sentinela? A meta é mostrar o relacionamento entre as variáveis para entender melhor como os eventos estão associados com as mudanças no pessoal. Pode-se estabelecer metas-alvo com base nas tendências históricas dos dados?

2. Que outra informação poderia tornar os dados mais compreensíveis ou ajudar a identificação das causas-raiz?

Revisar os gráficos dos dados de cada elemento durante um período de 12 meses. Perguntar o que mais precisa saber. Por exemplo, se estiver focando os eventos adversos relacionados a medicamentos, perguntar sobre as causas. Se as horas por paciente/dia estiverem sendo examinadas, verificar o papel desempenhado pela rotatividade do pessoal. Usar os gráficos de Pareto para identificar os aspectos de melhorias, escolhendo poucas causas "vitais" (do padrão "80-20") como áreas prioritárias a serem visadas primeiramente. Utilizar os gráficos de controle para determinar os padrões e as tendências.

3. Existem associações entre os dados? Os dados co-variam? Qual a melhor maneira de mostrar as relações?

Depois de fazer as perguntas precedentes sobre seus dados, usar um gráfico de controle ou um gráfico de múltiplas linhas para mostrar como quatro variáveis se associam. Existem padrões ou tendências? Pode-se optar por olhar apenas duas variáveis juntas e depois adicionar as demais para entender melhor como elas co-variam juntas. Essa é a melhor oportunidade de refletir e de alcançar mais cedo a resposta.

4. Como os dados são comparados – no tempo, nas organizações e entre os departamentos?

Estabelecer um período de 12 a 15 meses para coletar os dados. Por exemplo, para avaliar a eficácia do pessoal, revisar os indicadores clínicos e administrativos da UTI com os de outras unidades na organização para entender melhor o significado dos eventos na UTI. Por exemplo, para a melhoria do desempenho na administração dos medicamentos, considerando os eventos adversos dos medicamentos, pode-se identificar a classificação dos medicamentos de alto volume e depois focar no subconjunto de vários modos químicos de ação implicados nos eventos adversos dos medicamentos de alto volume. Pode-se comparar, por meio da organização, quais as diferenças e similaridades entre o atendimento médico-cirúrgico, obstétrico, atendimento crítico e das unidades cirúrgicas por tipo de medicamento e modo de ação? Esse entendimento profundo do que está acontecendo na organização é necessário para planejar as ações. As recomendações para as ações são aplicáveis em toda a organização, dentro de um ambiente ou são exclusivas a um departamento clínico?

5. Existem *benchmarks* disponíveis? Como se pode usá-los para comparar o desempenho de sua organização?

Existem dados de *benchmark* nacional em seus indicadores? Verificar os *sites* da internet. Se estiver em um sistema, as outras organizações possuem dados (de acesso restrito) que poderiam ajudá-lo a entender seus próprios dados?

Fonte: Faber L.: The Top Five: Drill-down questions to improve your data use. *Jt Comm Benchmark* 5 (4): 11, 2003.

Estudo de caso

Good Samaritan Hospital Medical Center: resposta de um hospital à análise da eficácia do pessoal

Um hospital de 437 leitos, sem fins lucrativos, que serve a margem sul de Long Island, em West Islip, Nova York, o Good Samaritan Hospital Medical Center mantém uma equipe médica de 750 médicos, 900 enfermeiros (registrados e práticos licenciados) e mais de 3.500 pessoas de apoio. Ao operacionalizar os padrões de eficácia de pessoal da Joint Commission, no final de 2002, o hospital implementou os relatórios das unidades para observar o relacionamento entre os múltiplos recursos humanos e os indicadores clínicos. Cada relatório de unidade rastreia os indicadores escolhidos em relação a *benchmarks* nacionais ou internos.

No primeiro quadrimestre de 2003, os números de uma unidade saíram do papel, indo para seu novo enfermeiro-administrador. A unidade médica de 50 leitos, 3 Main, serve a uma população predominantemente geriátrica. A revisão e a análise cuidadosa revelaram uma correlação significativa entre os resultados clínicos e o pessoal nas seguintes áreas:

- As quedas dos pacientes e quedas com lesões (ambas rastreadas sobre o número de quedas por 1.000 pacientes/dia) eram mais altas do que o *benchmark* identificado, possivelmente devido ao maior uso de contenção
- As úlceras de pressão adquiridas na instituição eram altas e bem acima do *benchmark*
- As horas de enfermagem por paciente foram inferiores às do *benchmark*, mas, na realidade, eram as mais baixas no hospital
- A seção da enfermagem na pesquisa de satisfação do paciente de *Press Ganey* apresentava escores menores do que o *benchmark* e muito inferiores na área de "prontidão em resposta ao chamado"
- Os altos índices de vagas na enfermagem e de absenteísmo pareciam estar relacionados ao menor grau de satisfação do paciente

Enfermagem "de criação própria". Como muitos hospitais em todos os Estados Unidos, o Good Samaritan estava tendo dificuldades para preencher os cargos de enfermagem de qualquer categoria, apesar de um forte programa de recrutamento. Embora o hospital empregasse enfermeiros assistentes não-licenciados e técnicos, os enfermeiros-líderes percebiam que outro grupo de pessoal auxiliar preencheria melhor as necessidades clínicas identificadas pelos indicadores de pessoal e as restrições financeiras do hospital. Eles decidiram formar seus próprios profissionais de enfermagem para abordar a causa-raiz do problema.

As lideranças encarregaram a equipe de enfermagem do 3 Main a estabelecer as mudanças práticas. Envolveram todos os níveis do pessoal de enfermagem no desenvolvimento da descrição do trabalho e das competências para esse grupo de pessoal não-licenciado, que passou a ser chamado de assistentes do atendimento ao paciente (AAP). A equipe também participou do *marketing* da nova posição, do processo de entrevista e do programa de orientação. O quadro a seguir resume as tarefas dos AAPs. Enquanto os auxiliares continuariam a verificar os sinais vitais e trabalhar com os pacientes críticos, os AAPs proporcionariam olhos e mãos extras na unidade para responder rapidamente às necessidades do paciente.

Com o equivalente ao salário médio de 65.000 dólares de um enfermeiro em tempo integral, o Good Samaritan poderia contratar 3 ou 4 AAPs não-licenciados. Aproximadamente a metade das vagas de enfer-

(continua)

Responsabilidades dos AAPs

- Responder aos chamados da campainha
- Auxiliar os pacientes nas atividades da vida diária, como o uso do vaso sanitário e a arrumação do leito
- Arrumar as bandejas e alimentar os pacientes, quando necessário
- Deambular com os pacientes
- Encher as jarras de água e de gelo
- Auxiliar as enfermeiras assistentes não-licenciadas nas transferências
- Sentar com os pacientes em vez de usar contenção

Estudo de caso: Good Samaritan Hospital Medical Center: resposta de um hospital à análise da eficácia do pessoal (continuação)

magem, da reserva técnica, foi usada para o projeto-piloto, enquanto continuava o recrutamento de enfermeiros. Foram visados os alunos do ensino médio e universitário e as donas de casa para o preenchimento dos cargos. Os candidatos bem-sucedidos tinham de manifestar um interesse potencial na busca da graduação em enfermagem – na realidade, o desenvolvimento interno de futuros enfermeiros.

Pilotos da nova posição. O primeiro grupo de 12 AAPs começou em junho de 2003. Como os AAPs eram geralmente jovens (idade de alunos do ensino médio), o enfermeiro-administrador desenvolveu expectativas de comportamento profissional, tais como prontidão, uniforme e atitude. Ele ajudou a equipe de enfermagem a desenvolver as atribuições de responsabilidade de cada AAP, como providenciar água e gelo para os quartos dos pacientes, fazer rondas para verificar o acúmulo de lixo nas soleiras das janelas, e assim por diante. Os AAPs correspondiam melhor às expectativas quando recebiam atribuições específicas.

A unidade também desejava usar os AAPs, tanto quanto possível, na redução do uso de contenção e da incidência de lesão associada aos pacientes contidos que sofrem quedas. Os AAPs podem atender às necessidades ao toque da campainha sem demora. Assim, proporcionam olhos extras na unidade para ver o que está acontecendo, estando disponíveis para ajudar o paciente a levantar e ir ao banheiro, colocá-lo novamente no leito ou apenas sentar com o paciente e diminuir a necessidade de contenção.

Depois de seis meses, os dados indicadores do 3 Main revelaram o seguinte:

- As quedas dos pacientes e as lesões por quedas declinaram entre 40 e 25%, respectivamente; o uso de contenção declinou em 30%
- As úlceras de pressão adquiridas na instituição declinaram mais de 50%
- As horas de enfermagem por paciente/dia reais aumentaram aproximadamente 21% devido diretamente à incorporação dos AAPs
- A seção da enfermagem, na pesquisa *Press Ganey* de satisfação do paciente, melhorou seus escores, mais notavelmente na área de "prontidão na resposta ao chamado", em 27%
- Embora o índice de vagas na enfermagem continue a ser alto, os escores na pesquisa *Press Ganey* de satisfação do paciente aumentaram em aproximadamente 14%

Os principais desafios do projeto piloto incluíram os aspectos de atitude e de responsabilidade relacionados à pouca idade dos novos membros da equipe. Eles enfrentaram esses desafios desenvolvendo expectativas de desempenho para os AAPs, assim como educando a equipe de enfermagem profissional sobre o melhor modo de administrar o trabalho dos AAPs e ajudá-los a se manter confiáveis.

Embora os enfermeiros-líderes tivessem a preocupação de que os enfermeiros assistentes não-licenciados existentes se sentissem ameaçados, ou que até mesmo rejeitassem a nova posição de AAP, isso realmente não aconteceu. Como as lideranças envolveram toda a equipe ativamente no desenvolvimento e na contratação dos novos AAPs, a equipe existente aceitou sua introdução e entendeu o benefício do novo grupo de apoio.

Depois de um piloto de seis meses no 3 Main, o programa de AAP bem-sucedido levou as lideranças de enfermagem a expandi-lo para o restante do hospital, em dezembro de 2003. Antes da expansão, foram feitas mudanças para destinar mais tempo à educação sobre a contenção aos AAPs e para adicionar padrões de desempenho para esses jovens estudantes quanto à atitude, à prontidão, à freqüência, ao uniforme, à localização, e assim por diante. Atualmente, 41 AAPs trabalham em todo o hospital.

O programa de AAP, bem conhecido na comunidade, tem agora uma lista de espera para ingresso. Graças a isso, os futuros AAPs serão selecionados entre os alunos universitários mais maduros. O Good Samaritan começou a explorar seus "próximos passos", que incluem refinar ainda mais a meta estabelecida para a equipe de enfermagem licenciada: transferir todo o trabalho não-licenciado. Isso envolve o aperfeiçoamento do conjunto de habilidades e de expectativas de desempenho dos AAPs, dos auxiliares e dos secretários da unidade.

O programa de AAP no Good Samaritan assegura às famílias que seus familiares estão seguros e bem cuidados. Proporciona, mesmo no ambiente de escassez, olhos e ouvidos adicionais para auxiliar os profissionais de enfermagem a proporcionar o cuidado necessário e seguro.

Tabela 5.3
Metas Nacionais de Segurança do Paciente para Hospitais da Joint Commission de 2005

Nota: As novas metas e recomendações estão indicadas em **negrito**.

Meta 1	Melhorar a exatidão na identificação do paciente. *Exigência 1A:* Usar ao menos dois identificadores para o paciente (nenhum dos dois será o número do quarto do paciente) sempre que administrar medicamentos ou derivados do sangue; tirar amostras de sangue e **outras amostras para testes clínicos ou para qualquer outro tratamento ou procedimento.** *[Registrada em PC.5.10, EP 4]*
Meta 2	Melhorar a eficácia da comunicação entre os cuidadores. *Exigência 2A:* Para prescrições verbais ou telefônicas ou para a comunicação telefônica dos resultados críticos dos testes, verificar a prescrição completa ou o resultado do teste, fazendo com que a pessoa que recebe a prescrição ou o resultado do teste "leia-os novamente". *[Registrada em IM.6.50, EP 4]* *Exigência 2B:* Padronizar uma lista de abreviaturas, acrônimos e símbolos que não são usados em toda a organização. *[Registrado em IM.3.10,EP 2]* ***Exigência 2C:* Mensurar, avaliar e, se apropriado, agir para melhorar a prontidão do registro e do recebimento dos resultados e valores críticos dos testes.**
Meta 3	Melhorar a segurança do uso de medicamentos. *Exigência 3A:* Remover os eletrólitos concentrados (incluindo, mas não limitado a, o cloreto de potássio, o fosfato de potássio, o cloreto de sódio > 0,9%) das unidades de atendimento ao paciente. *[Registrada em MM.2.20, EP 9]* *Exigência 3B:* Padronizar e limitar o número de concentrações de fármacos disponíveis na organização. *[Registrada em MM.2.20, EP 8]* ***Exigência 3C: Identificar e, no mínimo, revisar anualmente a lista de fármacos com aparência ou nomes assemelhados usados na organização, além de agir para prevenir os erros envolvendo a sua troca.***
Meta 4	Não é aplicável aos hospitais. Em seu lugar, a adesão ao Protocolo Universal (ver posteriormente) é avaliada.
Meta 5	Melhorar a segurança do uso das bombas de infusão. *Exigência 5A:* Garantir a proteção do fluxo contínuo em todas as bombas de infusão endovenosa de uso geral ou na analgesia controlada pelo paciente (ACP) usadas na organização.
Meta 6	Não é aplicável aos hospitais.
Meta 7	Reduzir o risco de infecções associadas ao atendimento de saúde. *Exigência 7A:* Compromisso com as diretrizes para a higiene das mãos do Centro de Controle e Prevenção de Doenças. *[Registradas em IC.4.10, EP 2]* *Exigência 7B:* Administrar como eventos-sentinela todos os casos identificados de morte não-antecipada ou de perda importante de função permanente associada com infecção relacionada ao atendimento de saúde.

(continua)

	Tabela 5.3 Metas Nacionais de Segurança do Paciente para Hospitais de 2005 (continuação)
Meta 8	**Conciliar, precisa e totalmente, os medicamentos durante o transcurso do atendimento.** *Exigência 8A:* **Durante 2005, para implementação completa em janeiro de 2006, desenvolver um processo para a obtenção e a documentação de uma lista completa de medicamentos atuais do paciente desde a sua admissão na organização e com o seu envolvimento. Esse processo inclui a comparação dos medicamentos que a organização fornece com os existentes na lista.** *Exigência 8B:* **Uma lista completa das medicações do paciente é comunicada ao próximo prestador de atendimento quando se encaminha ou transfere um paciente para outro estabelecimento, serviço, profissional, nível de atendimento ou quando ele deixa a organização.**
Meta 9	**Reduzir o risco de lesão resultante de quedas do paciente.** *Exigência 9A:* **Avaliar e, periodicamente, reavaliar o risco de queda de cada paciente, incluindo os riscos potenciais associados com o seu esquema de medicação e agir na abordagem de quaisquer riscos identificados.**
Meta 10	Não é aplicável aos hospitais.
Meta 11	Não é aplicável aos hospitais.
Meta 12	Não é aplicável aos hospitais.
PU1	A organização preenche as expectativas estabelecidas no Protocolo Universal para a Prevenção da Cirurgia no Sítio Errado, Procedimento Errado, Cirurgia na Pessoa Errada e as diretrizes de implementação associadas. *Exigência 1A:* Conduzir um processo de verificação pré-operatória conforme descrito no Protocolo Universal. *Exigência 1B:* Marcar o local operatório conforme descrito no Protocolo Universal. *Exigência 1C:* "Fazer uma pausa" imediatamente antes de iniciar o procedimento conforme descrito no Protocolo Universal. *[Registradas em PC.13.20, EP 9]*

ções, na meta prévia, que se relacionam com a prevenção da cirurgia no local errado, procedimento errado e cirurgia na pessoa errada (Meta 4) foram incorporadas ao Protocolo Universal para a Prevenção do Sítio Errado, Procedimento Errado, Cirurgia na Pessoa Errada.™

Uma meta específica também pode ser "não-aplicável" porque não foi escolhida como uma das *prioridades* do ano (que são confirmadas anualmente), mesmo que o conceito incorporado na meta seja relevante para o programa. A redução do risco de incêndios cirúrgicos (Meta 11) e a melhoria dos sistemas de alarme clínico (Meta 6), por exemplo, não foram identificadas como metas do número limitado (7) das Metas Nacionais de Segurança do Paciente para os hospitais, em 2005, mesmo sendo, certamente, assuntos de segurança *relevantes* para hospitais.

Embora as Metas Nacionais de Segurança do Paciente sejam geralmente mais prescritivas do que as exigências padronizadas da Joint Commission, as organizações têm permissão para projetar abordagens alternativas para o preenchimento das exigências da meta e para solicitar à Joint Commission a consideração e a aprovação dessas alternativas. Deve-se lembrar que é o desempenho real das metas e das exigências, não sua documentação, que os inspetores avaliarão durante a inspeção no local. Os inspetores talvez perguntem como se sabe que há comprometimento permanente em toda a organização. Isso pode envolver a supervisão ou o monitoramento por parte de sua organização, embora não seja uma exigência.

As seções seguintes proporcionam orientação sobre como atingir o compromisso efetivo com cada exigência da meta. (A maior parte desse texto foi adaptada de um Relatório Especial na *Joint Commission Perspectives on Patient Safety*.[9])

Meta 1 – Melhorar a exatidão na identificação do paciente

Os enfermeiros interagem com os pacientes tão freqüentemente que é parte natural de sua responsabilidade melhorar a exatidão na identificação do paciente. A equipe de enfermagem deve ser capaz de *identificar* o indivíduo como uma pessoa para quem o cuidado, tratamento ou serviço é direcionado, além de *combinar* o paciente certo com o cuidado, o procedimento, a medicação e assim por diante.

Estratégia Deve-se envolver a equipe de enfermagem na coleta das duas informações usadas para identificar o paciente, por exemplo, o nome do paciente, a data de nascimento, um número de registro geral (RG) incluídos na pulseira, ou código de barra que inclua dois ou mais identificadores específicos ao paciente (não o número do quarto). Qualquer que seja a informação escolhida, é preciso garantir que os mesmos dois identificadores possam ser associados diretamente com a medicação, os derivados do sangue ou o tubo de amostra (como em um rótulo fixado). Não é obrigatório o uso dos mesmos dois identificadores em toda a organização, portanto, escolher as informações que façam sentido para o uso em uma área e usá-las consistentemente.

Alguns profissionais da equipe de enfermagem consideram que o uso dos identificadores está correto, mas depois de conhecerem o paciente eles se sentem estranhos. Para eliminar essa sensação, o membro da equipe que admite o paciente deve explicar o motivo para a verificação repetida dos identificadores, e a equipe de enfermagem pode reforçar a mensagem.

Meta 2 – Melhorar a eficácia da comunicação entre os cuidadores

Embora a política e a prática desencorajem o uso de prescrições verbais, tanto quanto possível, algumas vezes elas são inevitáveis. Nas emergências ou durante as cirurgias, a prescrição verbal é uma forma necessária de comunicação entre enfermeiros e médicos. Quando os médicos estiverem presentes na unidade, no entanto, a equipe de enfermagem deve insistir para que eles redijam suas próprias prescrições ou utilizem as pré-preenchidas.

Estratégia Pode-se reduzir o risco de problemas de comunicação instituindo uma política de "ler novamente" – ler a prescrição novamente, palavra por palavra, para o profissional que a enviou, confirmando verbalmente que a prescrição está correta. Isso se aplica às prescrições de medicamentos, assim como a todas as prescrições verbais ou telefônicas, incluindo a comunicação de resultados críticos de testes. Os resultados críticos de testes são definidos por cada organização de atendimento de saúde e incluem, normalmente, os testes imediatos, os relatórios de valores de alerta e os testes diagnósticos, que podem abranger os exames de imagens, os eletrocardiogramas e os resultados dos testes laboratoriais, que exigem resposta urgente. Qualquer membro da equipe que receba uma prescrição verbal deve estar qualificado para isso, sendo que alguns hospitais permitem que apenas poucos membros da equipe aceitem prescrições verbais.

A exigência de leitura de retorno para as prescrições verbais ou para os "resultados críticos dos testes" telefônicos é nova, de 2005. Ao receber uma informação como essa do laboratório ou de outro departamento, o enfermeiro deve redigir o resultado e lê-lo novamente para obter confirmação, assim como ao receber uma prescrição verbal ou telefônica. Ao transmitir os resultados dos testes a um médico, o enfermeiro também deve solicitar que ele leia novamente os resultados para verificar a exatidão da comunicação.

Estratégia A equipe de enfermagem deve administrar os resultados dos testes de maneira confiável, eficiente e baseada em evidências. A falha no acompanhamento dos resultados e dos valores críticos dos testes, de forma imediata, representa uma preocupação significativa com a segurança do paciente nas organizações de atendimento de saúde. É importante mensurar e avaliar o desempenho da equipe com respeito à prontidão de relatar os valores críticos. Usando o processo de melhoria do desempenho, os enfermeiros-administradores podem identificar as barreiras atuais para o relato imediato, concentrando seus esforços nos aspectos mais significativos para seus próprios sistemas.

Para fazer essa orientação funcionar na sala de cirurgia ou no departamento de emergência, o enfermeiro circulante ou o anestesista podem copiar a prescrição e lê-la de novo a quem a prescreveu, podendo, então, confirmá-la verbalmente. A pessoa que vai administrar a prescrição pode lê-la em voz alta antes da administração e receber novamente a confirmação verbal de quem a prescreveu. Quando exigido pela política da organização ou pela lei, deve-se garantir que os médicos confirmem, assinem e datem suas prescrições verbais, especialmente no departamento de emergência. Algumas sugestões para a obtenção das assinaturas dos médicos são: o uso de avisos, fixados no posto de enfermagem, que resumem a política das prescrições verbais, o uso da equipe de secretárias para lembrar os médicos pessoalmente da necessidade de assinarem suas prescrições verbais e a divulgação destas para que a assinatura do médico possa ser verificada.

O uso das abreviaturas "perigosas", acrônimos e símbolos contribui para os erros nos ambientes de atendimento de saúde.

Como o pessoal de enfermagem é que realiza as interpretação das prescrições manuscritas, anotações de evolução e outras atividades de registro, deve-se minimizar os erros de interpretação. A Tabela 5.4, na página 121, fornece uma lista de abreviaturas identificadas pela Joint Commission a ser evitadas.

Estratégia Deve-se revisar esta lista e identificar outras na organização a fim de desenvolver, com o envolvimento dos médicos, uma lista de abreviaturas e símbolos inaceitáveis, que deve ser compartilhada com todos os que prescrevem. A proibição de abreviaturas, acrônimos e símbolos deve ser implementada em todas as comunicações escritas específicas ao paciente, não apenas nas prescrições de medicamentos impressas ou eletrônicas. Outra forma de diminuir o risco de dificuldade de leitura de uma prescrição ilegível é a adoção das prescrições redigidas no computador e dos registros médicos automatizados.

Dependendo da lista de abreviaturas "não permitidas" pela organização, os enfermeiros devem conhecer e entender as expectativas, tanto no nível da unidade quanto no nível pessoal. A enfermagem tem o papel adicional de encorajar a equipe médica (ou outras), que também usa o registro. Chamando a atenção delicadamente para qualquer abreviatura inaceitável, os enfermeiros exercem o papel de educadores.

Meta 3 – Melhorar a segurança do uso de medicamentos

Trabalhando com a equipe da farmácia, os enfermeiros-líderes devem limitar, tanto quanto possível, todas as soluções concentradas de eletrólitos e de fármacos de alto risco, restringindo seu uso e mantendo-os sob a supervisão e o controle da farmácia. Nas situações em que é clinicamente necessário o uso de eletrólitos concentrados não-diluídos disponíveis na unidade de atendimento do paciente, controlar o acesso a eles e tomar as precauções apropriadas para não confundir os eletrólitos concentrados não-diluídos com medicamentos com embalagens similares. (As organizações devem submeter uma "Solicitação para Revisão de uma Abordagem Alternativa à Meta de Exigência Nacional de Segurança do Paciente 2005",* que aparece online em http://www.jcaho.org), quando essas situações forem identificadas.

---

* N. de R.T.: Request for Review of an Alternative Approach to a 2005 National Patient Safety Goal Requirement.

Tabela 5.4

Lista de abreviaturas, acrônimos ou símbolos perigosos que não devem ser usados, segundo a Joint Commission

Abreviatura	Problema potencial	Termo preferido
U (para unidade)	Confundido com zero, quatro ou cc	Escrever "unidade"
UI (para unidade internacional)	Confundir com IV (intravenoso) ou 10 (dez)	Escrever "unidade internacional"
q.d. (do latim, abreviatura para uma vez por dia)	Confundido com cada um	Escrever "diariamente"
q.o.d. (do latim, abreviatura para um dia sim, um dia não)	O ponto depois do "q" pode ser confundido com um I e o "o" pode ser confundido com um I	Escrever "um dia sim, um dia não"
Zero na seqüência (X.0 mg) Falta do zero anterior (.X mg)	Ponto decimal está faltando	Nunca escrever o zero sozinho depois de um ponto decimal (x mg) e sempre usar um zero antes de um ponto decimal (0,X mg)
MS MSO_4 $MgSO_4$	Confundidos uns com os outros Podem significar sulfato de morfina ou sulfato de magnésio	Escrever "sulfato de morfina" ou "sulfato de magnésio"

Fonte: Joint Commission Resources: Special report. 2005 Joint Commission Nation Patient Safety Goals: Practical strategies and helpful solutions for meeting these goals. *Joint Commission Perspectives on Patient Safety* 4 (9): 6, 2004.

Estratégia Quando houver alto risco de confundir o frasco de um eletrólito concentrado com outro medicamento, deve-se estocar o eletrólito na forma pronta para o uso (ou seja, já diluído). Se se for preciso utilizá-lo na forma não-diluída, é preciso ter proteção especial contra o uso errado. A enfermagem deve colaborar com a farmácia e com a equipe médica para elaborar processos de realização de prescrições que possam minimizar os erros de dosagem. Isso pode incluir formulários de prescrições que favoreçam a dose certa, o cálculo das doses e os parâmetros específicos de prescrições.

Quando as concentrações múltiplas de um fármaco forem clinicamente necessárias (como na unidade pediátrica), é importante adotar precauções especiais para evitar os erros de dosagem. Por exemplo, as prescrições devem especificar a dose real do fármaco, não o volume, e o cálculo da dose – incluindo os elementos de dados específicos, como o peso do paciente, a dose por unidade de peso e a velocidade da administração. Isso proporciona informação suficiente para que o farmacêutico, que revisa as prescrições e prepara o medicamento, e o enfermeiro, que administra a medicação, recalculem a dose com a finalidade de verificação. Não usar a "Regra de 3" para calcular as concentrações de fármacos específicas ao paciente nas unidades pediátricas e neonatais.

Estratégia Deve-se garantir que a equipe esteja bem informada para assegurar que a medicação correta seja administrada, especialmente porque muitos nomes de fármacos têm sons semelhantes. Para reduzir as confusões devido ao nome do fármaco ou à aparência semelhante, a equipe deve:

- Escrever legivelmente e ler quando comunicar informação sobre medicamento. Fazer com que o ouvinte repita o nome do medicamento para garantir que entendeu corretamente
- Lembrar que os nomes de marca e os dos genéricos freqüentemente são semelhantes
- Considerar o potencial de dispensações erradas quando adicionar medicamentos ao formulário de sua organização
- Agrupar os fármacos por categoria, não por ordem alfabética
- Colocar lembretes nos sistemas de computador e nos rótulos dos frascos de medicação para alertar médicos, enfermeiros e farmacêuticos sobre os problemas potenciais
- Incluir a indicação para a medicação na prescrição para ajudar o farmacêutico a identificar erros potenciais
- Verificar a embalagem da medicação e o rótulo comparando-os com o prontuário do paciente antes de administrar a dose

Observar os fármacos com aparência ou nome semelhantes usados na unidade ou outros que preocupem a equipe de enfermagem, revisando-os ao menos anualmente e prevenindo os erros envolvendo a troca desses fármacos. A U.S. Pharmacopeia mantém uma lista extensa de fármacos com nomes e aparências semelhantes em http://www.usp.org/patientSafety/briefsArticlesReports/qualityReview/qr762001-03001b.

Meta 5 – Melhorar a segurança do uso de bombas de infusão

A infusão de líquidos e medicamentos no paciente, sem controle de fluxo, resultará freqüentemente em morte ou dano grave. A proteção contra o fluxo livre, intrínseca ou integrada ao dispositivo, pode resguardar o paciente dos resultados adversos envolvendo as bombas de uso geral e as de ACP (analgesia controlada pelo paciente). Se o dispositivo ou mecanismo de proteção do fluxo livre é acrescentado como acessório (p.ex., não é intrínseco à bomba ou ao conjunto de administração), é possível usar a bomba e o conjunto de administração sem a proteção adicional, criando, desse modo, risco de fluxo livre acidental ao paciente, o que pode resultar em dano ou morte.

Estratégia Os enfermeiros-administradores devem assegurar que, quando as bombas de infusão estiverem em uso, funcione um sistema que nunca permita que o líquido corra para o paciente sem primeiramente passar pelo dispositivo ou mecanismo de proteção do fluxo livre. Os enfermeiros devem garantir o uso apropriado dos conjuntos de administração para que o dispositivo de proteção do fluxo livre funcione adequadamente. Para testar se a bomba de infusão possui uma proteção contra o fluxo livre, deve-se desligar a energia e manter o conjunto de infusão preparado e carregado no dispositivo. Também, com todos os grampos dos equipos abertos e com o recipiente de líquido tão acima do dispositivo quanto o equipo permitir, verificar que não há nenhum fluxo de líquido para o exterior do conjunto. A equipe de enfermagem deve ser autorizada a retirar as bombas do uso, se não estiverem funcionando apropriadamente, e notificar os engenheiros biomédicos ao fazer isso.

Meta 7 – Reduzir o risco de infecções associadas ao atendimento de saúde

Esta Meta Nacional de Segurança do Paciente aumentou a atenção e a importância do cumprimento de todas as recomendações da Categoria I (incluindo IA, IB e IC) no padrão do CDC para a higiene das mãos. As diretrizes do CDC identificam as atividades básicas necessárias para o esforço bem-sucedido do controle da infecção. (Para mais informações sobre as diretrizes para a higiene das mãos do CDC, consultar http://www.cdc.gov/handhygiene.) Os enfermeiros-líderes desempenham um papel crítico na compreensão, na educação, na disseminação e na prática desses padrões. Sem dúvida, a higiene das mãos é a ação mais fácil e rápida que os trabalhadores do atendimento de saúde podem realizar para impactar a disseminação da infecção.

Estratégia Um enfermeiro-líder que demonstra paixão por implementar esse padrão pode ser um fator influente na melhoria do comprometimento – iniciando com os comportamentos e atividades pessoais. Os enfermeiros-administradores também podem influenciar o comprometimento desenvolvendo programas de educação e de recompensa, dando atenção aos trabalhadores menos visíveis e fora de turno e gerando um enfoque sobre um comprometimento que engaje e motive a equipe de enfermagem. As seguintes sugestões devem ser aplicadas para ajudar a melhorar o controle da infecção:

- Encorajar os pacientes e as famílias a falarem e pedirem à equipe de enfermagem e aos demais profissionais de atendimento de saúde que lavem as mãos.
- Colocar cartazes próximos às pias e nos banheiros para lembrar à equipe que lave as mãos. Proporcionar modelos para motivar a equipe a comprometer-se com as práticas de higiene das mãos.
- Para melhorar a adesão à prática da higiene das mãos entre a equipe, especialmente a que trabalha em áreas nas quais são antecipadas altas cargas de trabalho e grande intensidade de atendimento, tornar disponível a loção para as mãos, à base de álcool, na entrada dos quartos de quem recebe atendimento, em outros locais convenientes e em recipientes individuais de bolso para serem levados pelos profissionais de saúde.
- Ensinar a equipe de atendimento sobre os tipos de atividades que podem resultar em contaminação das mãos e as vantagens e desvantagens dos vários métodos usados para a sua higiene.
- Monitorar a adesão à higiene das mãos e proporcionar *feedback* ao pessoal sobre o desempenho da equipe ou monitorar o volume de loção com base de álcool usada por 1.000 pacientes/dia.
- Implementar um programa multidisciplinar destinado a melhorar a adesão às práticas recomendadas de higiene das mãos.

O controle da infecção é problemático na maior parte dos estabelecimentos de atendimento de saúde, e os índices em elevação das infecções associadas com o atendimento de saúde (ou hospitalares) preocupam os pacientes e os profissionais de saúde, inclusive os enfermeiros. As infecções comuns a todos os ambientes incluem as infecções do trato urinário associadas ao cateter, as infecções da corrente sangüínea (geralmente associadas com os dispositivos intravasculares) e as pneumonias. O CDC estima que mais de dois milhões de pacientes, anualmente, contraem infecções adquiridas no hospital, ao serem tratados para outras doenças ou lesões, e que aproximadamente 90 mil morrem em conseqüência dessas infecções. Apesar desses números, a base de dados de relatórios sobre a segurança do paciente, da Joint Commission, inclui apenas um pequeno número de eventos-sentinela relacionados com o controle de infecções.

Estratégia Deve-se avaliar a maneira com que a equipe analisa as mortes relacionadas às infecções associadas ao atendimento de saúde. É importante educar a equipe de enfermagem em relação à identificação de possíveis infecções hospitalares e ao relato de todas as mortes não-antecipadas.

A decisão de designar e revisar uma ocorrência como evento-sentinela deve ser baseada no resultado do caso – uma morte não-esperada ou uma perda permanente de função importante – e não em qualquer causa presumida. Por exemplo, um indivíduo chega ao hospital para tratamento com a expectativa de recuperação total. Durante a hospitalização, no entanto, o paciente adquire uma infecção e morre. Esse é um evento-sentinela devido ao resultado – a morte não-esperada. Não é necessário saber se a morte foi causada por infecção para torná-la um evento-sentinela.

Muitos pacientes que tiveram infecções associadas com o atendimento hospitalar freqüentemente estavam muito doentes e podem ter tido outros problemas de saúde. Para determinar a morte não-esperada, as organizações devem analisar as condições do paciente ao ser admitido. A morte ou a perda permanente de função devem ser consideradas como eventos-sentinela se esse resultado não tiver sido conseqüência do curso natural da doença do paciente ou de uma condição subjacente no momento da admissão. Um exemplo é o indivíduo aparentemente saudável admitido para um procedimento eletivo. Ele desenvolve uma infecção na ferida, torna-se séptico e morre.

Assim como determinar a ocorrência de um evento-sentinela não depende de o paciente ter ou não uma infecção, a análise da causa-raiz não deverá concentrar-se unicamente na infecção. Ao contrário, a idéia é examinar o próprio evento. Por que a pessoa morreu? Ou por que ela sofreu a perda permanente de uma função importante? Deve-se procurar identificar os aspectos do sistema e do processo que podem ser aperfeiçoados para reduzir o risco de resultados adversos graves.

Meta 8 – Conciliar, precisa e totalmente, os medicamentos durante o transcurso do atendimento

Existe um alto risco de erro na entrega da medicação ou de eventos adversos de medicação na continuidade do atendimento. Garantir a exatidão na lista dos medicamentos atuais do paciente, em cada ocasião do atendimento, é essencial para proporcionar um atendimento seguro.

Estratégia Deve-se estabelecer um processo padronizado para conciliar os medicamentos do paciente quando ele ingressar na organização ou transferir-se nela ou dela. O registro histórico que a organização usa pode não ser sempre exato, pois os medicamentos podem mudar a qualquer momento. Por exemplo, a lista de medicamentos do paciente pode mudar significativamente após ele ter alta da organização e entrar novamente. Durante esse período, o médico regular ou o chamado pelo paciente pode ter alterado a medicação, ou o paciente pode ter personalizado os medicamentos devido aos efeitos colaterais ou às considerações de custos.

Desenvolver um método padronizado para a criação de uma lista exata de medicamentos na admissão e na transferência é importante. Usar muitos recursos diferentes, como o registro histórico, uma entrevista com o paciente e a família ou uma discussão com o farmacêutico ou o médico habitual do paciente para obter uma lista exata dos medicamentos que ele está tomando também é recomendado. Ao conduzir a entrevista do paciente sobre os medicamentos tomados, não se deve esquecer de medicamentos sem prescrição, de ervas medicinais e de suplementos dietéticos. Os pacientes podem não considerá-los "medicamentos", mas eles são.

Estratégia Uma maneira de padronizar o processo é desenvolver um formulário de conciliação de medicamentos como padrão para coletar informações sobre os medicamentos atuais. Deve-se atribuir a um membro específico da equipe a responsabilidade pelo preenchimento do formulário de conciliação de medicamentos e pela abordagem de todas as discrepâncias e todos os problemas da lista. Comunicar o formulário de conciliação de medicamentos correto do paciente (completo com os medicamentos prescritos pelo primeiro prestador de serviço) ao próximo prestador de serviço, dentro ou fora da organização, é fundamental.

Meta 9 – Reduzir o risco de lesão resultante de quedas ao paciente

As quedas respondem por aproximadamente 4,6% dos eventos-sentinela revistos pela Joint Commission durante o ano de 2003. Uma investigação inicial que falhe em identificar o nível cognitivo geral do indivíduo, a força muscular, a dor e a capacidade de realizar as atividades da vida diária pode levar a uma conclusão inválida sobre o estado do paciente.

Estratégia A equipe de enfermagem deve avaliar regularmente o risco de queda de cada paciente e agir para prevenir a ocorrência das quedas potenciais. Isso inclui fatores de risco como: a história prévia de quedas, a deficiência cognitiva, o equilíbrio ou a mobilidade prejudicada, os problemas musculoesqueléticos, as doenças crônicas, os problemas nutricionais e o uso de múltiplos medicamentos. Algumas estratégias de redução de risco que os enfermeiros-administradores podem utilizar incluem: melhorias e padronização dos sistemas de chamada do enfermeiro, a revisão do processo de trabalho do pessoal, a orientação individual dos cuidadores e a criação de um comitê de prevenção de quedas para investigar o potencial de queda nos novos indivíduos ou pacientes, a revisão regular das quedas, as intervenções avaliadoras, a procura de tendências e padrões e a comunicação dos achados aos outros membros da equipe.

Protocolo Universal para Procedimentos Cirúrgicos

Os enfermeiros nas unidades de internação, unidades laboratoriais, áreas pré-operatórias, salas de cirurgia e o pessoal de enfermagem nas várias unidades de procedimentos especiais (p. ex., cateter cardíaco, gastrintestinal), na emergência e mesmo na radiologia intervencionista, podem contribuir para a prevenção da cirurgia no sítio errado, do procedimento errado e da cirurgia na pessoa errada. Para isso, é importante envolver os enfermeiros no desenho e no redesenho do processo de verificação pré-operatório.

Estratégia Implementar, consistentemente, uma abordagem padronizada, usando um protocolo universal, baseado no consenso, será muito eficaz no alcance da meta. O papel do enfermeiro é garantir que cada passo do processo seja desempenhado e que os documentos contendo os protocolos representem a informação mais atual e estejam disponíveis a qualquer membro da equipe cirúrgica ou de procedimentos. O envolvimento ativo e a comunicação eficaz entre todos os membros da equipe cirúrgica e o paciente (na intensidade possível) são importantes para o sucesso.

Os seguintes passos, conjuntamente, compreendem o Protocolo Universal:

1. O *processo de verificação pré-operatório* assegura que todos os documentos e estudos relevantes estejam disponíveis antes do início do procedimento e que tenham sido revistos e sejam consistentes entre si, com as expectativas do paciente e com a compreensão da equipe sobre o paciente, o procedimento, o sítio visado e, quando aplicável, a um implante. A falta de informações ou as discrepâncias devem ser abordadas antes do início do procedimento.
2. A *marcação do sítio cirúrgico* identificará, sem ambigüidades, o local de incisão ou inserção visado. Para os procedimentos envolvendo a distinção entre a direita e a esquerda, as estruturas múltiplas (como os dedos das mãos e dos pés), ou os níveis múltiplos (como nos procedimentos na coluna), o sítio deve ser marcado de modo que a marca seja visível após o paciente ter sido preparado. Os enfermeiros são, muitas vezes, fundamentais para garantir que os sítios cirúrgicos sejam marcados, incentivando o envolvimento do paciente na marcação do sítio.
3. Uma "*pausa*" logo antes do início do procedimento proporciona uma verificação final do paciente, do procedimento, do sítio e, quando aplicável, do implante correto.

Todo o processo de verificação deve ser interdisciplinar, envolvendo todos os membros da equipe. Ele exige comunicação ativa entre todos os membros da equipe cirúrgica/de procedimentos, consistentemente iniciado por um membro designado na equipe e conduzido de modo "seguro contra falhas", isto é, o procedimento não é iniciado até que toda questão ou preocupação seja resolvida. Quando chegar a hora do processo de verificação verbal final, deve-se cessar toda a atividade na sala e permitir a participação. O procedimento deve ser declarado em voz alta, exatamente como aparece no formulário de consentimento informado. Os enfermeiros podem, ocasionalmente, sentir-se pouco à vontade ao insistir com a pausa logo antes do início do procedimento, mas devem ser leais e comprometidos com a segurança do paciente em suas interações com a equipe cirúrgica a fim de garantir que ocorra a verificação final.

Estratégia As seguintes sugestões devem ser consideradas para garantir o comprometimento com o processo pré-operatório visando verificar o paciente, o sítio e o procedimento corretos:

- Desenvolver uma lista de verificação dos documentos que devem estar presentes e dos procedimentos que precisam ser completados antes do início de qualquer procedimento.
- Fazer com que o enfermeiro ou outro membro da equipe coloque o prontuário do paciente em uma estante na sala de cirurgia, abrindo-o nas anotações do cirurgião que descrevem o procedimento planejado. Isso permite que o cirurgião revise rapidamente o registro antes de iniciar o procedimento.
- Avaliar a equipe para assegurar que ela entende a política e os processos de verificação.
- Implementar um processo organizacional para marcar o sítio cirúrgico, envolver o paciente no processo de marcação e fazer com que a equipe cirúrgica confirme que o sítio tenha sido marcado. Em vez de dizer ao paciente o sítio específico, fazer a pergunta de maneira que exija que ele o informe (p. ex., "Qual das mãos estamos operando hoje?").
- Embora isso não seja uma exigência, considerar a implementação de uma política de "sem marcação, sem cirurgia".
- Se a lateralidade for um problema, descreva as palavras inteiramente na programação cirúrgica e no formulário de consentimento cirúrgico.
- Para a cirurgia na coluna, implementar um processo de marcação em dois estágios, como a seguir: (1) Marcar o nível geral do procedimento (cervical, torácico, lombar) pré-operatório, e (2) no intra-operatório, marcar os inter-espaços exatos a serem operados, usando a técnica de marcação radiográfica intra-operatória padronizada.
- Se o procedimento envolver raio X, verificar se os filmes estão na sala de cirurgia, corretamente rotulados e dispostos no visor.
- Verificar se o nome do paciente é o mesmo nome do filme, não o mesmo nome no invólucro.
- Se houver uma ferida ou lesão visível que é o sítio do procedimento visado, não é exigida a marcação. No entanto, se houver múltiplas feridas ou lesões e apenas algumas serão tratadas, as lesões a serem tratadas devem ser marcadas.

PAPEL DA ENFERMAGEM NAS ÁREAS DE ENFOQUE PRIORITÁRIO DA JOINT COMMISSION

A Joint Commission define *áreas de enfoque prioritário* (PFAs)* como processos, sistemas e estruturas, em uma organização de atendimento de saúde, que têm influência significativa na segurança e na qualidade do atendimento. Se esses procedimentos estiverem funcionando bem, existe maior probabilidade de resultados positivos. Alternativamente, os enfermeiros-líderes e as equipes de enfermagem talvez sejam capazes de encontrar padrões dentro dessas áreas que necessitem ser abordados.

O novo processo de credenciamento concentra-se nos processos e sistemas de atendimento aos pacientes críticos específicos da organização. A informação pré-inspeção de várias fontes sobre a organização de atendimento de saúde enfoca a inspeção de credenciamento sobre as áreas que são significativas para a segurança do paciente e a qualidade na organização. Essa metodologia – Processo de Foco Prioritário (PFP) – elabora a inspeção para satisfazer o perfil exclusivo de cada organização. O PFP resulta em duas áreas de informações essenciais para o enfoque sobre o processo de inspeção no local: os quatro principais grupos clínicos e de serviços da organização (CSGs) e suas áreas de enfoque prioritário (PFAs). Os CSGs classificam os pacientes e os serviços em populações distintas para as quais os dados podem ser coletados, como a obstetrícia, o trauma ou a cardiologia.

---

* N. de R.T.: *Priority focus areas* – PFAs.

Os inspetores usam as áreas de enfoque prioritário para planejar uma inspeção local da organização, visando concentrar-se nos sistemas e processos, especialmente durante a atividade de rastreamento inicial. As PFAs, no entanto, também permitem que os hospitais focalizem as áreas aplicáveis a fim de investigar continuamente os pontos fortes e as fraquezas de seus próprios sistemas e processos, favorecendo a prestação do atendimento. Lembrar que as PFAs não representam as áreas em que a organização foi considerada sem comprometimento ou deficiente. Ao contrário, elas identificam as áreas da organização importantes para a prestação de atendimento seguro, de alta qualidade, para seus pacientes.

As 14 PFAs e o papel que a equipe de enfermagem desempenha em relação a elas são destacados a seguir.

1. Investigação e atendimento/serviços

A investigação apropriada determina o atendimento que o paciente recebe. A investigação ou a reinvestigação inadequada do paciente ou o fracasso em investigar ou reinvestigar os pacientes de maneira oportuna podem levar à permanência prolongada, ao tratamento desnecessário ou à omissão do tratamento necessário, resultando em eventos adversos graves. O atendimento que não é interdisciplinar pode ocasionar conflitos no atendimento.

Estratégia Para superar os desafios relacionados com o planejamento da investigação e do atendimento, as organizações podem considerar as seguintes estratégias:

- Usar formulários interdisciplinares e padronizados de investigação e anotações de admissão
- Realizar triagem dos indivíduos quanto a risco de quedas, fuga, abuso, negligência, depressão, suicídio e desnutrição
- Assegurar a captação de informações completas
- Revisar regularmente os instrumentos de triagem e de investigação
- Assegurar o término de toda a investigação e reinvestigação antes de iniciar o planejamento do atendimento ou a revisão do plano de atendimento

- Usar uma abordagem interdisciplinar ao planejamento do atendimento
- Elaborar o processo de planejamento do atendimento para cada necessidade do indivíduo
- Priorizar as necessidades e as metas de atendimento do paciente
- Rever regularmente o plano de atendimento e revisá-lo conforme necessário
- Documentar o processo de planejamento do atendimento

2. Comunicação

É essencial que a equipe, os pacientes e os membros da família se comuniquem com eficácia. A falta de comunicação eficaz entre os próprios cuidadores ou entre cuidadores, pacientes e famílias, pode resultar em problemas de qualidade do atendimento, eventos adversos e problemas gerais nos procedimentos, tais como as prescrições mal-entendidas, as doses erradas ou a falta de medicação e a interrupção na continuidade do atendimento de um local para o outro.

Muitos enfermeiros enfrentam três desafios críticos à comunicação eficaz: desafios relacionados à cultura organizacional, relacionados aos métodos de comunicação e relacionados à educação, ao treinamento e ao pessoal.

Estratégia As seguintes estratégias podem ajudar as organizações a criar e manter uma *cultura* que valorize e fortaleça a comunicação efetiva:

- Os enfermeiros-líderes devem, por meio do exemplo, estabelecer o tom para a criação de uma cultura honesta e aberta
- Encorajar a equipe de enfermagem a questionar ou esclarecer as prescrições consideradas inapropriadas, incompletas ou obscuras e proporcionar mecanismos claros e seguros para isso
- Implementar os sistemas, as políticas e os procedimentos para minimizar os problemas na comunicação
- Encorajar a participação do médico na implementação dos métodos eficazes de comunicação

3. Profissionais credenciados

Como principais defensores dos indivíduos a seu cuidado, os profissionais credenciados, incluindo os enfermeiros especialistas em alguns hospitais, estão em posição de liderança no que diz respeito à melhoria da qualidade e da segurança do atendimento de saúde. Eles próprios são um elemento principal nas áreas de enfoque prioritário por sua contribuição e seu papel de liderança participativa na equipe de atendimento de saúde do paciente.

Estratégia Uma estratégia para as organizações medirem seu desempenho, garantindo a inclusão de profissionais credenciados nas atividades de melhoria do desempenho, é o monitoramento da composição dos comitês de melhorias ou das forças-tarefa quanto à participação dos profissionais licenciados independentes. As atividades de mensuração do desempenho que podem ser usadas para verificar a competência dos profissionais individuais ou dos grupos de profissionais incluem o uso de medicamentos, de sangue e componentes do sangue, os procedimentos cirúrgicos e outros, a eficácia dos padrões da prática clínica, a investigação médica e o tratamento dos pacientes, o afastamento significativo dos padrões estabelecidos da prática clínica, a educação dos pacientes e das famílias, a finalização correta, oportuna e legível dos registros clínicos dos pacientes e a participação no e o sucesso do programa de redução da permanência.

4. Uso de equipamento

A meta de um programa eficaz de uso de equipamento é garantir que o equipamento usado para o atendimento ao paciente esteja disponível, seguro e em funcionamento. A administração eficaz do equipamento médico deve resultar na redução dos perigos e riscos e na prevenção dos acidentes e das lesões aos pacientes e aos membros da equipe.

O uso do equipamento engloba a seleção, o fornecimento, a instalação e a manutenção do equipamento e dos suprimentos para a satisfação das necessidades do paciente e da equipe. Geralmente, inclui o equipamento móvel, assim como a administração dos suprimentos utilizados pelos membros da equipe (p. ex., luvas, seringas). O uso do equipamento não inclui o equipamento fixo, como os encanamentos de oxigênio e de gás e os sistemas de ar condicionado central, que é incluído no ambiente físico nas áreas de enfoque prioritário. O uso do equipamento inclui planejamento e seleção, manutenção, testes e inspeção, educação e promoção de instruções, fornecimento e instalação, bem como prevenção dos riscos relacionados com o equipamento e os suprimentos.

Estratégia A equipe de enfermagem pode proporcionar participação valiosa nas decisões da seleção, assim como na identificação do equipamento necessitando de manutenção e na apropriabilidade dos suprimentos. Ela também deve conhecer o uso do equipamento e dos suprimentos selecionados e saber a quem contatar no caso de surgirem perguntas ou dúvidas. Quando os problemas ocorrem, a equipe de enfermagem deve relatar os incidentes (conforme exigência do Safe Medical Devices Act, de 1990), bem como os problemas, as falhas e os erros dos usuários em relação ao equipamento e aos suprimentos.

5. Controle da infecção

O controle da infecção inclui supervisão e identificação, prevenção e controle das infecções entre pacientes, funcionários, médicos e outros profissionais licenciados independentes, trabalhadores contratados, voluntários, estudantes e visitantes. Os exemplos de atividades de controle da infecção incluem higiene das mãos, uso do equipamento de proteção pessoal, procedimentos de precaução e isolamento, procedimentos de limpeza para desinfecção e esterilização, bem como a mensuração permanente do desempenho.

Esse processo sistemático, integrado, aplica-se a todos os programas, serviços e ambientes. Os elementos-chave do processo de controle de infecção incluem, mas não se limitam a supervisão, identificação, prevenção, controle, comunicação e mensuração.

Estratégia A equipe de enfermagem age para prevenir a ocorrência de uma infecção (recebendo a vacina da hepatite B, observando as diretrizes agudas ou mantendo a limpeza do ambiente) e a disseminação da infecção (usando as precauções padronizadas ou universais e observando as diretrizes para a higiene das mãos).

6. Gestão da informação

A gestão eficaz dos dados é crucial para os resultados do atendimento de saúde, a qualidade do atendimento, a segurança do paciente e a melhoria do desempenho organizacional ou individual. Na realidade, o uso da informação está vinculado a quase todas as funções importantes que a equipe de enfermagem realiza – da investigação do paciente à educação do paciente e da família e da melhoria do desempenho à eficácia do pessoal.

Estratégia A informação deve estar disponível de forma oportuna e quando necessária para apoiar a tomada de decisão do paciente. A equipe de enfermagem pode alcançar a gestão eficaz da informação das seguintes maneiras:

- Manter o sigilo e a segurança dos dados para respeitar os direitos do paciente
- Documentar os achados-chave da investigação, do atendimento proporcionado e da resposta do paciente ao atendimento
- Reduzir os erros por meio do registro oportuno dos dados
- Transmitir a informação correta, à pessoa correta, na ocasião correta
- Garantir que o registro clínico esteja disponível aos que necessitam dele
- Praticar o fornecimento legível de informações e garantir que nada seja omitido tanto ao escrever quanto ao utilizar um computador
- Obter e comunicar a informação sobre o consentimento informado
- Ajudar a garantir a transferência completa de informação na admissão, nas mudanças de turnos, durante as transferências do paciente e antes da alta

7. Administração da medicação

A avaliação do sistema de administração dos medicamentos envolve a mensuração do desempenho dos processos de uso de medicamentos, incluindo a administração (abrange a auto-administração) e o monitoramento dos medicamentos – e as reações do paciente a eles – por meio da continuidade de atendimento.

Em um esforço para garantir o fornecimento de atendimento oportuno e eficaz, as organizações rastreiam, muitas vezes, os dados relacionados com as idas e vindas das prescrições de medicamentos até a sua administração. Os hospitais poderiam rastrear as idas e vindas da farmácia desde o recebimento dos pedidos até a entrega nas unidades de enfermagem, ou a partir de itens como o tempo da "chegada do paciente ao início do tratamento" para a terapia trombolítica dos pacientes que se apresentam na emergência com infarto agudo do miocárdio. A mensuração dos eventos adversos relativos aos medicamentos e dos erros de medicação reais ou potenciais possibilita a identificação proativa de estratégias que reduzam a possibilidade de problemas de segurança para o paciente.

Estratégia Para responder apropriadamente aos eventos adversos relacionados à medicação e aos erros potenciais ou reais, a equipe deve rastrear sua ocorrência e identificar as tendências merecedoras de investigação. Os erros e os eventos adversos relacionados aos medicamentos podem ocorrer em cada estágio do processo de uso de medicamentos. Muitas organizações, atualmente, rastreiam os eventos adversos e os erros de medicamentos por paciente/dia (p. ex., por 1.000 pacientes/dia). No entanto, rastrear por dose de medicamento (p. ex., por 10.000 doses de medicação) proporciona uma imagem da freqüência de erro mais precisa e independente do censo, criando um campo nivelado para comparar um período de tempo com outro ou uma unidade de enfermagem com outra.

8. Estrutura organizacional

A estrutura do hospital – derivada de sua missão, visão, valores e leis internas – é a estrutura estabelecida para determinar a visão, a finalidade e a direção para o apoio ao fornecimento de atendimento de qualidade efetivo em um ambiente seguro. Embora essa área de enfoque prioritário destaque a responsabilidade dos líderes da organização, a equipe de enfermagem tem papel específico em sua implementação ao cumprir as leis aplicáveis, os regulamentos e os padrões de credenciamento, além de observar o código de comportamento ético do hospital. Os enfermeiros-líderes também devem assegurar que as agências contratantes encaminhem uma equipe de enfermagem competente e qualificada, orientando-a apropriadamente ao hospital e à unidade.

9. Orientação e treinamento

A orientação e o treinamento minuciosos garantem que os membros da equipe tenham o conhecimento e as habilidades para desempenhar as responsabilidades que lhes forem atribuídas. O conhecimento e as habilidades da equipe de enfermagem são essenciais para a capacidade da organização de realizar sua missão de prestar atendimento de alta qualidade, efetivo e seguro. Os membros da equipe conhecedores e competentes têm menos probabilidade de cometer erros e mais capacidade de garantir a segurança do paciente.

Estratégia A liderança deve apoiar a orientação e o treinamento da equipe por meio da criação e da manutenção de uma cultura de aprendizado e do fornecimento dos recursos necessários para a promoção de programas eficazes de orientação e treinamento. As seguintes estratégias podem ajudar a garantir o âmbito e o cronograma apropriados da orientação e do treinamento:

- Elaborar a orientação para o público adequado
- Proporcionar orientação e treinamento oportunos (ou seja, antes que as pessoas comecem a trabalhar sem supervisão)
- Considerar o seqüenciamento da maneira pela qual cada tipo de orientação é proporcionado
- Oferecer programas de orientação amplos
- Oferecer treinamento nos novos equipamentos ou nos processos novos ou revisados
- Assegurar a cobertura de informações específicas ao paciente
- Enfatizar os aspectos de segurança do paciente relacionados ao trabalho
- Assegurar a orientação minuciosa sobre a administração das emergências
- Proporcionar orientação e treinamento sobre os riscos de segurança conhecidos para o paciente e os empregados

10. Segurança do paciente

A segurança efetiva do paciente implica a identificação proativa dos riscos potenciais e reais de segurança, a identificação das causas subjacentes do potencial e a realização das melhorias necessárias para a redução do risco. Além disso, também envolve o estabelecimento de processos que respondam aos eventos-sentinela, a identificação das causas por meio da análise da causa-raiz e a realização dos melhoramentos necessários. Esse processo envolve uma abordagem baseada em sistemas que examina todas as atividades na organização, contribuindo para a manutenção e a melhoria da segurança do paciente, tais como o progresso no desempenho e a administração dos riscos. Estes visam garantir que as atividades funcionem juntas, não de maneira isolada, para melhorar o atendimento e a segurança.

A abordagem baseada em sistemas é dirigida pela liderança da organização e ancorada em sua missão, sua visão e seu plano estratégico. Deve ser: endossada e apoiada ativamente pela equipe médica e pela liderança de enfermagem; implementada pelos diretores; integrada e coordenada na organização por todo o pessoal, inclusive a enfermagem; e continuamente sujeita à reengenharia com o uso de modalidades de desempenho comprovadas e proativas.

Além disso, a redução efetiva dos erros e de outros fatores que contribuem para os resultados adversos não-intencionais na organização exige um ambiente em que os pacientes, suas famílias, a equipe da organização e as lideranças possam identificar e administrar os riscos potenciais e reais à segurança. Tal ambiente encoraja o aprendizado organizacional sobre os erros e apóia o compartilhamento desse conhecimento a fim de efetuar mudanças comportamentais na própria organização de atendimento de saúde e em outras que buscam melhorar a segurança.

11. Ambiente físico

Refere-se a um ambiente seguro, acessível, funcional, sustentador e eficaz para os pacientes, membros da equipe, trabalhadores e outros indivíduos pela administração do projeto físico, construção e novo projeto; manutenção e teste; planejamento e melhoramento; e prevenção de risco, definida em termos de utilidade, proteção de incêndio, segurança, privacidade, estocagem e materiais perigosos e lixo. O ambiente físico pode apoiar ou atrapalhar a qualidade e a segurança do atendimento. Um ambiente físico projetado e administrado apropriadamente apóia e mantém a dignidade do paciente, permite a facilidade de interação, reduz os estressores e encoraja as famílias a participar da prestação do atendimento.

Estratégia Embora esteja sob a responsabilidade das lideranças e da equipe que administram o ambiente físico, a equipe de enfermagem também pode desempenhar seu papel na manutenção do ambiente seguro pela disposição apropriada das agulhas e objetos pontiagudos contaminados, pelo uso seguro dos equipamentos e pelo *feedback* sobre o projeto das áreas de atendimento ao paciente.

12. Especialização e atividade de melhoria da qualidade

A melhoria da qualidade identifica a abordagem colaborativa e interdisciplinar ao estudo contínuo e à melhoria dos processos de prestação de serviços de atendimento de saúde para o atendimento das necessidades dos consumidores e outros. Envolve a identificação, a mensuração, a implementação, o monitoramento, a análise, o planejamento e a manutenção dos processos para garantir seu funcionamento eficaz. Os exemplos de atividades para a melhoria da qualidade incluem o projeto de um novo serviço, o fluxograma do processo clínico, a coleta e a análise de dados sobre as medidas de desempenho ou os resultados do paciente, comparando-se o desempenho da organização com o de outras organizações, selecionando-se as áreas de atenção prioritária e experimentando novas maneiras de realização de uma função.

Estratégia Os desafios de mensuração para a melhoria da qualidade são numerosos, mas estratégias específicas podem ser perseguidas pelas lideranças e pela equipe para assegurar a mensuração efetiva necessária. Deve-se enfocar os esforços para a coleta de dados de um processo problemático em seus passos mais difíceis, ou seja, selecionar medidas não porque os dados são facilmente obtidos ou para fazer a unidade ter uma boa aparência, mas escolher aquelas com potencial de impacto positivo na maneira como o atendimento é prestado.

Estratégia É importante garantir que os instrumentos e as medidas escolhidas sejam válidos e confiáveis. As medidas válidas identificam oportunidades para a melhora e demonstrarão, afinal, a melhora real nos resultados e na qualidade do atendimento. As medidas confiáveis medem, com precisão e consistentemente, o que foram destinadas a medir nos múltiplos ambientes de atendimento de saúde. Ao reparar a coleta de dados, deve-se assegurar sua eficiência e eficácia e manter a integridade dos dados ao longo do processo.

Depois de coletar, agregar e analisar os dados, as equipes de melhoria estão capacitadas a recomendar modificações nos processos e a dar assistência ao projeto e à implementação de novos processos. Seu pessoal deve proporcionar a perspectiva crítica da enfermagem às equipes de melhoria do desempenho multidisciplinar. Não somente o pessoal obterá ganhos por contribuir para a melhoria do atendimento ao paciente, mas também irá se valorizar individualmente com maior conhecimento e habilidades pela participação em tal projeto.

A Tabela 5.5, na página 133, fornece uma lista de verificação da melhoria do desempenho. O estudo de caso, na página 134, salienta como um hospital integra a enfermagem a uma iniciativa de melhoria de desempenho de alta prioridade.

13. Direitos e ética

Os pacientes têm o direito fundamental a um atendimento que preserve sua dignidade e respeite seus valores culturais, psicossociais e espirituais. A maneira com que a equipe de enfermagem trata os pacientes tem um impacto significativo sobre a experiência do paciente e sua resposta ao tratamento. Os direitos e a ética, como área de enfoque prioritário, relacionam-se com o comportamento do hospital dirigido aos seus pacientes; com a responsabilidade de prestar atendimento que preserve a dignidade; que respeite os valores culturais, psicossociais e espirituais; e que reconheça o impacto desses fatores sobre os resultados melhores dos pacientes.

Estratégia A equipe de enfermagem afeta os direitos e a ética do seguinte modo:

- Proporcionando atendimento respeitoso e com consideração
- Envolvendo os pacientes e as famílias em todos os aspectos do atendimento e da tomada de decisão
- Proporcionando ao paciente e à família a informação que os auxiliará a tomar decisões sobre o atendimento, em uma linguagem e de uma maneira que possam compreender
- Aprendendo e respeitando as práticas culturais e as crenças espirituais que afetam a comunicação verbal e não-verbal, as práticas dietéticas, as práticas alternativas de atendimento de saúde e as práticas da morte e do morrer
- Respeitando as instruções antecipadas e as preferências de atendimento no final da vida
- Proporcionando uma investigação minuciosa da dor e eficácia em sua administração
- Assegurando a segurança do paciente, a privacidade pessoal e o sigilo da informação

14. Pessoal

Manter um número adequado de indivíduos que possuem as habilidades e o treinamento apropriados permite que o hospital forneça atendimento seguro e de alta qualidade. A formação efetiva do pessoal tem sido vinculada positivamente a melhores resultados clínicos, menores índices de mortalidade, permanências mais curtas e custos reduzidos de atendimento ao paciente. Para formar o pessoal hospitalar, as qualificações e as expectativas devem ser definidas para toda a equipe, as competências investigadas e os recursos humanos alocados apropriadamente.

Estratégia As estratégias para atingir e manter um pessoal de enfermagem efetivo são as seguintes:

- Definir com exatidão as competências e expectativas essenciais e específicas ao trabalho e documentá-las
- Avaliar as competências definidas de todo o pessoal inicialmente e de forma permanente
- Desenvolver descrições de trabalho escritas e ligar as avaliações de desempenho a elas
- Alocar recursos humanos apropriadamente para preencher as responsabilidades de atendimento de cada departamento
- Diversificar o treinamento da equipe para ajudar a garantir a adequação do pessoal
- Monitorar a eficácia do pessoal triando os indicadores a fim de identificar as necessidades da equipe

> **Tabela 5.5**
>
> *Checklist* de melhoria de desempenho
>
> - **Tornar-se conhecedor das necessidades do cliente.** Coletar informação sobre as expectativas do paciente e do cliente interno. Identificar os processos visando melhorias. Avaliar e medir o impacto da melhoria sobre o atendimento do paciente em que for garantida.
> - **Estabelecer alvos desafiadores para melhor produtividade e satisfação.** Garantir que objetivos claros para a melhoria sejam estabelecidos, comunicados e revistos.
> - **Reduzir o tempo não-produtivo e dinamizar os processos.** Reduzir os atrasos e eliminar as tarefas desnecessárias. Focalizar a redução do tempo de conversão e reprogramar os recursos para nivelar os períodos de pico. Melhorar os métodos e procedimentos reduzindo as tarefas desnecessárias. Identificar os passos que consomem tempo. Avaliar a seqüência de eventos.
> - **Eliminar ou reduzir a variação.** Determinar por que o esforço de trabalho leva a resultados variáveis. Estabelecer um padrão de mensuração e de comunicação para visar causas especiais de variação. Desenvolver, documentar e treinar os indivíduos sobre os processos mais conhecidos.
> - **Automatizar as tarefas consumidoras de tempo ou repetitivas.** Identificar instrumentos que melhorem a qualidade e o tempo do processo. Usar de forma crescente os sistemas de informação para facilitar a entrada da informação, sua recuperação e sua análise. Avaliar as novas tecnologias para dinamizar os processos.
> - **Melhorar a produtividade por meio do treinamento.** Identificar as necessidades de treinamento no trabalho e na tarefa e organizacionais com base nos modelos de competência. Estabelecer metas para o treinamento.
>
> Fonte: Reimpressa com permissão de *Time Is Money – Labor Analysis Toolkit;* © 2002 by Healthcare Financial Management Association.

- Assegurar, por meio de provisões contratuais, que as agências de contratação forneçam pessoal qualificado e competente
- Comunicar as expectativas para o atendimento sensível cultural e lingüisticamente
- Limitar o uso de horas extras obrigatórias às situações emergenciais
- Revisar regularmente os planos de pessoal e a programação de trabalho

Incorporação das áreas de enfoque prioritário à prática. O hospital receberá uma lista das principais áreas de enfoque prioritário ao obter acesso à Revisão Periódica de Desempenho e imediatamente antes da inspeção local. A lista pode mudar se a Joint Commission receber informação adicional sobre o hospital nesse período. Essas informações podem ser dados do Escritório de Monitoramento da Qualidade da Joint Commission, resultados das inspeções especiais ou das inspeções aleatórias não-anunciadas, novas medidas essenciais ORYX® ou dados externos.

As áreas de enfoque prioritário podem ajudar a identificar e priorizar os alvos de segurança necessários ao paciente. Para cada uma das áreas de enfoque prioritário identificadas, o Relatório Enfocado na Prioridade incluirá a definição e os subprocessos relacionados. Usando a lista de padrões aplicáveis e seus manuais de credenciamento, pode-se realizar uma auditoria para verificar como está o desempenho da organização nessas áreas-chave. Caso se considere que as áreas adicionais representam aspectos-chave de segurança na instituição, revisar também os subprocessos e os padrões a eles associados.

Estratégia Assim como os pesquisadores usam a "metodologia de rastreamento" para acompanhar a trajetória do atendimento de inúmeros pacientes ativos em áreas de serviço selecionadas, visando rastrear o atendimento que receberam, a enfermagem pode usar a mesma metodologia para a auto-investigação. Essa metodologia possibilita à equipe rastrear os pacientes através das áreas de enfoque prioritário identificadas e analisar

Estudo de caso

Nebraska Methodist Hospital: iniciativa de melhoria do desempenho para reduzir eventos de falha de resgate*

O Nebraska Methodist Hospital, em Omaha, Nebraska, desejava abordar as situações de falha de resgate no hospital e identificar e implementar oportunidades de melhoria para reduzir o número de ocorrências. Foi formado um comitê para revisar objetivamente e analisar o atendimento de enfermagem, visando determinar se os aspectos de desempenho contribuíam para o atraso nos esforços de resgate.

O falha de resgate descreve a incapacidade do clínico de salvar a vida de um paciente hospitalizado após o desenvolvimento de complicações. Previamente usado para avaliar as práticas da equipe médica, as contribuições de enfermagem a essas situações têm sido descritas na literatura. A presença contínua dos enfermeiros à cabeceira os coloca em posição privilegiada para detectar mudanças no estado do paciente e para iniciar respostas no atendimento e no tratamento, que podem alterar favoravelmente o curso do paciente. Inversamente, as mudanças adversas não-detectadas ou o fracasso em intervir podem resultar no agravamento e mesmo na morte, pois os recursos fisiológicos necessários para restabelecer a homeostasia estão exauridos.

A supervisão ou documentação do estado modificado do paciente, no entanto, não é adequada. O pessoal de enfermagem deve reconhecer as investigações e os achados anormais e correlacioná-los com os fatores de outros pacientes que sugerem a possibilidade do início de uma complicação. Devem, então, mobilizar recursos para corrigir o problema ou comunicar as mudanças aos outros profissionais capazes de iniciar as intervenções terapêuticas. Tudo isso deve ser feito prontamente para a obtenção de um resultado ideal para o paciente.

O efeito do atendimento de enfermagem na falha de resgate pode ser visto como uma trajetória, como a mostrada na Figura 5.2, na página 135. O modelo enfatiza a importância do reconhecimento e da intervenção precoces nas complicações potenciais no ambiente de atendimento agudo.

Um Comitê de Falha de Resgate foi formado com representantes de várias categorias de enfermagem e subordinadas, incluindo a administração (executivo de serviços, líder-executivo), o apoio clínico (enfermeiro clínico especialista, gerente de atendimento), os prestadores de atendimento direto (enfermeiro de equipe, terapeuta respiratório) e o pessoal da melhoria do desempenho. Um enfermeiro clínico-especialista e um líder de serviço presidem o comitê e todas as unidades de atendimento do paciente estão representadas no comitê.

O sucesso do Comitê de Falha de Resgate será determinado pela avaliação das seguintes medidas:

- Índice de mortalidade ajustado ao risco
- Taxas de transferências não-planejadas com aspectos de atendimento identificados
- Índice de paradas cardiopulmonares
- Número de mortalidades inesperadas

Espera-se que os planos de ação de desempenho resultantes dos comitês reduzam os índices nessas medidas.

Busca na literatura. A literatura sustentava a noção de que a maior parte das paradas cardíacas, no hospital, era resultado de fatores individuais ou do sistema que, se reconhecidos e corrigidos, poderiam ser prevenidos. A parada cardíaca resulta em alto risco de dano grave, com apenas 9% dos pacientes sobrevivendo subseqüentemente à alta hospitalar.

Os sinais e os sintomas de deterioração na condição do paciente, que, freqüentemente, precedem a parada cardiopulmonar, foram bem documentados em dois estudos diferentes, que constatam a presença dos sinais de alerta na maior parte dos pacientes com parada cardíaca. Nesses estudos, os sinais de instabilidade estavam presentes, muitas vezes, 6 a 8 (ou mais) horas antes do evento. Apesar desses sinais premonitórios, o reconhecimento inadequado, a comunicação incompleta, a falta de intervenção ou outros aspectos do desempenho foram considerados contribuintes para a eventual parada cardiopulmonar do paciente.

Também ficou claro que algumas complicações eram inevitáveis. Existem pacientes que, devido aos fatores co-mórbidos, à patologia inicial ou aos procedimentos de alto risco, podem não sobreviver à hospitalização apesar do atendimento correto.

---
* Este estudo de caso foi desenvolvido por Jackie Thienlen, RN, MSN, APRN, Clinical Quality Specialist e Celeste Felix, CNS, RN, MSN, Clinical Nurse Specialist no Departamento de Emergência, Nebraska Methodist Hospital (Omaha).

Estudo de caso: Nebraska Methodist Hospital: iniciativa de melhoria do desempenho para reduzir eventos de falha de resgate (continuação)

Na realidade, embora a maior parte da população expresse o desejo de morrer em casa, alguns pacientes ingressam no hospital com uma expectativa muito realista da morte, como os que são admitidos no hospital para medidas de conforto e não para intervenções curativas.

A Tabela 5.6, na página 136, apresenta uma lista parcial de referências usadas pela equipe em sua busca na literatura.

Coleta de dados. Inicialmente, os casos para análise incluíam todos os pacientes vitimados por uma parada cardiopulmonar, morte durante a internação ou transferência não-planejada para um nível mais alto de atendimento. Devido à limitação de pessoal e à restrição de tempo, logo ficou aparente que a análise de todos esses casos não seria realista. Os casos foram reduzidos a subgrupos

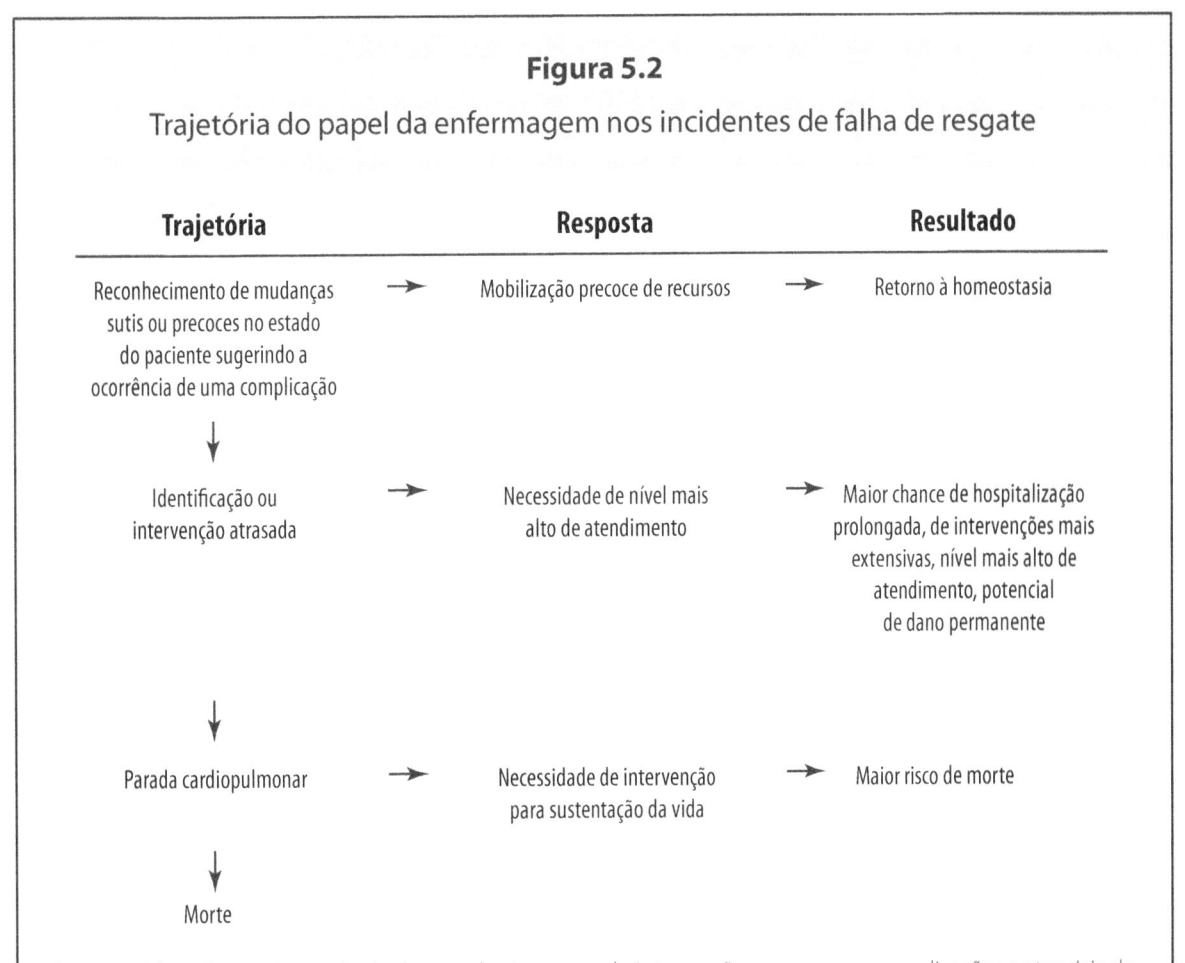

Figura 5.2

Trajetória do papel da enfermagem nos incidentes de falha de resgate

Trajetória	Resposta	Resultado
Reconhecimento de mudanças sutis ou precoces no estado do paciente sugerindo a ocorrência de uma complicação	→ Mobilização precoce de recursos	→ Retorno à homeostasia
↓		
Identificação ou intervenção atrasada	→ Necessidade de nível mais alto de atendimento	→ Maior chance de hospitalização prolongada, de intervenções mais extensivas, nível mais alto de atendimento, potencial de dano permanente
↓		
Parada cardiopulmonar	→ Necessidade de intervenção para sustentação da vida	→ Maior risco de morte
↓		
Morte		

Esse modelo enfatiza a importância do reconhecimento e da intervenção precoces nas complicações potenciais do ambiente de atendimento agudo. A identificação ou a intervenção atrasada aumentam o risco de agravamento e a necessidade concomitante de intervenção mais extensiva para corrigir ou remediar o problema. Deixada sem verificação, a complicação pode progredir para a parada cardiopulmonar e até mesmo para a eventual morte do paciente.

Fonte: Nebraska Methodist Hospital, Omaha, NE © 2004 Jackie Thielen, RN, MSN, APRN

(continua)

Estudo de caso: Nebraska Methodist Hospital: iniciativa de melhoria do desempenho para reduzir eventos de falha de resgate (continuação)

dessa amostra, com a intenção de incluir os com maior probabilidade de permitir informações sobre as oportunidades perdidas:

- Transferências não-planejadas para um nível mais alto de atendimento
- Mortalidades inesperadas (definidas como todas as mortes de pacientes internados não designadas como atendimento de conforto e que não exigiram atendimento crítico na admissão)
- Parada cardíaca

Os dados sobre as paradas cardíacas e as mortes inesperadas estavam disponíveis em comitês preexistentes. Esses dados são resumidos e enviados mensalmente ao Comitê de Falha de Resgate para serem revisados. Um especialista em qualidade clínica identifica os aspectos de atendimento, a partir da revisão desses casos, para confirmar aqueles em que esses aspectos podem ter contribuído para as mortes inesperadas e as paradas cardíacas. Nos casos em que os aspectos de atendimento forem reconhecidos, é enviada uma narrativa clínica resumida para o enfermeiro alocado na unidade para posterior revisão e validação.

Até agora, as transferências não-planejadas para um nível mais alto de atendimento compreendem o maior número de casos reconhecidos de falha de resgate. Os enfermeiros da unidade identificam as transferências não-planejadas para revisão do comitê com a ajuda de pessoal experiente capacitado para o processo de revisão. Cada enfermeiro revisa os relatórios diários impressos automaticamente, listando todas as transferências de pacientes entre unidades, visando identificar os que foram transferidos para uma unidade de atendimento de nível mais alto. O enfermeiro conduz, então, uma revisão dos registros médicos disponíveis, para determinar se a causa para a transferência envolveu uma complicação. Pode haver necessidade de maior investigação visando determinar a contribuição dos aspectos de atendimento de enfermagem. Algumas vezes, talvez sejam exigidos fatos adicionais, como falar com os prestadores de atendimento ou com outros diretamente envolvidos com o paciente na ocasião ou imediatamente antes dos eventos em questão.

Análise dos dados. Quando o enfermeiro confirma que os aspectos de atendimento contribuíram para a transferência não-planejada, para a morte ou parada, os dados são classificados de acordo com a complicação médica presente e o aspecto de desempenho que contribuiu para a complicação.

(continua)

Tabela 5.6

Busca na literatura sobre falha de resgate

1. Clarke S., Aiken L.: Failure to rescue. *Am J Nurs* 103 (1): 42-47, 2003.
2. Buist M. et al.: Effects of a medical emergency team on reduction of incidence of and mortality from unexpected cardiac arrest in hospital: Preliminary study. *BMJ* 324 (7334): 387-90, Feb. 16, 2002.
3. Franklin C., Mathew J.: Developing strategies to prevent in hospital cardiac arrest: Analyzing responses of physicians and nurses in the hours before the event. *Crit Care Med* 22 (2): 244-47, 1994.
4. Hodgetts T. et al.: Incidence, location and reasons for avoidable in-hospital cardiac arrest in a district general hospital. *Resuscitation* 54 (2): 115-23, 2002.
5. The Gallup Organization. Knowledge and attitudes related to hospice care: Survey conducted for the National Hospice Organization. Princeton, NJ: The Gallup organization, Sep. 1996. In Emanuel L.L. et al. (eds): *Education in Palliative and End-of-Life Care (EPEC) Curriculum*. Chicago: EPEC Project (http://www.epec.net), 2003.

Fonte: Nebraska Methodist Hospital, Omaha, NE. Usada com permissão.

Estudo de caso: Nebraska Methodist Hospital: iniciativa de melhoria do desempenho para reduzir eventos de falha de resgate (continuação)

Figura 5.3
Análise em profundidade da complicação clínica: falência respiratória

Aspecto do desempenho	Causa-raiz	Ação	Justificativa
Sinais clínicos de deterioração não-observados ou não-tratados	I. Déficit de conhecimento A. Sinais e sintomas de falência respiratória	■ Uso compartilhado de narrativa clínica: – De um para outro – Reuniões da equipe da unidade – Disponível para ser revisado no caderno de notas de aspectos clínicos	Maior conscientização dos sinais e sintomas a serem monitorados
		■ Programa no serviço ■ Educação/reforço aos assistentes certificados do paciente sobre a técnica correta	É preciso usar com exatidão para monitoramento do equilíbrio hídrico pelos prestadores de atendimento
	B. Técnica da pesagem diária	■ Instrução sobre a notificação do enfermeiro se o peso mudar > 1 kg em 24 horas ou 2,5 kg por semana	
		■ Auto-alertas, gerados por computador, de mudança no peso e desequilíbrio entre a ingestão e a eliminação*	Induzir o enfermeiro a determinar o equilíbrio hídrico e o efeito sobre o estado respiratório
	II. Habilidade de investigação: sons pulmonares	■ Uso de terapeuta respiratório como consultor na unidade	Validação das investigações Educação permanente baseada na clínica para o fortalecimento das habilidades
	III. Implementação atrasada da intervenção	■ Iniciação dos protocolos dirigidos pelo terapeuta respiratório (p. ex., aumento do FIO_2; tratamento com nebulizador)	Intervenção precoce para prevenir a complicação ou o agravamento
	IV. Comunicação ineficaz entre o enfermeiro e o terapeuta respiratório relativa ao estado respiratório do paciente	■ Expectativa de comunicação entre o terapeuta respiratório e o enfermeiro em cada turno ■ Nome do terapeuta respiratório e número do *pager* no quadro de cada sala	Facilita a comunicação e o raciocínio crítico
	V. Conscientização dos dados laboratoriais indicando a diminuição da função renal A. Facilidade de acesso aos dados laboratoriais	■ Impressão diária gerada automaticamente na unidade: nível de creatinina ■ Revisão diária da função renal pelo farmacêutico	Facilita a identificação precoce dos pacientes com diminuição da função renal, que pode levar à sobrecarga de líquido e à falência respiratória Abordagem da equipe para facilitar a identificação precoce dos pacientes com diminuição da função renal
Notificação tardia/omitida	I Comunicação ineficaz ao médico A. Falta de resumo organizado, conciso B. Confusão relacionada com a equipe responsável pela notificação	■ Uso do instrumento SBAR* (Situation-Background-Assessment-Recommendation) ■ Esclarecimento dos papéis e das responsabilidades dos membros da equipe ■ Apresentação das responsabilidades do papel do terapeuta respiratório nas reuniões da equipe de enfermagem	Lembrete sistemático para identificar a informação pertinente e o resumo conciso da informação quando é necessária a notificação do médico

* Adaptada de John W. Whittington @osfhealthcare.org

Fonte: Jackie Thienlen, RN, MSN, APRN, Clinical Quality Specialist e Celeste Felix, CNS, RN, MSN, Clinical Nurse Specialist no Departamento de Emergência, Nebraska Methodist Hospital Omaha, NE.

(continua)

Estudo de caso: Nebraska Methodist Hospital: iniciativa de melhoria do desempenho para reduzir eventos de falha de resgate (continuação)

Os aspectos de desempenho são organizados com base em um modelo adaptado usado por Hodgetts e colaboradores (ver Tabela 5.6), em seu estudo sobre a incidência, a localização e as razões para as paradas cardíacas evitáveis no hospital, nas seguintes categorias:

- Atraso no diagnóstico
- Tratamento incompleto anterior à parada
- Sinais clínicos de deterioração não-observados ou ausência de ação adequada
- Resposta inadequada ou ausência de resposta aos resultados laboratoriais anormais
- Atraso de notificação pelo enfermeiro
- Atraso na resposta do médico
- Fracasso da avaliação radiográfica
- Uso inapropriado da medicação

A equipe procura os padrões emergentes para desenvolver estratégias dirigidas às áreas de ocorrência mais freqüente. A literatura sugere que fatores adicionais, incluindo o pessoal, a experiência clínica e o nível educacional, podem afetar os resultados do paciente. Essa informação, juntamente com os dados categorizados e a descrição detalhada do evento real, é inserida em uma base de dados computadorizada pelo enfermeiro ou por alguém designado. Uma análise "em profundidade" para determinar a causa-raiz da ocorrência de falha de resgate é crítica para o processo.

Os dados são resumidos pelo departamento de PI mensalmente. É calculado o índice de falha de resgate em cada unidade de atendimento ao paciente (número de situações de pacientes com aspectos identificados/1.000 pacientes/dia). Além disso, uma taxa composta é tabulada para todas as unidades relatadas a cada quatro meses. O Comitê de Transferência Não-planejada revisa os dados resumidos, incluindo as situações específicas e as revisões "em profundidade", mensalmente, a fim de identificar as tendências e os padrões e estabelecer planos de ação para a abordagem dos problemas detectados.

Planos de ação. Os planos de ação para os aspectos de desempenho identificados são desenvolvidos e implementados nos níveis do indivíduo (membro da equipe), da unidade ou dos sistemas. Quando um aspecto de desempenho de um membro individualmente é considerado contribuinte à ocorrência da falha de resgate, a informação é imediatamente compartilhada com a equipe envolvida, de maneira não-ameaçadora. Isso proporciona uma oportunidade de aprendizado para a obtenção de melhores resultados nas situações futuras. A narrativa clínica ou o estudo de caso têm sido considerados muito eficazes para essa finalidade. Compartilhar a narrativa clínica com a equipe não envolvida diretamente no caso específico também é útil para sensibilizar outros sobre as modalidades ideais de atendimento e as áreas de problemas potenciais.

Os temas de desempenho e as complicações clínicas recorrentes são lidados no nível da unidade e do comitê. Os planos de ação mais amplos podem visar os processos ou sistemas da unidade ou da organização em geral. Por exemplo, depois de vários meses de coleta de dados, a falência respiratória emergiu como a complicação clínica mais comum. Uma pesquisa descobriu que os aspectos de desempenho relacionados incluíam a falha no reconhecimento dos sinais clínicos de deterioração e o atraso ou a omissão na notificação. As estratégias para a abordagem dos aspectos de desempenho identificados foram desenvolvidas e estão resumidas na complicação clínica "Falência Respiratória" (ver Figura 5.3, na página 137).

Os aspectos identificados influenciam o desenvolvimento dos sistemas de apoio clínico que, por sua vez, influenciam as fases precoces e tardias da trajetória da falha de resgate (apresentadas na Figura 5.2). Por exemplo, um novo sistema de planejamento do atendimento inclui alertas integrados que avisam sobre uma possível necessidade de intervenção precoce da equipe, como a documentação do peso. O registro de uma variação de peso de 1 kg ou mais em 24 horas gerará um alerta visual, chamando a atenção sobre a necessidade de nova investigação da exatidão do peso, notificação do médico e determinação do efeito sobre o estado respiratório do paciente.

Uma estratégia adicional, que logo se transformará em piloto, é a Equipe de Emergência Médica (EEM), que pode ser vista como uma equipe "pré-código". A ativação de uma resposta EEM traz rapidamente um enfermeiro experiente em atendimento crítico, um terapeuta respiratório e um supervisor à cabeceira do paciente instável. Esses profissionais especializados auxiliam na análise da situação e, então, fazem recomendações ou implementam intervenções terapêuticas. A diminuição da incidência de transferências para níveis mais altos de atendimento, de paradas cardíacas no hospital, de morte após a parada cardíaca e de mortalidade geral no hospital tem sido relatada em outras instituições após a implementação de uma equipe de EEM.

os sistemas da unidade ou da organização a elas relacionados. Ao falar com a equipe em cada área ou departamento onde o paciente esteve, lembrar de focalizar as áreas de enfoque prioritário listadas em seu relatório.

Tome-se como exemplo o paciente cardíaco que se transferiu da emergência para o diagnóstico, unidade de enfermagem, anestesia/cirurgia/atendimento intensivo. Quando uma das suas áreas de enfoque prioritário for a comunicação, pode-se incluir uma avaliação de como os profissionais em cada departamento comunicaram as avaliações, os resultados dos exames, o monitoramento permanente, as preocupações especiais, e assim por diante, uns para os outros – tanto verbalmente quanto por meio do registro médico. Também é possível verificar como o planejamento do atendimento multidisciplinar foi realizado e como o paciente e a família foram orientados sobre os testes necessários, quais procedimentos tiveram lugar e qual foi o atendimento após a alta.

O monitoramento dessas áreas pode ajudar a equipe a eliminar as deficiências e favorecer a forma como os sistemas são implementados. O Quadro 5.1, a seguir, proporciona orientação sobre a condução de um rastreamento no hospital.

Quadro 5.1
Realizar os próprios rastreamentos

Estratégia Os rastreamentos podem ajudar os enfermeiros-líderes e a equipe a obter um quadro completo do desempenho da unidade ou do hospital nos aspectos de atendimento e segurança. Conduzir o próprio rastreamento pode ajudar a realizar o seguinte:

- Determinar a eficácia do projeto de seu processo na prestação de atendimento de saúde seguro e altamente qualificado
- Gerar idéias para o melhoramento dos processos
- Educar os membros da equipe sobre esse novo elemento do processo de credenciamento e aumentar seu conforto ao falar com os avaliadores
- Identificar as áreas de não-comprometimento
- Demonstrar o vínculo entre os padrões da Joint Commission e os aspectos de atendimento e de segurança do paciente

O enfermeiro-líder pode usar os mesmos avaliadores de processo depois de conduzir os próprios rastreamentos. Quando a organização obtém acesso ao instrumento de Revisão Periódica do Desempenho e, novamente, duas semanas antes da inspeção completa, o enfermeiro-líder também receberá um resumo dos principais grupos clínicos e serviços e áreas de enfoque prioritário.

(continua)

Quadro 5.1
Realizar os próprios rastreamentos (continuação)

As seguintes diretrizes podem ser adaptadas a qualquer ambiente de atendimento de saúde ou população de pacientes na condução de um rastreamento:

1. **Selecionar uma área de alto risco a ser rastreada.** Verificar o Relatório Resumido de Processo de Foco Prioritário para os principais grupos clínicos e serviços e áreas de enfoque prioritário. Essas listas representam as populações e os serviços dos quais se escolherá os indivíduos para o rastreamento e os processos e sistemas importantes que podem ser abordados com enfoque extra. As quatro principais áreas de enfoque prioritário podem ser: a comunicação, a estrutura organizacional, a administração da informação e a investigação e o atendimento/serviços; pode-se observar mais de perto essas áreas na organização para os rastreamentos.
2. **Selecionar uma amostra dos registros disponíveis de atendimento ao paciente.** Pautar a seleção nos grupos clínicos e serviços. Se a informação do Processo de Foco Prioritário ainda não estiver disponível, pode-se tentar escolher pacientes que receberam atendimento em tantas áreas quantas possível; desse modo, pode-se avaliar os processos em toda a organização e na continuidade do atendimento.
3. **Planejar seu rastreamento.** Com base no registro do paciente, fazer uma lista das disciplinas ou das áreas que estiveram envolvidas no atendimento ou no tratamento de cada indivíduo. Por exemplo, um paciente transferido para uma unidade de reabilitação, após ser submetido à colocação de prótese do quadril, pode ser acompanhado desde a educação pré-admissão, por meio da investigação da admissão, anestesia e serviços cirúrgicos, atendimento intensivo, unidade de enfermagem habilitada, farmácia, serviços dietéticos e fisioterapia.

Para cada área, fazer outra lista de pessoal representativo que necessita ser entrevistado e dos padrões aplicáveis que devem ser abordados. É possível que se queira ter os membros da equipe que realmente prestaram atendimento e serviços a um paciente específico (também identificado a partir do registro médico) à mão, embora qualquer membro da equipe desempenhando a mesma função possa ser entrevistado. Informar aos participantes, tais como os médicos atendentes, os enfermeiros, os farmacêuticos, os terapeutas, os nutricionistas, os técnicos laboratoriais e outros, de que deverão estar disponíveis.

Com base nos serviços prestados, pode ser feita uma lista dos padrões da Joint Commission, a partir do manual de credenciamento atual, que se apliquem a cada departamento a ser visitado. Não esquecer de incluir as Exigências para Participação no Credenciamento, como o compromisso com as Metas Nacionais de Segurança do Paciente e as exigências de mensuração do desempenho (se aplicáveis). Os rastreadores e as questões dependem das exigências dos padrões individuais. Conduzir entrevistas com as equipe em todas as áreas.

4. **Conduzir o rastreamento.** Fazer com que os membros da equipe conhecedores dos padrões da Joint Commission desempenhem o papel de avaliadores e visitem as áreas mapeadas no plano. Fazer com que conduzam as entrevistas, revisem os registros, e assim por diante, como explicado previamente. Enfocar os diversos padrões relacionados com o processo e as áreas de enfoque prioritário. Depois, formular perguntas sobre o paciente sendo rastreado, não sobre uma situação hipotética. Procurar os pontos fortes e as fraquezas em seus sistemas que podem ser visados para melhoria significativa.
5. **Usar os resultados para identificar as áreas para melhorias.** Os aspectos de comprometimento encontrados durante o rastreamento podem ajudar a priorizar os esforços de melhoria. Por exemplo, ao descobrir que as reavaliações para a dor não estão sendo realizadas oportunamente, pode-se decidir deslocar recursos para a equipe de administração da dor durante o trabalho.

Repetir esse processo inúmeras vezes para identificar seus pontos fortes, assim como as tendências nos aspectos de comprometimento que necessitam ser melhoradas.

Fonte: Joint Commission Resources: *Tracer Methodology: Tips and Strategies for Continuous Systems Improvement.* Oakbrook Terrace, IL: JCR, 2004.

REFERÊNCIAS

1. Institute of Medicine (Ann Page, ed.): *Keeping Patients Safe: Transforming the Work Environment of Nurses.* Washington, DC: National Academies Press, 2004. http://books.nap.edu/catalog/10851.html? infocus_4.1.
2. Rogers A.E. et al.: The working hours of hospital staff nurses and patient safety. *Health Aff* 23 (4): 202-11, 2004.
3. Clarke S.P.: Balancing staffing and safety, part 2 of 2. *Nurs Manag* 34 (6): 44-48, 2003.
4. Clark S.P. et al.: Organizational climate, staffing, and safety equipment as predictors of needlestick injuries and near-misses in hospital nurses. *Am J Infect Cont* 30 (4): 207-16, 2002.
5. Pronovost P.J. et al.: Senior Executive Adopt-a-Work Unit: A model for safety. *Jt Comm J Qual Safe* 30 (2): 590-68, 2004.
6. Simpson K.R., Knox G.E.: Adverse perinatal outcomes: Recognizing, understanding & preventing conmon accidents. *AWHONN Lifelines* 7 (3): 224-235, 2003. http://awhonnlifelines.awhonn.org/cgi/content/ full/7/3/224.
7. Osborne J., Blais K., Hayes, J.S.: Nurses' perceptions: When is it a medication error? *J Nurs Adm* 29 (4): 33-38, 1999.
8. News Release: *National Quality Forum endorses national voluntary consensus standard for nursing-sensitive performance measures and endorses two additional nursing home performance measures.* National Quality Forum for Health Care Quality Measurement and Reporting. Jan. 30, 2004.
9. Joint Commission Resources: Special report. 2005 Joint Commission National Patient Safety Goals: Practical strategies and helpful solutions for meeting these goals. *Joint Commission Perspectives on Patient Safety* 4 (9): 1-16, 2004.

Melhorando a competência do enfermeiro por meio da educação

6

Este capítulo destaca a importância da orientação, do treinamento, da educação e do desenvolvimento profissional do enfermeiro.

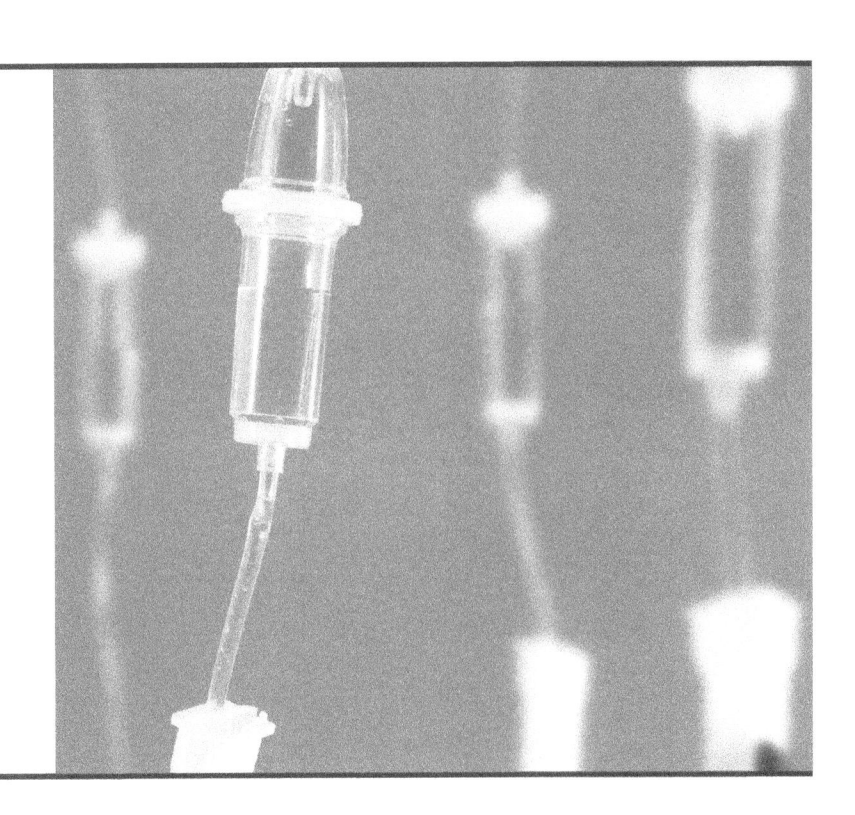

A orientação, o treinamento, a consultoria, a educação permanente e os programas de apoio ajudam tanto o pessoal de enfermagem novo quanto o experiente a aperfeiçoar-se, reter e expandir as habilidades e as competências. Este capítulo detalha várias estratégias para melhorar a competência da enfermagem por meio da orientação, do treinamento, da educação permanente e do monitoramento da competência da enfermagem, além de resumir as oportunidades para o incentivo do desenvolvimento profissional nos papéis administrativos e de liderança.

PREPARAÇÃO DOS NOVOS ENFERMEIROS COM ORIENTAÇÃO, TREINAMENTO E EDUCAÇÃO EFICAZES

O programa de orientação permite que os enfermeiros desenvolvam habilidades e reforcem o aprendizado em sala de aula por meio de atividades clínicas e educacionais. Os programas abrangentes destinam-se a proporcionar experiência prática aos novos enfermeiros. Embora a orientação enfoque a integração da nova equipe em uma unidade ou organização, as oportunidades de treinamento e de educação permanentes permitem que o pessoal mantenha e aumente as competências. A orientação, o treinamento e a educação minuciosos da equipe asseguram que ela possua o conhecimento e as habilidades para desempenhar as responsabilidades que lhe forem atribuídas. Os membros competentes da equipe cometem menos erros, são mais capazes de garantir a segurança ao paciente e de proporcionar atendimento de alta qualidade.

As seguintes estratégias podem ser usadas, em qualquer combinação, para proporcionar orientação, treinamento permanente e educação continuada para o pessoal de enfermagem.

Fazer da orientação uma prioridade

Estratégia Os recém-formados freqüentemente sentem-se despreparados e assustados ao iniciarem a prática. As lideranças devem desenvolver soluções para facilitar a redução da tensão e a transição entre a realidade do ensino e a da prática para os enfermeiros registrados, práticos-licenciados ou enfermeiros vocacionais e assistentes de enfermagem certificados.* Ao mesmo tempo em que os hospitais, os educadores e os enfermeiros-líderes lutam para desenvolver programas de orientação que usem a menor quantidade de recursos necessária para atingir o resultado desejado, buscam estratégias eficazes para preparar o novo pessoal de enfermagem.

As orientações com base em competência concentram-se na capacidade do indivíduo de desempenhar os deveres específicos à unidade, segura e independentemente, no final do período de orientação. Os elementos-chave a serem considerados ao avaliar ou desenvolver tal programa incluem as competências essenciais para cada papel de enfermagem, uma lista de verificação de competências ou outra forma de rastreamento, um cronograma para o término da orientação de competências, métodos para validar as competências (p. ex., a observação do desempenho, a demonstração e o retorno da demonstração, o auto-relato da competência), o treinamento para preceptores e a atribuição da carga de trabalho de atendimento ao paciente aos preceptores e alunos.

Algumas organizações desenvolveram orientações com base em problemas ou simulações para o pessoal de enfermagem recém-contratado. Esses programas podem aumentar efetivamente as habilidades de raciocínio crítico, além de elevar o interesse e a capacidade de busca de informações relevantes e de solução de problemas. Esse conceito é discutido a partir da página 148 deste capítulo, na seção "Incorporação dos exercícios de simulação".

Uso de preceptores e consultores

Estratégia A preceptoria é baseada nas tarefas de orientação para a unidade e na obtenção de habilidades para atingir a competência. O consultor também pode orientar a nova equipe e, adicionalmente, proporcionar ajuda nas habilidades

---

* N. de R.T.: A composição da enfermagem nos Estados Unidos difere da brasileira em termos de denominação e preparo profissional. No Brasil, a equipe de enfermagem é composta de enfermeiros, técnicos e auxiliares de enfermagem.

interpessoais, sobre o que funciona melhor em determinado hospital e sobre a amizade entre os colegas.[1] Os administradores podem relutar em afastar os enfermeiros experientes das atividades de cuidado ao paciente para servirem como treinadores e consultores, mas os programas de preceptoria e de consultoria e as reuniões freqüentes com novos enfermeiros são importantes e essenciais para a integração dos enfermeiros ao hospital.[2]

Embora alguns aspectos dos papéis de consultor e de preceptor sobreponham-se, os dois possuem metas diferentes na organização. Os programas e os relacionamentos do consultor podem proporcionar aos enfermeiros o apoio, a orientação e o encorajamento que os novos membros da disciplina de enfermagem necessitam à medida que adquirem o conhecimento, as habilidades técnicas e a confiança na prática da enfermagem bem-sucedida.[3] Se os consultores, porém, não perceberem a utilidade de seu papel no treinamento e na orientação, os enfermeiros recém-formados podem ter uma experiência negativa e desenvolver uma percepção negativa da profissão ou da organização.

O consultor pode contribuir para a satisfação no trabalho favorecendo a autoconfiança, a auto-estima e a capacidade do enfermeiro de agir de maneira autônoma.[1]

> **Fatos e Números: Orientação para o novo enfermeiro**
>
> - A metade de todos os hospitais reduziu os programas de orientação para os enfermeiros recém-formados.
> - Uma vez contratados, os novos enfermeiros recebem uma média de 30 dias de treinamento em comparação com os três meses de treinamento prático proporcionados há cinco anos.
>
> Fonte: Berens M.J.: Training often takes a back seat. *Chicago Tribune*, Sep.11, 2000.

Desse modo, o consultor deve ser um profissional bem-sucedido, capaz de adaptar-se às mudanças e disposto a instruir outros enfermeiros, auxiliando-os a obter sucesso, isto é, alguém dedicado ao progresso da profissão de enfermagem. Os consultores podem ser colegas, administradores, professores – qualquer pessoa com quem possa ser mantido um relacionamento sustentável, permanente. Algumas características dos consultores efetivos são mostradas na Tabela 6.1, a seguir.

Caso se deseje estabelecer uma cultura de consultoria na organização, deve-se tentar implementar algumas das melhores práticas de consultoria, como:

Tabela 6.1

O que procurar em um bom consultor

- Atitude e visão positivas
- Abordagem de atendimento dirigida aos outros
- Participante conhecedor, veterano maduro e profissional experiente
- Compatibilidade, química pessoal
- Empregado modelo, profissional exemplar
- Bom comunicador, especialmente ouvinte
- Alguém confiável, respeitável e admirável
- Gosto pela aprendizagem e pelas pessoas
- Experiência como influenciador

Fonte: Restifo V., Yoder L. H.: Partnership: Making the most of mentoring. Self-Study Module. Hoffman Estates, IL: Nursing Spectrum Career Fitness Online, 2003. Todos os direitos reservados. http://nsweb.nursingspectrum.com/ce/ce190.htm (acessado em 9 de outubro de 2004).

- Desenvolver um programa de consultoria com base em metas sólidas da organização, como o aumento da retenção dos profissionais, o crescimento em diversidade ou a transformação do hospital em um lugar melhor para trabalhar
- Garantir compromisso visível, diário, a partir do topo
- Desenvolver o maior potencial das pessoas, proporcionando oportunidades de treinamento, projetos e atribuições desafiadoras, oportunidades de desenvolvimento e *feedback*
- Descobrir por que empregados talentosos saem e o que os faria permanecer
- Favorecer a consultoria para homens e minorias, visando encorajá-los a participar dos papéis de liderança tradicionais da enfermagem

Embora os programas formais de consultoria ofereçam a melhor experiência aos envolvidos, se os enfermeiros experientes utilizarem apenas alguns minutos, durante seus turnos, para oferecer *feedback* de apoio e orientação aos iniciantes, a confiança e a especialização aumentaram exponencialmente. Se o hospital ou a unidade é incapaz de manter um programa de consultoria, deve-se proporcionar aos enfermeiros recursos para que encontrem um consultor individual em outro local da organização, ou em outras organizações da comunidade, ou nas organizações de enfermagem profissional ou, ainda, nas associações *online*. É importante, encorajar os enfermeiros a encontrar alguém com interesses comuns, ou pontos fortes nas áreas desejadas, que esteja disposto a compartilhar suas experiências e seu conhecimento.

Os estudos mostram que os enfermeiros que abandonam o trabalho tendem a fazê-lo nos primeiros dois anos, portanto, deve-se ter como alvo os contratados recentes. As lideranças no Fairview Southdale Hospital, em Edina, Minnesota, instruem os enfermeiros da equipe sobre os "comportamentos de boas-vindas" e sugerem aos novos contratados a opção de ter um "enfermeiro amigo" para ser encontrado semanalmente, além do programa de preceptoria de longa duração.[4] Enquanto o preceptor trabalha nas habilidades clínicas, o enfermeiro amigo ajuda o novo enfermeiro a adaptar o conhecimento acadêmico ao atendimento agudo.

À medida que os novos enfermeiros fazem a transição para o papel profissional ou para um novo hospital ou unidade, os líderes, os consultores, os educadores e os enfermeiros devem lembrar de suas próprias experiências iniciais e procurar promover a transição eficaz, a retenção, a satisfação e a socialização do pessoal de enfermagem profissional. Manter a missão da enfermagem – o compromisso com o atendimento conhecedor, habilidoso e compassivo do paciente – no centro de todas as ações e pensamentos ao dar as boas-vindas aos novos contratados.

Encorajar o raciocínio crítico na tomada de decisão

Estratégia Os resultados positivos do paciente podem depender do raciocínio crítico e da tomada de decisão dos enfermeiros experientes. Para que a equipe investigue e monitore de forma suficiente os pacientes e adote as ações apropriadas, ela deve ser capaz de acessar e interpretar a informação adequada, processar corretamente essa informação, fazer um julgamento clínico consistente, com base no conhecimento científico e na prática de enfermagem, e agir como necessário, apoiada nas informações e na situação. Os enfermeiros-líderes têm como meta auxiliar a equipe a refinar as habilidades de raciocínio crítico e a cultivar o espírito do raciocínio crítico.

As pessoas que pensam criticamente possuem e desenvolvem a capacidade de raciocinar e de formar juízos consistentes. As habilidades cognitivas essenciais associadas ao raciocínio crítico incluem:[5]

- **Interpretação** – Compreender e expressar o significado ou a importância de uma grande variedade de experiências, situações, dados, eventos, julgamentos, convenções, crenças, regras, procedimentos ou critérios
- **Análise** – Identificar os relacionamentos intencionais e de inferência reais entre as afirmações, os conceitos, as descrições ou outras formas de representação intencional para expressar crença, juízo, experiências, razões, informações ou opiniões
- **Avaliação** – Investigar a credibilidade das declarações ou outras representações que são explicações ou descrições da percepção, experiência, si-

tuação, julgamento, crença ou opinião da pessoa; e investigar a força lógica dos relacionamentos reais ou de inferência intencionais entre declarações, descrições, perguntas ou outras formas de representação
- **Inferência** – Identificar e garantir os elementos necessários para tirar conclusões razoáveis; formar conjecturas e hipóteses; considerar a informação relevante; e deduzir as conseqüências que fluem de dados, declarações, princípios, evidências, julgamentos, crenças, opiniões, conceitos, descrições, questões ou outras formas de representação
- **Explicação** – Verbalizar as razões do raciocínio de alguém; justificar esse raciocínio em termos de considerações evidentes, conceituais, metodológicas, basedas em critérios e contextos sobre as quais os resultados foram baseados; e apresentar o raciocínio na forma de argumentos convincentes
- **Auto-regulagem** – Monitorar autoconscientemente as atividades cognitivas de alguém, os elementos usados nessas atividades e os resultados deduzidos particularmente pela aplicação de habilidade na análise e na avaliação aos julgamentos de inferência próprios com uma visão dirigida ao questionamento, à confirmação, à validação ou à correção dos raciocínios ou resultados

Essas habilidades podem ser aprendidas caso o novo enfermeiro não as possua. As características que devem ser encorajadas e servir como modelo, entre as lideranças e os enfermeiros da equipe a longo prazo, incluem a curiosidade, a mente aberta para novas informações, as habilidades analíticas, o raciocínio sistemático, a confiança, a procura da verdade e a maturidade.

Ensinar a tomada de decisão em dois níveis, o clínico/fisiológico e o administrativo, pode favorecer a capacidade do enfermeiro de fazer a transição do papel de cuidado ao paciente, no qual são tomadas as decisões que minimizam os riscos, para o papel administrativo, em que as decisões se concentram nos sistemas e nos processos que exigem uma atitude de assumir riscos para pensar "fora da caixa".*

---

* N. de R.T.: Pensar "fora da caixa" significa olhar para um problema a partir de uma nova perspectiva, sem preconceitos ou visão unilateral.

Incorporação dos exercícios de simulação

Estratégia Exercícios de simulação eficazes podem ajudar a identificar as áreas fortes e os déficits no raciocínio crítico, além de auxiliar os educadores a individualizarem um programa de orientação de enfermagem que coloque em prática as habilidades de raciocínio crítico.[6] O aprendizado baseado em problemas apresenta o currículo como uma série selecionada de simulações ou problemas e cenários realistas. O método tem cinco componentes principais: baseado em problema, centrado no aluno, reiterativo, pequeno grupo e facilitação.

As lideranças de enfermagem podem selecionar ou elaborar problemas que desafiem os alunos (novos contratados ou enfermeiros experientes) a descobrir e atingir seus objetivos. Confrontar os estudantes com situações clínicas nas quais eles devem, primeiramente, extrair os dados relevantes e depois usar seu conhecimento existente para interpretar esses dados e gerar hipóteses concernentes ao caso.[7]

Os educadores em enfermagem, no Hahnemann University Hospital na Philadelphia (ver o estudo de caso, na página 149), desenvolveram uma orientação baseada em problema para os enfermeiros novatos que estavam em transição para o ambiente de atendimento agudo terciário. A revisão de sua experiência revela várias idéias para o desenvolvimento de um currículo de simulação.[7]

Deve-se cobrir uma variedade de processos de doenças relevantes para proporcionar ao enfermeiro novato uma visão abrangente dos problemas de saúde agudos e crônicos e dos aspectos da administração dos pacientes, solicitando aos enfermeiros clínicos especialistas ou aos outros enfermeiros especializados que revisem os casos quanto ao realismo, à exatidão e à relevância clínica. Os enfermeiros devem ser estimulados a usar recursos múltiplos, como os especialistas no conteúdo existentes no hospital, a internet, a biblioteca do hospital ou o centro de recursos, as políticas e os procedimentos documentados, os protocolos clínicos e outras informações relevantes. Além disso, é preciso estar preparado para oferecer laboratórios de habilidades à medida que as deficiências forem auto-identificadas ou observadas, como a punção endovenosa, o manejo com o dreno torácico ou o manuseio das sondas gastrintestinais.

Maximização do treinamento com base em computador

Estratégia Os cursos com base em computador são uma ótima alternativa para as sessões tradicionais, por meio de palestras, que podem dispersar a produtividade e atrapalhar os horários. A natureza individualizada do curso com base em computador permite que o treinamento seja completado de acordo com a conveniência do enfermeiro. Os gráficos e as projeções coloridas, semelhantes aos cartazes, podem manter a atenção por mais tempo. O uso de fontes grandes e de texto mínimo pode aumentar muito a compreensão do aluno sobre assuntos como o treinamento de segurança e a diversidade cultural. Além disso, o treinamento pode ser mais eficaz e útil quando ocorre na ocasião em que as pessoas estão mais interessadas em aprender, ou seja, quando escolhem a ocasião.

Estudo de caso

Hahnemann University Hospital: um programa exemplar de orientação e treinamento de enfermeiros

O Departamento de Educação e Treinamento de Pessoal, no Hahnemann University Hospital, na Filadélfia, um estabelecimento de ensino de atendimento agudo terciário, enfrentou o desafio de educar os novos enfermeiros (com menos de um ano de experiência no atendimento agudo) e de auxiliá-los a entrar no ambiente de atendimento agudo de saúde.

Antes do novo programa, os enfermeiros que ingressavam nas unidades médico-cirúrgicas participavam de uma orientação que incluía uma única preparação de oito horas, realizada mensalmente durante um período de nove meses. No final do programa, a freqüência declinava devido aos conflitos de horário e às férias. O *feedback* dos participantes e diretores indicava que o programa era demasiado longo.

Os educadores propuseram-se a desenvolver um curso mais curto, destinado a colocar os enfermeiros nas unidades de menor complexidade de cuidados e médico-cirúrgicas, que promoveria o raciocínio crítico e a solução dos problemas. Embora o uso do aprendizado baseado nos problemas seja relativamente raro na educação de enfermagem, as lideranças e os educadores acreditavam que o formato baseado nos casos simulava problemas realistas, parecendo um modo ideal de preparar o novo enfermeiro para lidar com pacientes com múltiplos problemas clínicos e de impor maior responsabilidade e envolvimento sobre ele.

O instrutor de desenvolvimento de pessoal desenvolveu 13 casos para o programa de seis semanas (como mostrado na Figura 6.1, na página 150), que foram revistos pelos enfermeiros clínicos especialistas e pelos instrutores quanto ao realismo, à exatidão e à relevância. Os casos cobriam a população geral de pacientes que os enfermeiros poderiam encontrar em uma unidade de menor complexidade de cuidados ou médico-cirúrgica geral no hospital. Um consultor ajudou a equipe a desenvolver os objetivos, construir os casos e diagramar o currículo.

Uma parceria foi desenvolvida com o Medical College of Pennsylvania/Hahnemann University School of Nursing para oferecer o programa para crédito de graduação. Após completarem nove créditos adicionais em qualquer programa de graduação em enfermagem na universidade, os participantes eram recompensados com três créditos de graduação.

Os participantes recebem um estudo de caso de uma página com o diagnóstico, uma breve descrição do paciente, os valores laboratoriais e os medicamentos prescritos. Eles têm uma semana para concluir o caso. Espera-se que cada participante identifique os aspectos de aprendizado, analise os dados,

(continua)

Estudo de caso: Hahnemann University Hospital: Um programa exemplar de orientação e treinamento de enfermeiros (continuação)

Figura 6.1
Descrições de casos de aprendizado baseados em problemas no Hahnemann University Hospital

Seqüência	Enfoque	Descrição
1	Enfermeiro que administra o paciente e o pessoal auxiliar	Enfermeiro novo, com 20 anos, entra em conflito com a auxiliar de 40 anos. Revisão da comunicação eficaz, delegação e resolução de conflito.
2	Manejo de paciente renal	Falência renal crônica, paciente com diabete na hemodiálise desenvolve hemorragia gastrintestinal, acompanhamento das prescrições inadequadas.
3	Resposta à situação de código	Paciente apresenta episódio de síncope com complicações, incluindo parada cardíaca. Determinar o ritmo cardíaco, curso apropriado de ação, como chamar um código, que medicamentos administrar.
4	Manejo de doença pulmonar crônica	Paciente com DPOC quebra o quadril, desenvolve pneumonia. Complicação subjacente de depressão. Paciente desenvolve pneumotórax exigindo dreno torácico.
5	Manejo de paciente com diabete e doença coronariana	Complicações da falência cardíaca congestiva, bloqueio cardíaco completo, marca-passo. Ensino do paciente em relação ao compromisso com a medicação e às restrições dietéticas. Diferenciação do edema pulmonar da embolia pulmonar.
6	Manejo de paciente com infarto do miocárdio e classificação de risco do paciente	Paciente com cirurgia de câncer sofre um infarto do miocárdio. Uso de medicamentos definidos em protocolos, interpretação dos ritmos letais e parâmetros de cargas elétricas.
7	Manejo de paciente com acidente vascular cerebral e delegação	Paciente tem complicações das meias elásticas e da sonda alimentar. Delegação inapropriada.
8	Manejo de paciente com fraturas e abstinência de álcool	Paciente com fratura na perna exige fixação interna e sofre de abstinência de álcool. Manejo da dor, manejo da abstinência de álcool, uso de contenção suave, preenchimento do relatório de incidentes.
9	Manejo de paciente com cirurgia do colo e complicações	Estratégias para o controle da dor após a cirurgia gastrintestinal. Enfermeiro comunica-se mal com o médico resultando em comprometimento do paciente. Exame da autópsia, protocolos da morte e eventos-sentinela.
10	Manejo de paciente com testamento em vida, suspensão ou retirada do tratamento	Tratamento de paciente com testamento em vida desenvolve complicações. Discordância concernente à realização do desejo do paciente, utilização do Comitê de Ética, suspensão do tratamento.
11	Administração do paciente com doença vascular periférica, diabete e alergia ao látex	Paciente com alergia ao látex com história de diabete e doença vascular periférica necessita cirurgia para má circulação na perna. A situação é complicada pela alergia ao látex e pelas complicações da anestesia peridural para a administração da dor. São abordados os aspectos sociais do atendimento da família.
12	Satisfação do paciente e trabalho em equipe	Essa unidade de enfermagem tem escores baixos de satisfação do paciente. As estratégias examinam como melhorar os escores usando a participação do pessoal.
13	Priorização e administração do tempo	Os enfermeiros recebem o relatório sobre cinco pacientes. Planos reais de cuidados distribuídos ao grupo. Como priorizar o dia, delegar as tarefas, obter dados laboratoriais, analisar prescrições médicas.

O programa de orientação para novos enfermeiros no Hahnemann University Hospital inclui 13 simulações com base em problemas que são pesquisados e discutidos pelos participantes durante um período de seis semanas. O "Enfoque" declara o principal objetivo do caso; a "Descrição" apresenta o cenário do problema. DPOC = Doença pulmonar obstrutiva crônica.

Fonte: Hahnemann University Hospital, Philadelphia, PA. De Celia I.M., Gordon P.R.: Using problem-based learning to promote critical thinking in an orientation program for novice nurses. *J Nurses Staff Dev* 17 (1): 15, 2001. Usado com permissão.

(continua)

Estudo de caso: Hahnemann University Hospital: um programa exemplar de orientação e treinamento de enfermeiros (continuação)

determine maiores informações necessárias, formule hipóteses e conclua como o enfermeiro deve proceder na administração do cuidado ao paciente, na educação do paciente e no planejamento da alta. Os enfermeiros relatam que são capazes de relacionar os casos com os pacientes que vêem nas unidades clínicas. Na realidade, um caso de priorização maior e mais complexo no qual um enfermeiro "experiente" administra cinco pacientes, durante um período de 12 horas, foi transferido do seu lugar original, no final, para a metade do programa, pois os participantes consideraram que examinar o caso mais cedo os auxiliaria a refletir sobre a experiência na área clínica.

Cada participante apresenta o caso ao examinador durante uma sessão predeterminada de 45 minutos. O examinador formula perguntas e proporciona maiores desafios, testando o entendimento dos participantes sobre o material e sua capacidade de pensar criticamente. Os participantes encontram-se como grupo em dois dias consecutivos, durante cada uma das seis semanas do programa, para permitir tempo para a aplicação clínica. As sessões são realizadas nas salas de conferência, equipadas com mesas e cadeiras, gráficos, espaço para a colocação dos gráficos nas paredes, marcadores e fita adesiva.

As unidades de atendimento ao paciente programam tempo clínico fora da aula, e os preceptores proporcionam uma orientação de três meses para cada novo enfermeiro. O preceptor investiga as competências gerais e específicas à unidade, observando as habilidades clínicas e avaliando o progresso clínico dos enfermeiros na unidade. Os preceptores relatam que os novos enfermeiros tentam encontrar as respostas, mas, se não tiverem sucesso, ficam muito à vontade para fazer perguntas. As habilidades laboratoriais foram adicionadas para ajudar a expandir a proficiência com as habilidades psicomotoras. O diretor da unidade completa a avaliação do desempenho usando a participação do preceptor e do enfermeiro clínico especialista.

Dois enfermeiros recém-admitidos na primeira classe de participantes desejaram voltar para suas ocupações durante a primeira sessão de aprendizado baseado em problema porque se sentiram incapazes de raciocinar por meio dos problemas clínicos relevantes e comuns apresentados. No entanto, no final do programa, tinham recuperado a confiança e ambos foram aprovados em todas as tarefas. Embora os grupos tornem-se autocorretores no final do programa, os facilitadores ainda são necessários para redirecionar o grupo que procura "evitar" os aspectos adicionais do aprendizado na tentativa de diminuir a carga de trabalho.

Os custos do desenvolvimento e da implementação do programa foram modestos e exigiram apenas o comprometimento do desenvolvimento do caso, o tempo de orientação clínica, a oportunidade de aprendizado no pequeno grupo e o acesso aos recursos de informação. O custo é de aproximadamente 30 dólares por hora para a participação de cada enfermeiro, equivalente a 240 dólares por um dia de oito horas, com a maior parte dos enfermeiros participando durante 12 dias no ano. O valor e a economia resultam da formação de um ambiente educacional sustentador para o novo enfermeiro em transição para a enfermagem de cuidado agudo – o que ajuda a melhorar a permanência da enfermagem por meio da orientação efetiva.

Fonte: Celia L.M., Gordon P.R.: Using problem-based learning to promote critical thinking in an orientation program for novice nurses. *J Nurses Staff Dev* 17 (1): 12-19, 2001.

Os testes realizados por meio de computador também permitem a investigação mais detalhada dos próprios cursos. Dependendo de como o programa é desenvolvido, a equipe pode revisar quanto tempo os alunos gastam em cada projeção, determinar as necessidades de aprendizado para as unidades individuais ou departamentos, determinar a freqüência de erro de cada questão, acessar a documentação integrada para os estudantes que passam nos testes eletrônicos, e assim por diante.

Pode-se simplificar os testes enviando, por *e-mail*, uma lista anual de cursos no primeiro dia de janeiro. Também ajuda dar ao pessoal, por exemplo, o prazo de 31 de agosto para completar os cursos obrigatórios a todos, assim como os exigidos pelo departamento do enfermeiro. Se este não possuir um computador ou um endereço eletrônico, enviar a correspondência ao supervisor. Um sistema de lembretes automáticos, por *e-mail*, durante oito meses, pode ser estabelecido aos que não completaram as exigências. O primeiro aviso deve ser encaminhado ao empregado individualmente, o segundo ao empregado e ao supervisor, e o terceiro também para a chefia do departamento e qualquer lembrete final a um funcionário administrativo.[8]

O treinamento por meio de computador, no entanto, não dispensa a necessidade de instrução tradicional, especialmente porque alguns tópicos necessitam de interação face a face. Uma discussão mais profunda sobre os programas *online* para o término dos graus acadêmicos formais e certificações aparece em "Incentivo aos enfermeiros para a obtenção de graduação e certificação avançada", iniciando na página 157 deste capítulo.

Promovendo o treinamento em equipe

Estratégia Conforme descrito no Capítulo 1, "Enfermeiros: líderes e coordenadores do cuidado", os enfermeiros são membros essenciais da equipe crescentemente crítica de atendimento ao paciente para uma administração hospitalar de sucesso. Para estarem preparados para esse papel, eles devem participar de um treinamento em equipe colaborativo e multidisciplinar, quando apropriado e conforme exigido no padrão HR.2.30 da Joint Commission. A base de conhecimento e as habilidades de observação do enfermeiro são favorecidas quando um paciente ou um desafio é observado por meio da perspectiva de diferentes disciplinas.[9]

O treinamento em equipe ensina as habilidades de colaboração e de delegação aos enfermeiros, que não podem ser efetivamente aprendidas fora do contexto. Os tópicos para o treinamento em equipe podem incluir:

- Comunicar-se com eficácia
- Mobilizar todos os recursos disponíveis para a administração ideal
- Exercitar a liderança e o acompanhamento
- Reconhecer a necessidade e solicitar ajuda precocemente
- Distribuir a carga de trabalho
- Fortalecer uma abordagem interdisciplinar e colaborativa à prestação de atendimento

É crítico no treinamento em equipe enfocar o sistema, aprender como medir e corrigir suas inadequações e não um determinado indivíduo, disciplina ou área funcional. O currículo essencial do treinamento em equipe deve abordar estratégias em habilidades, como a formação da equipe, as características da equipe, a dinâmica da solução de problemas e da tomada de decisão em grupos interdisciplinares e a prática na tomada de decisão em grupo. Garantir a incorporação do *feedback*, sem o qual os indivíduos talvez presumam que seu desempenho está satisfatório. Como as habilidades dos membros da equipe variam, pode ser necessário incorporar algum treinamento nas habilidades individuais.

Qualquer estratégia de treinamento em equipe usada deve ser fundamentada na teoria e baseada em princípios de aprendizagem consistente. Um método didático é útil para transmitir informações aos grandes grupos, de modo eficaz, em um curto espaço de tempo, mas inúmeras abordagens de ensino para o treinamento em equipe vão além dessa abordagem tradicional. Por exemplo, os grupos pequenos e tutoriais concentram-se no aprendizado baseado em problemas; os relatos narrativos e os casos clínicos apóiam o modelo naturalista de tomada de decisão; e a simulação permite que os participantes "andem através" de um problema clínico sem ter que vivenciá-lo realmente.

Deve-se investigar o uso da simulação para treinar as habilidades iniciais do trabalho em equipe de todos os prestadores de atendimento de saúde. Uma simulação completa com um momento para questionamento permite que os alunos se observem, se tornem mais introspectivos e se abram para a discussão das áreas que podem ser melhoradas em um ambiente não-ameaçador. O questionamento deve envolver um processo de análise dos pares sem confrontação, proporcionando apoio e assegurando sigilo, orientado por um facilitador. Além disso, uma gravação em vídeo, pode, posteriormente, promover a argumentação imediata com base na realidade.

Muitas vezes, a melhor maneira de proporcionar treinamento em equipe na área que não envolve o atendimento ao paciente é por meio da participação em uma equipe formal, seja ela de melhoria de desempenho, um comitê de atendimento ao paciente ou uma equipe de intervenção. Isso pode proporcionar experiência com a dinâmica de grupo, a administração de reuniões e as habilidades de comunicação.

Rever a informação em "Trabalho eficiente em equipe", iniciando na página 17, no Capítulo 1, para mais informações sobre a promoção de treinamento em equipe efetivo, incluindo a melhoria das habilidades de comunicação.

Parceria com as escolas de enfermagem para os programas de residência de enfermeiros

Estratégia Existe uma divisão entre a educação de enfermagem e a prática de enfermagem, com a educação sendo proporcionada em um silo. Um estudo recente mostra uma diferença estatisticamente significativa nas percepções dos enfermeiros no cuidado agudo de saúde e do corpo docente nas escolas de enfermagem acerca da importância das competências necessárias no nível de ingresso para os enfermeiros bacharéis.[10] Entre as 24 competências identificadas nessa pesquisa, os enfermeiros experientes do atendimento agudo valorizaram as quatro competências seguintes além daquelas valorizadas pelo corpo docente:

- Administrar medicamentos endovenosos com segurança para os pacientes designados ao seu cuidado
- Participar nos processos de monitoramento da melhoria da qualidade no serviço de atendimento de saúde
- Assumir a responsabilidade e o encargo pela satisfação do paciente
- Usar os conceitos de atendimento com custo efetivo

Os enfermeiros em exercício e o corpo docente local podem se encontrar periodicamente para discutir a relevância do currículo para a prática clínica, especialmente devido à necessidade de reduzir despesas nos programas de orientação dispendiosos.

A criação de parcerias acadêmicas e práticas pode ajudar a direcionar as reformas na educação de enfermagem e melhorar a qualidade dos formandos locais em enfermagem. Embora um programa de residência nacional, padronizado, respaldado por financiamento e apoio federal, seja o alvo final a longo prazo, existem atividades que podem ser realizadas imediatamente em qualquer hospital. Vários hospitais e centros acadêmicos criaram programas de residência em enfermagem isolados, principalmente para o treinamento de especialidades, que variam na duração, na estrutura e no conteúdo.

A American Association of Colleges of Nurses (AACN) e a University HealthSystem Consortium (UHC), com sede em Oak Brook, Illinois, foram pilotos em um programa de residência pós-bacharelado em 12 locais em todos os Estados Unidos, no ano de 2003. O programa inclui o desenvolvimento aprofundado de habilidades de liderança dos residentes, a análise de evidência por meio da revisão da literatura, a aplicação de dados de resultados para a melhoria do atendimento ao paciente, o desenvolvimento profissional e o ensino para o sucesso clínico. O currículo de um ano de duração da residência, baseado na opinião de muitas chefias de enfermagem que indicaram sua preferência por enfermeiros preparados no bacharelado, enfatiza:

- Habilidades de raciocínio crítico
- Liderança e desenvolvimento profissional
- Habilidades de comunicação escrita e verbal
- Prática com base na pesquisa
- Segurança do paciente

Um estudo rastreando o progresso dos enfermeiros inscritos no programa de residência em enfermagem da UHC mostrou alta satisfação com o trabalho e a redução das taxas de rotatividade a aproximadamente 8% nos locais do programa de residência, um número significativamente mais baixo do que a taxa de rotatividade dos enfermeiros com bacharelado no primeiro ano em outras instituições, que pode atingir até 60%.[11]

Priorização dos serviços permanentes no trabalho e da educação continuada

Estratégia Os enfermeiros-líderes devem acreditar no aprendizado ao longo da vida, e as lideranças devem estar preparadas para fa-

---

Conexão de padrões
Orientação, treinamento e educação continuada

Os enfermeiros devem ser orientados sobre o seu trabalho e o ambiente de trabalho antes de prestar cuidado, tratamento e serviços, além de ser capazes de ter acesso aos serviços permanentes no trabalho e outros recursos educativos e de treinamento que focalizam a manutenção e a melhoria da competência. Os padrões no capítulo "Administração de Recursos Humanos" do *Comprehensive Accreditation Manual for Hospitals* identificam as exigências nessas áreas.

O padrão HR.2.10 exige que o treinamento e a informação inicial no trabalho sejam proporcionados por meio do processo de orientação. Os enfermeiros devem ser orientados sobre:

- A missão e as metas da organização
- As políticas e os procedimentos de toda a organização (incluindo a segurança e o controle da infecção), as políticas e os procedimentos relevantes para a unidade, o ambiente ou o programa específico
- Deveres e responsabilidades específicos do trabalho e deveres e responsabilidades relacionados com a segurança e o controle da infecção
- Diversidade e sensibilidade cultural (uma nova exigência em 2004)
- Direitos dos pacientes e aspectos éticos do atendimento, tratamento, serviços e processo usado para abordar os aspectos éticos

Além disso, o padrão HR.3.10 exige que o hospital investigue e documente a capacidade de cada pessoa de assumir as responsabilidades atribuídas com segurança, competência e de maneira oportuna ao completar a orientação.

Já o padrão HR.2.20 exige que os enfermeiros sejam capazes de descrever e demonstrar seus papéis e responsabilidades com base nos deveres e nas responsabilidades de trabalho específicos. Isso inclui:

- Riscos no ambiente da organização
- Ações para eliminar, minimizar ou relatar os riscos
- Procedimentos a serem seguidos na eventualidade de um incidente
- Relatar os processos para os problemas comuns e os erros dos usuários

Os padrões no capítulo "Administração do Ambiente de Atendimento" do *Comprehensive Accreditation Manual for Hospitals* identificam os riscos associados com sete áreas ambientais, incluindo a segurança, os materiais e os resíduos perigosos, a administração da emergência, a segurança contra incêndio, o equipamento médico e serviços públicos essenciais (p. ex., água, energia e telefone).

Por sua vez, o padrão HR.2.30 está relacionado à providência da educação permanente, incluindo os serviços no trabalho e o treinamento para manter e melhorar a competência do enfermeiro. O pessoal, os alunos e os voluntários que trabalham com a mesma capacidade que a equipe que presta atendimento, tratamento e serviços necessitam de treinamento nas seguintes situações:

- Quando mudam as responsabilidades e os deveres do trabalho, incluindo o acréscimo de equipamento novo
- Para aumentar o conhecimento dos aspectos relacionados com o trabalho
- Para preencher as necessidades das populações atendidas e comprometer-se com a legislação e os regulamentos
- Para aumentar o conhecimento dos aspectos específicos do trabalho relacionados à segurança, à prevenção e ao controle da infecção
- Aprender os métodos de treinamento de equipe, quando apropriado
- Reforçar a necessidade e as maneiras de comunicação dos eventos adversos imprevistos
- Em resposta às necessidades de aprendizado identificadas por meio dos achados de melhoria de desempenho e de outras análises de dados (p. ex., dados da pesquisa com o pessoal, avaliação do desempenho ou outras averiguações de necessidades)

cilitar esse aprendizado entre os seus liderados, à medida que forem capazes. O nível mais alto de gravidade dos pacientes nos hospitais exige que os enfermeiros com habilidades de maior nível desempenhem as tarefas mais complexas. A educação no local tem um papel crucial no recrutamento e na retenção.

Os hospitais *magnet* originais destinavam recursos significativos à educação continuada e ofereciam uma série de propostas que podem ser adotadas pelos atuais líderes na enfermagem. Um deles investiu 2,5% do orçamento anual da enfermagem na educação de enfermagem. O investimento teve amplo retorno na qualidade do atendimento prestado aos pacientes. Outro hospital manteve nove enfermeiros, em turno integral, em seu departamento de educação; e um terceiro investiu mil dólares por enfermeiro, por ano, para qualquer educação continuada que ele desejasse. Outro hospital proporcionou um dia de folga, a cada quatro semanas, para o "desenvolvimento pessoal", a ser usado da maneira que o enfermeiro desejasse: estudando para a obtenção de uma graduação, participando de seminários ou assistindo aos vídeos educacionais na biblioteca do hospital. Outro, ainda, oferecia cinco dias por ano para a educação fora da instituição; os enfermeiros recebiam o pagamento da inscrição e diárias.[12] A educação continuada era uma prioridade para esses hospitais e resultou em um ambiente retentor e de aprendizado.

Muitos hospitais reduziram seus orçamentos para educação. No entanto, considerando o ritmo em que novos medicamentos, procedimentos e tecnologias estão sendo introduzidos, os hospitais devem retomar o financiamento para as necessidades educacionais e de treinamento. A educação continuada deve acompanhar as rápidas mudanças que ocorrem no atendimento de saúde. As alternativas à educação de estilo tradicional em sala de aula, como o treinamento por meio do computador, os programas de simulação e o ensino a distância, podem exigir menos tempo e menos recursos.

A educação continuada, porém, ainda pode ser provida, mesmo nos orçamentos menores. Por exemplo, a University of Texas, na Arlington School of Nursing, recebeu fundos de uma doação, por meio do Rural Health Outreach Program, para proporcionar educação continuada acessível aos profissionais de atendimento de saúde da zona rural do Texas. Respaldados pelos recursos legislativos, os divulgadores do programa viajam, com poucos custos para a organização, aos hospitais rurais e a outros serviços de atendimento de saúde e propiciam cursos para o pessoal de enfermagem e outros profissionais de saúde, em tópicos como a investigação do paciente, os cuidados com as feridas, as arritmias cardíacas, entre outros. No St. Mary's Hospital Medical Center, Madison, Wisconsin, os enfermeiros fazem "Grand Rounds", similares aos dos médicos, apresentando casos interessantes para a discussão e a revisão.[4]

MONITORAMENTO PERMANENTE DA COMPETÊNCIA

Os enfermeiros-líderes devem assegurar que os profissionais de enfermagem que atuam em seu hospital sejam competentes. Satisfazendo as necessidades específicas de uma população (como a pediátrica ou a geriátrica)[1] ou educando o pessoal sobre os temas culturais da comunidade adjacente, o atendimento competente manterá a segurança dos pacientes, que receberão atendimento de alta qualidade.

A avaliação da competência deve ser sistemática e permitir a mensuração da capacidade do indivíduo de realizar as atividades exigidas. As características dos programas bem-sucedidos de avaliação de competência estão listadas na Tabela 6.2, na página 156.

Estratégia Estabelecer avaliações permanentes de competência com base nas competências definidas pelas populações que recebem atendimento, técnicas, procedimentos, tecnologia, equipamento ou habilidades necessárias para proporcionar atendimento, tratamento e serviços. Os principais componentes de um programa de avaliação continuada da competência incluem:

Tabela 6.2
Componentes de um processo bem-sucedido de avaliação de competência do enfermeiro

- Abrange todo o pessoal de enfermagem que trabalha na organização ou para ela.
- Esclarece a definição de competências, qualificações e expectativas para cada cargo de enfermagem, de acordo com as necessidades específicas do hospital e das populações servidas, assim como a legislação e os regulamentos.
- Um vínculo entre o treinamento e o desenvolvimento profissional que resume como os enfermeiros-líderes e os administradores de departamentos exploram continuamente as oportunidades para o aprendizado e o auto-desenvolvimento do pessoal.
- Descrição das atividades de todos os cargos de enfermagem que inclua o título do cargo e especifique todas as responsabilidades e os deveres, levando em consideração qualquer necessidade e comportamento especial da população atendida.
- Programa de orientação que proporciona um marco inicial para o desenvolvimento educacional continuado que a organização oferece.
- Avaliações periódicas de desempenho com base nas exigências identificadas nas descrições das atividades individuais exigidas de todos os enfermeiros. Estas abordam populações e necessidades específicas dos pacientes, além do sucesso do enfermeiro ao atingir resultados positivos.
- Coleta regular e análise dos dados sobre os padrões de competência para identificar padrões e tendências e responder às necessidades de treinamento e de educação do pessoal.
- Fundamentado nos esforços de melhoria de desempenho da organização.

* O termo competência "específica à idade" não aparece mais nos padrões da Joint Commission Human Resources devido aos freqüentes mal-entendidos entre as organizações credenciadas. O padrão HR.3.10, no entanto, exige que o pessoal que atende as faixas etárias diferentes incorpore à investigação de competência do pessoal as necessidades e as características dessas populações servidas. A justificativa para proporcionar atendimento específico à população está baseada no fato de que grupos diferentes de pacientes têm necessidades físicas e psicossociais especiais.

Fonte: Adaptada de Joint Commission Resources: Root causes: Ensuring competent staff is key to safety. *Jt Comm Persp Patient Safety* 2 (11): 44-5, 10, 2002.

- Que competências devem ser investigadas?
- Quando elas devem ser investigadas?
- Como devem ser investigadas e por quem?
- Como podem ser melhoradas (p. ex., que recursos serão necessários para que a educação e o treinamento melhorem a competência)?

Estratégia Comprometer recursos para o aprendizado e as atividades de desenvolvimento quando os dados da avaliação de competência mostrarem que a educação é necessária em áreas específicas. Quando as atividades de avaliação e os dados de competência revelarem que um indivíduo com problemas de desempenho é incapaz ou não está disposto a melhorar, os enfermeiros-líderes devem modificar suas atribuições de trabalho ou tomar outras providências apropriadas, documentando os métodos específicos para a correção dos problemas.

Mais informações sobre as avaliações da competência permanente aparecem na publicação da Joint Commission Resources *Issues in Human Resources for Hospitals*.

OFERECIMENTO DE OPORTUNIDADES PARA O DESENVOLVIMENTO PROFISSIONAL

Envolvimento dos enfermeiros da equipe na melhoria do desempenho

Estratégia Os conceitos e as técnicas da melhoria do desempenho vêm ao encontro da orientação científica dos enfermeiros e ao seu desejo de aperfeiçoar suas atividades, principalmente para ajudar seus pacientes.[13] Os enfermeiros muitas vezes exercem papéis de liderança nas equipes de melhoria do desempenho. O envolvimento em qualquer papel (como facilitador ou membro da equipe) pode ser um veículo valioso para os enfermeiros melhorarem e expandirem suas habilidades clínicas e seu conhecimento, assim como para proporcionar uma oportunidade de formação de uma rede e da construção de relacionamentos entre a equipe e as lideranças hospitalares.

O envolvimento na melhoria do desempenho proporciona aos enfermeiros a oportunidade de aprender e crescer, o sentimento de realização, o aprimoramento dos processos de atendimento, a maior satisfação no trabalho, mais oportunidades de trabalho e o reconhecimento positivo. Por meio do processo de melhoria do desempenho, os enfermeiros provavelmente obtêm melhor uso dos dados, administração da mudança, aplicação de um modelo para a solução dos problemas (seu método de melhoria do desempenho) e a administração eficaz das reuniões – todas as habilidades que expandirão seu desenvolvimento profissional. Ele fornece ferramentas para que eles percebam os desafios como um aspecto do sistema, não apenas um aspecto do paciente. Uma nova maneira de pensar será desenvolvida para auxiliar os enfermeiros a reconhecer que os problemas são, geralmente, oriundos das deficiências do sistema, não dos trabalhadores individualmente.

Deve-se garantir a promoção de treinamento enfocado no processo de melhoria do desempenho usado pelo hospital, para os enfermeiros, com o modelo de sete passos PROCESS, o planejar-fazer-verificar-agir (PDCA),* o focalizar, analisar, desenvolver e executar (FADE) ou com outros métodos.[2] Treinar com a ação e a aplicação, não com a teoria. Por exemplo, os enfermeiros podem aprender a fazer criando seus próprios fluxogramas. É importante ajudá-los a analisar seus dados para identificar a causa-raiz do processo, bem como usar a representação para preencher as habilidades de administração e realizar auditoria de prontuários simulados para preparar os enfermeiros para a aplicação dessas habilidades em suas próprias equipes.[13]

Incentivo aos enfermeiros para a obtenção de graduação e certificação avançada

Estratégia Os enfermeiros iniciantes possuem experiências educacionais variadas, embora esses níveis diferentes de habilidades e de competência não sejam necessariamente reconhecidos – por meio da compensação e do diferencial do papel – no ambiente de trabalho. Isso desestimula os enfermeiros a elevar seus níveis educacionais.

Os programas de ensino a distância permitem que os estudantes obtenham graus e certificações avançados enquanto continuam a trabalhar e manter a vida pessoal. Os programas de graduação avançada *online* e os programas de curta duração em enfermagem multiplicaram-se rapidamente desde sua introdução no final dos anos 1990. Atualmente, é possível que o enfermeiro adquira um grau de bacharel ou mestre em enfermagem, até mesmo uma certificação de pós-mestrado para profissionais de

---

Fatos e Números: A educação dos enfermeiros

- A inscrição em todos os programas de enfermagem está 17% menor desde 1995, embora os últimos anos tenham registrado um ligeiro aumento.
- O National Council on Nurse Education recomenda que ao menos dois terços de todos os enfermeiros possuam bacharelado ou graus mais elevados até 2010.

Fonte: American Association of Colleges of Nursing, Nursing Fact Sheets. http://www.aacn.nche.edu (acessado em 19 de novembro de 2004)

---

* N. de R.T.: PDCA = *plan-do-check-act*.

enfermagem, por meio do estudo *online*. Os métodos de cada programa variam. Alguns são inteiramente baseados na rede, usando palestras, bibliotecas, grupos de discussão, conferências *online* e o *e-mail* para a comunicação entre o instrutor e o aluno. Outros adicionam consultas ao *site*, uma ou duas vezes por semestre, para verificar o desempenho laboratorial ou clínico.

Por exemplo, a Indiana University School of Nursing, a American Association of Critical Care Nurses e a Clarian Health Partners receberam uma dotação, em novembro de 2003, do Fundo para a Melhoria da Educação Pós-secundária do Departamento de Educação, para o desenvolvimento de três cursos de atendimento crítico *online* (adulto, pediátrico e neonatal). Os cursos incluem um componente didático, uma prática clínica e um Centro Virtual de Melhores Práticas, que inclui diretrizes práticas e resumos de pesquisa. A prática clínica usa um modelo de preceptor *online* para facilitar a aplicação clínica do conteúdo do curso. Os cursos são oferecidos para crédito acadêmico, assim como para crédito da educação continuada e conferem um certificado profissional das organizações colaboradoras. Essa dotação aumenta o número de enfermeiros preparados para o atendimento crítico e expande as oportunidades de experiência no ambiente clínico para os estudantes.

O Capítulo 3, "Criando um ambiente de trabalho atraente e retentor", contém mais informações sobre a melhoria da capacitação, da eficácia e do financiamento para a educação de enfermagem, na seção "Esforços nacionais para recrutar enfermeiros", iniciando na página 45.

Projeto de ascenção na carreira clínica

Estratégia As lideranças de enfermagem podem proporcionar aos enfermeiros novas oportunidades para buscar a competência e a responsabilidade clínica expandidas como meio de avançar em suas carreiras. Os papéis da enfermagem na prática avançada, como os de profissionais de enfermagem, enfermeiros clínicos especialistas, enfermeiros-anestesistas certificados, têm apresentado um crescimento regular em suas categorias. Esses papéis avançados de enfermagem também têm participação na retenção do pessoal de enfermagem, melhorando o ambiente de trabalho. Por exemplo, o enfermeiro clínico especialista, com competência combinada no cuidado ao paciente, na prática de enfermagem e nos sistemas de prestação de atendimento de saúde, traduz a pesquisa recente para as políticas e as práticas que não servem apenas ao paciente, mas também dinamizam o trabalho da equipe de enfermagem. Eles agem como um recurso do conhecimento para modificar as intervenções, individualizar a educação do paciente e dar consultoria sobre a avaliação e o manejo do paciente.

Muitos hospitais estão atribuindo mais autoridade e influência aos enfermeiros-líderes nos aspectos interdepartamentais e acompanham esse avanço com crescente responsabilidade. O papel relativamente novo do enfermeiro-financeiro interage constantemente com a equipe de finanças e monitora o orçamento, as vagas de enfermagem, as reservas financeiras e outros indicadores financeiros.[14] Um novo segundo papel a ser considerado em um hospital é o do enfermeiro especialista em informática, profissional que desenvolve e implementa as políticas e os procedimentos exigidos sob HIPAA* (Legislação sobre a portabilidade e a responsabilidade do seguro de saúde). Outro novo papel de enfermagem – o enfermeiro clínico líder – assume a responsabilidade pelos resultados do cuidado ao paciente, assimilando e aplicando a informação com base em pesquisa para projetar, implementar e avaliar os planos de cuidado ao paciente. Esse profissional é um prestador e um administrador do cuidado no momento do atendimento aos indivíduos, aos colegas ou às populações, não um administrador ou gerente.

Promovendo o treinamento e experiências em administração

Estratégia À medida que mudam os papéis, funções e responsabilidades dos enfermeiros e administradores, no ambiente de saúde complexo atual, os programas educacionais têm de ajustar seu conteúdo para satisfazer essas modifica-

---

* N. de R.T.: HIPAA = Health Insurance Portability and Accountability Act.

ções. Os enfermeiros-administradores e os administradores recebem maiores responsabilidades por áreas externas à sua formação, por exemplo, a farmácia, os serviços contratados e outros serviços de atendimento ao paciente, diretos e indiretos. Provavelmente, as habilidades mais importantes a serem desenvolvidas nos futuros enfermeiros-administradores são as habilidades de comunicação, incluindo o compartilhamento da informação de forma verbal, por escrito e por meio da tecnologia. Os administradores também devem ser competentes no gerenciamento de uma força de trabalho culturalmente diversa.

Além disso, eles precisam ser criativos no uso da tecnologia e saber expandir o impacto do treinamento sem aumentar o consumo de recursos. Por exemplo, uma série de palestras sobre administração em enfermagem, transmitida via satélite, permite que os educadores ampliem seu alcance e atinjam os hospitais menores, rurais, cujos administradores não podem participar dos programas face a face.

Os enfermeiros-administradores devem fazer a transição da tomada de decisão a partir do âmbito clínico (de baixo risco) para o âmbito administrativo (muitas vezes arriscado). As estratégias podem incluir o apoio (financeiro ou outro) para maior escolaridade dos enfermeiros sem bacharelado, consultorias, internatos e cursos de liderança concentrados na tomada de decisão administrativa.[15] É importante criar uma visão para os enfermeiros-administradores do que pode ser realizado com a diminuição dos recursos.

Os enfermeiros-administradores devem desenvolver habilidades de administração das operações diárias nas unidades (incluindo o pessoal), o cumprimento dos padrões de cuidados profissionais, regulatórios e governamentais, a coordenação interdisciplinar, a nova tecnologia, os protocolos críticos e o planejamento do cuidado.[16] Favorecer a sensação de autonomia encorajando-os a pensar e imaginar soluções inovadoras para as mudanças em suas unidades. Eles se sentirão autorizados, mas somente se suas decisões e idéias forem consideradas pelo nível mais alto da administração no hospital. Uma estrutura para a administração da mudança na enfermagem aparece na Tabela 6.3, na página 160.

Além de administrar, os enfermeiros-administradores devem desenvolver fortes habilidades de liderança. Um enfermeiro-administrador eficiente pode motivar os membros da equipe a ir além do próprio interesse visando o bem do hospital, transformar os membros da equipe em líderes e elevar o desempenho do pessoal acima das expectativas.[16]

Modelando e incentivando as habilidades de liderança

Estratégia Um líder de sucesso influencia, motiva, estimula e proporciona atenção individualizada. A influência e a motivação são vistas por meio das habilidades de energia, autoconfiança, autonomia, intelecto e verbais. A estimulação e a atenção podem ser vistas nas habilidades de orientação, na comunicação interativa, na capacidade de delegação, na aptidão para promover o crescimento do pessoal, na capacidade para articular a visão, na atitude positiva, no otimismo e no entusiasmo.[16] A Tabela 6.4, na página 161, apresenta um perfil de competência para os enfermeiros-líderes. Embora a tabela não seja exaustiva, ela reflete as competências necessárias aos líderes para demonstrar as habilidades de liderança.

Em um estudo sobre enfermeiros-administradores, novos e experientes, conduzido por uma escola de enfermagem na Flórida, os enfermeiros-líderes expressaram o desejo de educação ou treinamento para o desenvolvimento das habilidades de liderança nas seguintes áreas:[17]

- Os administradores novos desejavam aulas sobre negociação, gestão da qualidade, aspectos éticos e habilidades computacionais
- Os administradores experientes desejavam aulas sobre habilidades de comunicação, modelos de prestação de atendimento de saúde e uso da pesquisa na prática
- Os dois grupos desejavam aulas sobre orçamento, formação de equipe, resolução de conflitos, administração de comportamentos difíceis do pessoal, aspectos regulatórios como a Joint Commission e o EMTALA (Emergency Medical Treatment and Active Labor Act) e administração da carga de trabalho

> **Tabela 6.3**
> **Conceitos na administração da mudança na enfermagem**
>
> 1. **Mudar os papéis dos agentes:** a expectativa formalizada e prescrita de desempenhar mudança de agente funciona
> 2. **Mudar as características:** o senso comum de como indivíduo, organizações e sociedade experimentam a mudança
> 3. **Mudar o processo:** os esforços permanentes feitos pelos agentes da mudança e os participantes para implementar e administrar a mudança
> 4. **Mudar as estratégias:** técnicas destinadas a atingir uma finalidade específica quando aplicadas ao processo de mudança
> 5. **Cibernética:** regulagem dos sistemas administrando os mecanismos de comunicação e de *feedback*
> 6. **Influências ambientais:** fatores internos e externos à organização que influenciam o curso da mudança
> 7. **Inovação:** o produto da criatividade caracterizado pela originalidade
> 8. **Dimensões de aprendizado:** a necessidade das organizações de salientar o aprendizado contínuo para as respostas adequadas à mudança acelerada
> 9. **Mudança não-linear:** mudança ocorrendo naturalmente a partir dos padrões da auto-organização
> 10. **Mudança planejada:** mudança esperada e deliberadamente planejada com antecedência
> 11. **Princípios:** verdades geralmente aceitas prevendo que a aplicação de uma ação determinada provocará um resultado específico
> 12. **Respostas à mudança:** as reações variadas das pessoas, da tecnologia e dos sistemas à mudança
>
> Fonte: Adaptada de Menix K.D.: Educating to manage the accelerated change environment effectively: Part 2. *J Nurses Staff Dev* 17 (1): 49-52, 2001.

Deve-se oferecer oportunidades para os enfermeiros desenvolverem essas habilidades e qualidades de liderança. Na realidade, as habilidades necessárias na liderança de enfermagem mudaram na última década e provavelmente continuarão a mudar. A Figura 6.2, na página 162, detalha as competências-chave de liderança necessárias para os enfermeiros-administradores. Ela ilustra as crescentes responsabilidades dos executivos em enfermagem.

A experiência fornece os maiores aprendizados para os enfermeiros-líderes, dando *insights* a situações nas quais os erros têm probabilidade de ocorrer, como na unidade com pacientes gravemente enfermos e com pessoal relativamente inexperiente. Nessas situações, o administrador pode monitorar mais intensamente e intervir quando forem observados desvios.[16] As experiências de liderança podem ser encontradas por intermédio dos papéis de consultor ou de preceptor, participação em comitês e serviços nas organizações profissionais ou comunitárias. Estimular os enfermeiros e os enfermeiros-líderes a manter-se atualizados na literatura, usando artigos, livros, fitas de vídeo ou outros meios para a própria informação e atualização.

As tendências atuais, com o envelhecimento da força de trabalho de enfermagem, sem um grande influxo de enfermeiros jovens que assumam as posições de liderança, sinalizam que os enfermeiros-líderes devem identificar indivíduos para assumir suas posições. Embora seja importante adquirir novas habilidades e proficiência, por meio de programas de orientação e de educação eficazes, é igualmente importante estabelecer sistematicamente uma trajetória de liderança para os enfermeiros novos e experientes.

O enfermeiro-líder não deve negligenciar as necessidades de sua equipe de liderança atual ao encorajar a próxima geração de líderes. Oferecer aos líderes oportunidades para educação, desenvolvimento profissional e consultoria, visando mantê-los

Tabela 6.4
Competências de liderança para o enfermeiro-executivo no século XXI

Estabelecimento das direções	Sensibilidade comercial	Demonstra habilidades na administração financeira; reconhece as oportunidades comerciais quando se apresentam; e usa princípios financeiros para transformá-los em alvos dos serviços
	Criatividade e inovação	Cria e introduz abordagens inovadoras ao fornecimento do serviço; é preparado para questionar e ir além dos modelos de prática tradicionais
	Planejamento estratégico	Desenvolve uma visão para o futuro; geralmente tem um horizonte de planejamento a longo prazo; desenvolve estratégias para atingir a visão
	Comunicação	Comunicador verbal e escritor habilidoso; é capaz de usar uma variedade de meios para disseminar a informação aos múltiplos profissionais e às audiências leigas
Alinhamento das pessoas	Papel facilitador	Cria um ambiente que favorece a confiança, o aprendizado contínuo e a melhoria permanente no fornecimento dos serviços
	Papel agregador	Agrega as dimensões tecnológicas e humanas do fornecimento de serviços de saúde
	Papel motivador	Motiva os indivíduos a atingir e superar as barreiras estruturais relativas à autoridade (políticas, sociais e históricas)
Qualidades pessoais	Flexibilidade e resiliência	É capaz de adaptar-se a um ambiente dinâmico; assume o papel de defensor
	Coragem	Desafia a ordem estabelecida quando for contrária à realização das metas e aos ideais de serviços
	Comprometimento	Demonstra comprometimento com o serviço e com as metas organizacionais
	Sensibilidade interpessoal	Interage com outros de forma sensível, respeitosa e com consciência cultural

Fonte: Fedoruk M., Pincombe J.: The nurse executive: Challenges for the 21st century. *J Nurse Manag* 8 (1): 13-20, 2000. Usada com permissão.

Figura 6.2

Modelo de competência do Nursing Leadership Institute

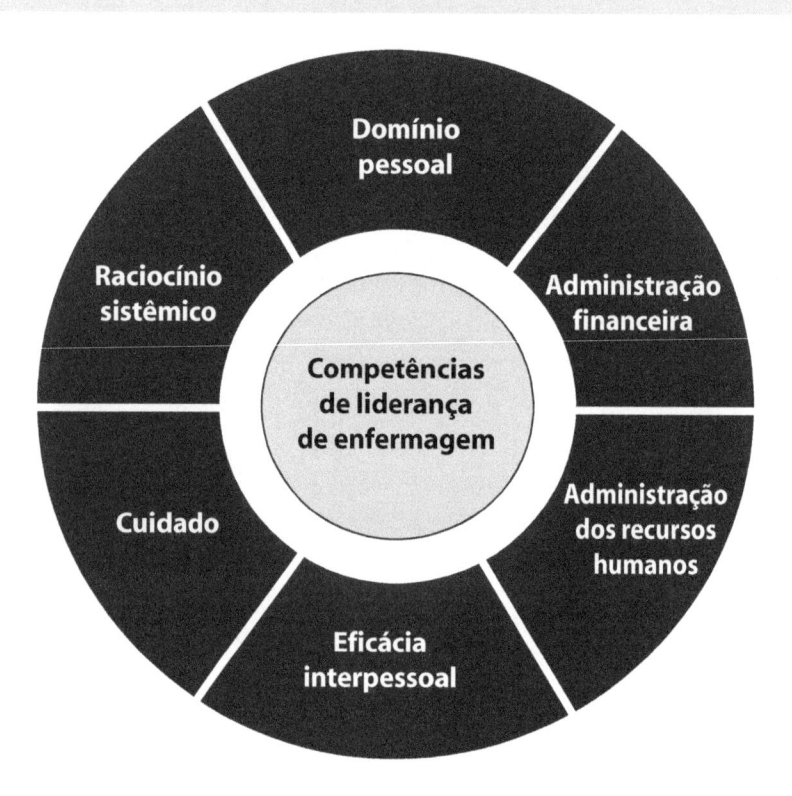

[Diagrama circular mostrando as Competências de liderança de enfermagem no centro, com seis setores ao redor: Domínio pessoal, Administração financeira, Administração dos recursos humanos, Eficácia interpessoal, Cuidado, Raciocínio sistêmico]

Domínio pessoal
1. Busca *feedback* sobre os pontos fortes e as fraquezas pessoais
2. Demonstra liderança nas situações que exigem ação
3. Mantém comportamento profissional e serve como modelo para o pessoal
4. Assume a responsabilidade pelo desenvolvimento pessoal e pelas metas da carreira
5. Toma a iniciativa de ser um aprendiz contínuo
6. Estabelece redes efetivas com os colegas de profissão dentro e fora da organização
7. Cria um clima em que são valorizados o autodesenvolvimento e o auto-aperfeiçoamento
8. Comporta-se eficazmente em situações emocionalmente tensas
9. Aprende a partir dos percalços e dos fracassos assim como dos sucessos
10. Demonstra paixão pela excelência e pelo compromisso com a qualidade
11. Estabelece metas atingíveis e tem sucesso na execução dos planos desenvolvidos
12. Demonstra proatividade ao lidar com os problemas da unidade
13. Inicia projetos de atendimento de saúde na esfera da unidade e nas esferas do serviço e assume a responsabilidade por seu sucesso
14. Dá continuidade aos compromissos e aos acordos
15. Admite os erros, apesar do potencial para conseqüências negativas
16. Permanece calmo sob pressão
17. Demonstra justiça ao lidar com todos os níveis de pessoal
18. Projeta otimismo
19. Cumpre os compromissos com os membros da equipe

(continua)

Figura 6.2
Modelo de competência do Nursing Leadership Institute (continuação)

Eficácia interpessoal
20. Ouve atentamente as idéias e as preocupações dos demais
21. Convida ao contato e é acessível
22. Trata todos os empregados com respeito
23. Desenvolve relações de colaboração dentro da organização
24. Constrói e sustenta relações positivas na organização
25. Compartilha informações prontamente com a equipe
26. É inclusivo ao compartilhar a informação com a equipe
27. Reconhece e usa as idéias da equipe
28. Articula as idéias com eficácia tanto verbalmente quanto por escrito
29. Comunica os pontos de vista de maneira sucinta
30. Envolve a equipe na construção do consenso sobre os assuntos
31. Modela comunicação saudável e promove comportamentos cooperativos
32. É visível e acessível ao pessoal
33. Aborda a equipe sobre assuntos sensíveis de maneira não-ameaçadora
34. Desenvolve empatia facilmente com uma variedade de pessoas
35. Modifica o estilo de comunicação para preencher as necessidades culturais e de comunicação dos demais
36. Expressa a discordância de maneira construtiva
37. Administra o conflito de maneira profissional
38. Demonstra comportamentos que valorizam a diversidade
39. Toma decisões de maneira oportuna e as comunica à equipe
40. Coleta informação suficiente antes de tomar decisões
41. Fornece *feedback* construtivamente
42. Demonstra e encoraja o humor apropriado
43. Permanece aberto às novas idéias e abordagens
44. Aborda a mudança de maneira construtiva
45. Promove a autonomia e a responsabilidade profissional
46. Mantém a liderança organizacional informada sobre os assuntos e os problemas que influenciam na área de trabalho

Administração dos recursos humanos
47. Fornece *feedback* oportuno à equipe sobre aspectos do desempenho
48. Investiga com precisão as competências da equipe
49. Mantém registros completos dos recursos humanos conforme exigido pela instituição
50. Proporciona orientação à equipe sobre os aspectos de desempenho
51. Reconhece e enfrenta os aspectos morais
52. Delega responsabilidades aos outros com base em sua capacidade e potencial
53. Ajuda a equipe a reconhecer as barreiras ao crescimento e ao desenvolvimento
54. Estabelece resultados nítidos, bem-definidos para o trabalho, e rastreia o progresso
55. Proporciona à equipe oportunidades de crescimento e desenvolvimento
56. Trabalha em colaboração para recrutar e selecionar pessoal extra
57. Entrevista para avaliar a competência do candidato para o cargo

(continua)

> **Figura 6.2**
>
> Modelo de competência do Nursing Leadership Institute (continuação)

58. Implementa estratégias eficazes para reter a equipe
59. Garante que a equipe tenha conhecimento sobre o que é esperado dela no trabalho
60. Proporciona elogio e reconhecimento pelo bom trabalho
61. Busca participação da equipe em relação aos recursos, ao equipamento e aos suprimentos necessários para a realização do trabalho
62. Permanece atualizado sobre as políticas de pessoal do serviço de saúde e comunica as mudanças à equipe
63. Implementa a política disciplinar progressiva da organização de maneira justa e consistente
64. Proporciona à equipe recursos e serviços de assistência externa quando necessário
65. Promove uma orientação clínica eficaz e treinamento permanente à nova equipe
66. Utiliza a equipe como orientadores e consultores a outro pessoal de enfermagem
67. Auxilia a equipe a supervisionar e a delegar de forma eficaz aos outros membros da equipe
68. Modela a orientação e a consultoria
69. Constrói uma equipe de enfermagem coesa de forma eficaz
70. Auxilia a equipe a administrar o conflito

Administração financeira
71. Rastreia e avalia o pessoal, o equipamento e as despesas dos suprimentos durante o ano
72. Utiliza recursos recebidos de maneira criteriosa
73. Educa a equipe sobre os aspectos financeiros que impactam na unidade e na área
74. Desenvolve projeções de orçamento realistas e permanece dentro do que foi orçado
75. Considera o ganho e a perda organizacional ao tomar as decisões do orçamento
76. Modifica as prioridades do orçamento com base nas suas variações
77. Administra com criatividade os padrões flexíveis do pessoal para satisfazer as necessidades de atendimento do paciente
78. Engaja a equipe na consideração do melhor uso para os recursos do orçamento
79. Delega e responsabiliza a equipe pelo uso eficaz dos recursos
80. Estabelece relacionamentos eficazes com vendedores
81. Permanece atualizado sobre os aspectos de reembolso e de metodologia e investiga o impacto sobre o orçamento
82. Fica atualizado sobre os aspectos financeiros que influenciam o serviço de saúde

Cuidado de si, da equipe e dos pacientes
83. Reconhece a importância de construir um sentimento de comunidade no ambiente de trabalho
84. Demonstra comportamentos apoiadores ao trabalhar com a equipe
85. Recompensa e comemora os sucessos da equipe de maneira significativa para os seus membros
86. Trabalha para formar uma relação individual com cada membro da equipe
87. Usa o tempo para aprender sobre os familiares da equipe
88. Permanece flexível e sensível às necessidades de horário da equipe
89. Apóia a equipe durante os momentos interpessoais difíceis
90. Valoriza as opiniões e a diversidade da equipe
91. Mostra reconhecimento quando a equipe faz horas extras ou muda seu horário
92. Reconhece e apóia as responsabilidades e as necessidades pessoais
93. Demonstra compromisso com o bem-estar pessoal e com o equilíbrio entre o trabalho e a vida pessoal
94. Promove comemorações e atividades para formar uma unidade coesa

(continua)

Figura 6.2
Modelo de competência do Nursing Leadership Institute (continuação)

95. Modela a administração eficaz do estresse pessoal
96. Desencadeia conversas com pacientes para determinar a satisfação com o atendimento e os serviços de enfermagem
97. Garante o acompanhamento dos assuntos dos clientes
98. Reconhece a equipe que proporciona serviço excelente ao cliente
99. Constantemente considera mudanças nos processos para melhorar o serviço aos clientes
100. Modela o enfoque no cliente em todas as interações
101. Mantém sensibilidade sobre a relutância da equipe nas situações de mudança e trabalha com ela
102. Mantém o sigilo nas interações do paciente e da equipe
103. Lida com as queixas dos clientes de maneira discreta e profissional
104. Monitora os resultados da pesquisa do serviço junto ao cliente e inclui a equipe no planejamento da correção
105. Incorpora *feedback* do cliente ao planejamento estratégico para os serviços
106. Participa nas atividades de melhoria do desempenho e revisa os sistemas de monitoramento usados pela instituição para avaliar o atendimento ao paciente
107. Implementa planos de ação de maneira proativa nas áreas consideradas não-comprometidas
108. Monitora o ambiente de trabalho quanto aos potenciais aspectos de segurança que poderiam causar impacto na equipe e nos pacientes

Raciocínio sistêmico

109. Propõe raciocínio visionário sobre os aspectos que causam impacto na área de trabalho com base no conhecimento da indústria de serviços de saúde e da política de saúde
110. Comunica eficazmente a missão, a visão e as metas estratégicas da organização
111. Considera o impacto das decisões da unidade sobre o resto da organização
112. Expressa e demonstra preocupação com o bem-estar da organização
113. Assume a responsabilidade pela formação de lealdade e de comprometimento em toda a organização
114. Ajuda a equipe a entender o relacionamento entre seu trabalho e as metas da organização
115. Atualiza-se em relação às exigências regulatórias e mantém a equipe informada sobre as mudanças e o impacto sobre a área clínica
116. Assume uma posição proativa durante as fiscalizações regulatórias
117. Encoraja as lideranças de enfermagem inspiradoras
118. Promove a enfermagem como uma profissão desejável

Pesquisadores no Nursing Leadership Institute desenvolveram esse modelo para as competências necessárias aos enfermeiros-líderes com base nos achados da pesquisa. Identificaram aproximadamente 118 elementos-chave dentro das seis competências de liderança críticas identificadas. O estudo envolveu entrevistas individuais com 120 enfermeiros-administradores em 24 hospitais no sul da Flórida.

Fonte: Sherman R., et al.: *Identification of Critical Leadership Competencies for Nursing Managers*. Boca Raton, FL: The Nursing Leadership Institute, Florida Atlantic University, Christine E. Lynn College of Nursing, inverno de 2002. http://www.fau.edu/nli/model2.pdf (acessado em 27 de agosto de 2004). Usada com permissão.

© 2003 Rose Sherman, EdD, RN, CNAA, Director, Nursing Leadership Institute, Christine E. Lynn College of Nursing, Florida Atlantic University.

bem equipados para lidar com os desafios futuros e para manter a força de trabalho de enfermagem é fundamental. Quem presta consultoria aos novos enfermeiros faz a diferença. Se o enfermeiro recebe consultoria de um estilo de liderança que não admira ou aprova, pode procurar outras oportunidades para liderar em outro hospital ou totalmente fora da enfermagem.[18] Agir como consultor proporciona oportunidades para solucionar problemas, refinar as habilidades de comunicação (como as habilidades de ouvir e de redigir), promove o desenvolvimento do pessoal, estabelece visibilidade dentro e fora do hospital e articula uma visão em um ambiente apoiador e que favorece o aprendizado.[16]

Em um estudo recente, 108 alunos de enfermagem e 126 administradores de enfermagem classificaram os traços desejáveis em um líder. Os grupos consideraram as características de honestidade, receptividade às pessoas, comunicação eficaz, atitude positiva e bom relacionamento igualmente importantes.[18] Essas expectativas compartilhadas das características do líder deveriam facilitar os relacionamentos de consultoria, indicando as prioridades a serem atendidas e apoiadas. Em outras palavras, os trabalhadores mais jovens preferem ser liderados, não administrados. Portanto, é preciso ter consciência dos traços de liderança desejados e das necessidades da força de trabalho entre as gerações de enfermeiros mais jovens.

Mais enfermeiros estão fazendo mudanças nas carreiras para o nível corporativo, usando sua base de especialização no cuidado ao paciente para dar forma à abordagem da administração de um hospital. A transição para a enfermagem executiva não é fácil, mas aqueles que a fizeram acreditam que suas experiências trazem uma perspectiva diferente às posições de CEO* e COO**. Como os enfermeiros e a enfermagem são críticos para a segurança do paciente e para o ambiente de atendimento de qualidade, esses executivos sentem que estabelecem uma prioridade, não apenas sobre a qualidade do atendimento, mas também sobre a liderança por meio da formação da equipe.

---

* N. de R.T.: CEO = *chief executive officers*.
** N. de R.T.: COO = *chief operating officers*.

> **Fatos e Números: Enfermeiros-executivos**
>
> ■ O American College of Healthcare Executives estima que em torno de 700 chefias executivas e 540 chefias operacionais nos hospitais iniciaram no atendimento de saúde como enfermeiros.
>
> ■ Cerca de 17% dos hospitais do país possuem chefias executivas do sexo feminino e quase a metade delas são também enfermeiras.
>
> ■ De acordo com a American Organization of Nurse Executives (AONE), 61% dos funcionários seniores de enfermagem relatam ter responsabilidades comparáveis às da posição tradicional de COO.
>
> ■ Os relatórios da AONE afirmam que 39% dos funcionários seniores de enfermagem inspecionados completaram a educação continuada formal, mas 50% obtiveram habilidades executivas pela experiência de trabalho.
>
> *Fonte: Modern Healthcare*

REFERÊNCIAS

1. Ecklund M.M.: The relationship of mentoring to job satisfaction of critical care nurses. *J NY State Nurses Assoc* 29 (2): 13-15, 1998.
2. Landstrom G., RN, MSRN, chief nursing officer, Mercy General Health Partners, Muskegon, MI, as quoted in Cox T.A.: Meeting the nursing shortage head on: A roundtable discussion. *Healthc Financ Manage* 57 (3): 52-58, 60, 2003.
3. Thomka L.A.: Graduate nurses' experiences of interactions with professional nursing staff during transition to the professional role. *J Contin Educ Nurs* 32 (1): 15-19, 2001.
4. Thrall T.H.: Work redesign. *Hosp Health Netw* 77 (3): 34-38, 40, 42, 2003.
5. Facione P.A. (principal investigator): *Critical Thinking: A Statement of Expert Consensus for Purposes of Educational Assessment and Instruction*. The Delphi Report. Millbrae, CA: The California Academic Press, 1990.
6. Smith-Blair N., Neighbors M.: Use of the critical thinking disposition inventory in critical care orientation. *J Contin Educ Nurs* 31(6): 251-56, 2000.
7. Celia L.M., Gordon P.R.: Using problem-based learning to promote critical thinking in an orientation program for novice nurses. *J Nurses Staff Dev* 17 (1): 12-19, 2001.

8. Joint Commission Resources: Case study: Point-andclick safety training. *Environment of Care News* 3 (4): 6-7, 2000.
9. Stepans M.B., Thompson C.L., Buchanan M.L.: The role of the nurse on a transdisciplinary early intervention assessment team. *Public Health Nurs* 19 (4): 238-45, 2002.
10. King M.S., Smith P.L., Glenn L.: Entry-level competencies needed in acute health care agencies in Tennessee in the next 10 years. *J Nurs Educ* 42 (4): 179-81, 2003.
11. University of Wisconsin Hospital and Clinics: "UW Hospital and Clinics Announces Nursing Residency Program." News release dated Jul. 27, 2004. http://www.uwhealth.org (acessado em 4 de agosto de 2004).
12. Lafer G. et al.: Solving the Nursing Shortage: Best and Worst Practices for Recruiting, Retaining and Recouping of Hospital Nurses. University of Oregon Labor Education and Research Center, 2003.
13. Calomeni C.A., Solberg L., Conn S.A.: Nurses on quality improvement teams: How do they benefit? *J Nurs Care Qual* 13 (5): 75-90, 1999.
14. Cox T.A.: Meeting the nursing shortage head on: A roundtable discussion. *Healthc Financ Manage* 57 (3): 52-58, 60, 2003.
15. Smith S.L., Friedland D.S.: The influence of education and personality on risk propensity in nurse managers. *JONA* 28 (12): 22-27,1998.
16. Ohman K.A.: The transformational leadership of critical care nurse-managers. *Dimens Crit Care Nurs* 19 (1): 46-54, 2000.
17. Sherman R. et al.: Identification of Critical Leadership Competencies for Nursing Managers. Boca Raton, FL: The Nursing Leadership Institute, Florida Atlantic University Christine E. Lynn College of Nursing, 2002. http://www.fau.edu/nli/identification.pdf (acessado em 27 de agosto de 2002).
18. Wieck K.L., Prydun M., Walsh T.: What the emerging workforce wants in its leaders. *J Nurs Scholarsh* 34 (3): 283-88, 3rd Qtr 2002.
19. Reilly P.: Special report: Front lines to front office. *Mod Healthc* 34 (16): 24, 26, 28, 30, Apr. 19, 2004.

Índice

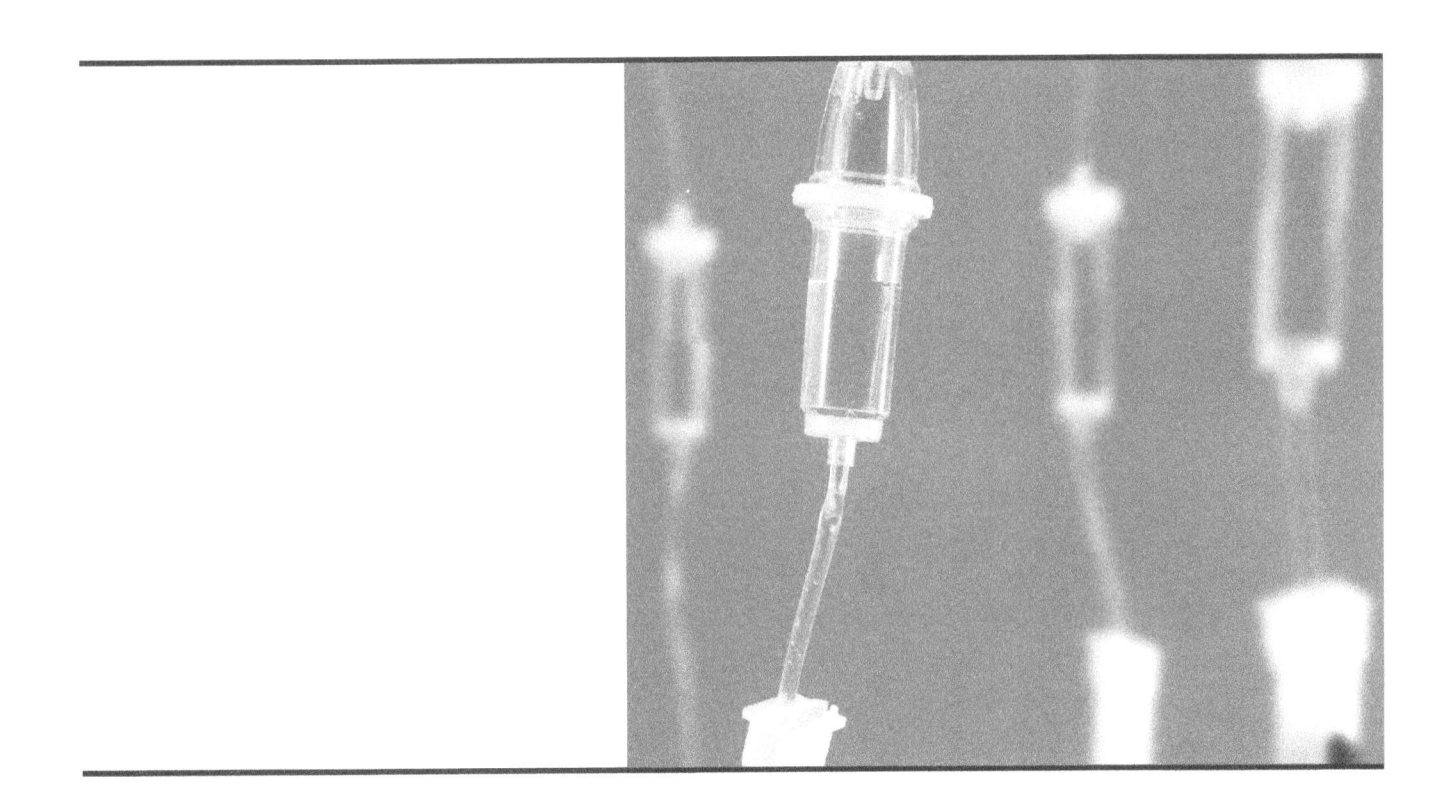

A

Aberta, cultura organizacional, 52, 53
Abreviaturas, má-interpretação, 119-121
Abusivo, comportamento na relação médico-enfermeiro, 33-34, 71-72
Acrônimos, má-interpretação, 119-121
Administração, estilo nos hospitais *magnet*, 55
Administrador, papel do enfermeiro, 11, 13, 29
   preparação educacional, 158-160
Administrativa, responsabilidade, tempo exigido para, 33-35
   estratégias de tecnologia da informação, 80-82
Admissões, altas e transferências na mensuração da carga de trabalho, 36-38, 94-96
American Association of Critical Care Nurses, 158
American Nurses Association *Código de Ética para Enfermeiros*, 14-16
American Nurses Credentialing Center Magnet Recognition Program, 53-54, 60
American Organization of Nurse Executives (AONE), 166
American Society for Healthcare Human Resources Administration, 64-65
Analgesia, controlada pelo paciente, segurança e prevenção do erro, 117, 121-123
Aposentadoria dos enfermeiros
   escassez de pessoal, 33-34
   planos de pensão, 35-36, 68, 70
Assertiva, comunicação nas estratégias de segurança, 108-109
Assistente, pessoal não-licenciado, papel no atendimento ao paciente, 63
Assistente da administração, papel no atendimento ao paciente, 63-64
Associado, programa de enfermagem de grau, 13
   tendências no número de novos graduados, 31
Atendimento, enfermeiros como coordenadores, 7-8, 14-18
Autocomando na autoridade do local de trabalho, 59
   barreira, 61
Autonomia
   autoridade no local de trabalho, 53-54, 62
   hospitais *magnet*, 56
Autoridade no local de trabalho, 53-64
   administração da mudança, 159-160
   decisões de horário, 64-66, 69
   delegação, 59-62
      funções diretas e indiretas de atendimento ao paciente, 63-64
   destinação de recursos, 62
   estratégias de segurança, 109-110
   governança compartilhada, 59, 61
   melhora do desempenho, 62
   reformulação do papel de trabalho, 62-64
      sistema de relato de erro, 109-111
Auxiliares, serviços no atendimento ao paciente, 63

B

Bacharelado, programa de enfermagem, 13, 157
   programa de residência posterior, 152-154
   tendências no número de novos graduados, 31
Baptist Medical Center (Heber Springs, Arkansas), 82-83
Bayfront Medical Center (St. Petersburg, Florida), 67-68
Benefícios e compensação, 67-68, 70. *Ver também* Compensação dos enfermeiros
Bolsa de estudo para educação em enfermagem, 49-50
Burocracia e documentação. *Ver* Documentação

C

Cardíaca, laboratório de cateterização, mensuração da carga de trabalho, 97-99
Carga de trabalho, 7-8, 64-65, 91-104
   admissões, altas, transferências na mensuração, 36-38, 94-96
   aspectos de horário e horas extras, 35-37
   benefícios da mensuração, 99, 101-103
   coleta de dados, 96-99
   componentes, 93-94
   desvantagens da mensuração, 102-104
   diversidade cultural da população de pacientes, 37-38
   gravidade dos pacientes, 94-96
      Jersey Shore University Medical Center, 97-99
   mensuração automatizada, 93-95
      St. Joseph's Medical Center, 100
   mensuração com base em atividade, 94-96, 102-103
   mensuração de resultados, 99, 101
   nível de pessoal, 32-38, 63-65, 91-104
      equilíbrio, 95-97
      previsão, 101-102
   população de pacientes está envelhecendo, 37-38
   previsão, 101-102
   produtividade, 101-102
   satisfação com o trabalho, 95-96
   tendências estatísticas, 94-96, 101-102
   validade e confiabilidade da mensuração, 102-104

Caso, papel do administrador no atendimento ao paciente, 63
Caso, programa de treinamento com base em, 148-151
Certificação
   agências de pessoal de atendimento de saúde, 66-67
   programas de educação continuada para enfermeiros, 83, 85, 157, 158
Cirúrgicos, erros e complicações
   comunicação, 21, 23, 24
   protocolo universal para a prevenção, 118, 124-127
Clarian Health Partners, 22, 158
Cleveland Clinic Foundation (Ohio), 71
Clínico/serviço, grupo, 126-127
Clube de leitura, benefícios, 21, 22, 23
Código de Ética para Enfermeiros, 14-16
Colaboração
   atendimento com base na equipe, 17, 19-20, 53
   relacionamento médico-enfermeiro, 19-20, 53, 71-72
   University of Michigan Health System, 19-20
Columbia Hospital (West Palm Beach, Flórida), 71-72
Coluna, lesões na, 36-37, 72-74
Compartilhado, governança no local de trabalho, autoridade, 59, 61
Compensação dos enfermeiros, 67-68, 71
   benefícios do atendimento de saúde, 35-36, 68, 70
   benefícios educacionais, 39-40, 49-50, 67-68, 70, 155
   bônus de contratação, 67-68
   como fator na escassez de pessoal, 32-33, 35-36
   comparada com a qualificação educacional, 35-36, 83, 85
   diferenças de turno, 65-66, 69
   horas extras, 65-66
   North Arundel Hospital, 86
   pessoal temporário e contratado, 67-68
   planos de pensão e benefícios de aposentadoria, 35-36, 68, 70
   satisfação no trabalho, 71
   tendências anuais, 34-36
Competência, 7-8, 145-166
   habilidades de liderança, 159, 161-165
   investigação permanente, 155, 156
   período de orientação, 145
   pessoal efetivo, 30
   profissionais credenciados, 127-128
   segurança e prevenção do erro, 108-109
Comprehensive Accreditation Manual for Hospitals: The Official Handbook (CAMH)
   coordenação do atendimento ao paciente, 16-18
   níveis de pessoal, 30, 92
   orientação, treinamento e educação, 154
   providência de sistema de atendimento, 18
   responsabilidades do enfermeiro-executivo, 12-13
Computadorizado, sistema de informação, 74-82. *Ver também* Informação, tecnologia da
Comunicação
   abreviaturas, acrônimos e símbolos como problemas potenciais, 119-121
   atendimento com base na equipe, 19-21, 23
   coordenação do atendimento ao paciente, 16-17
   cultura organizacional, 127-128
      acessibilidade e abertura, 52, 53
      medidas sustentadoras, 53-54
   estratégias de segurança e prevenção do erro, 21-21, 23-24, 108-110. *Ver também* Segurança e prevenção do erro, comunicação
   eventos-sentinela, 21, 23
   habilidade de liderança, 163
   hospitais *magnet*, 56
   não-verbal, 20-21
   prescrições verbais e relatórios, política da repetição da leitura, 118-120
   relacionamento médico-enfermeiro, 17, 71-72
      abuso verbal e intimidação, 33-34, 71-72
      University of Michigan Health System, 19-20
   tecnologia da informação, 75-77
Consultoria, programas, 145-147, 166
Contenção, uso de, 21, 23-24, 113, 118
   níveis de pessoal, 115-116
Continuada, programa de educação, 39-41, 82-83, 85, 154, 155
   padrões, 154
Contratado, pessoal, 65-68
   carga de trabalho, 102-103
Coordenação do atendimento ao paciente, 7-8, 14-18
   ações formais e informais, 14-16
   comunicação, 16-17
   padrões, 16-17-18
   relacionamento médico-enfermeiro, 16-17
Credenciais dos enfermeiros, educacionais, 13, 83, 85, 127-128
   educação continuada, 83, 85, 157, 158
Criança, aspectos do atendimento da, 71
Crítico, habilidades de raciocínio, tomada de decisão, 147-148
Cultura organizacional, 52-54
   acessibilidade e abertura, 52, 53
   área de enfoque prioritário, 129-130
   autoridade, 53-64
   comunicação, 52-54, 127-128

consultoria, 146, 147
segurança, 108-111
sustentadora, 53-54
Cultural, diversidade
　informação estatística, 46
　população de pacientes, 37-38, 131-132
　profissão de enfermagem
　　incentivo às campanhas de recrutamento, 45-46
　profissionais de saúde, 37-38
Custo, considerações
　benefícios da mensuração da carga de trabalho, 102-103
　educação de enfermagem, 151, 155
　　programas de educação continuada, 155
　　reembolso da matrícula e assistência, 39-40, 49-50, 67-68, 70, 155
　estratégias de tecnologia da informação, 78-79
　flexibilidade do horário, 68, 70
　recrutamento internacional, 48
　rotatividade do pessoal de enfermagem, 33

D

Defensoria e envolvimento com organizações de enfermagem, 47, 48
Delegação da autoridade no local de trabalho, 59-62
　funções diretas e indiretas de atendimento ao paciente, 63-64
Desempenho, melhoria do
　autoridade no local de trabalho, 62
　clube de leitura, 22-21, 23
　lista de verificação, 131-133
　metodologia do rastreamento, 133, 139, 140
　Nebraska Methodist Hospital, 131-132, 134-133, 138
　treinamento dos enfermeiros, 157
Diploma, programas nos hospitais, 13
　tendências nos números de novos graduados, 31
Direitos dos pacientes como área de enfoque prioritário, 131-133
Distância, programas de aprendizado a 157-159
Documentação
　estratégias da tecnologia da informação, 74-82
　segurança e prevenção do erro, 77-78, 128-129
　　administração do medicamento, 123-125
　　área de enfoque prioritário, 128-129
　　procedimentos cirúrgicos, 124-126
　　uso de abreviatura, acrônimo e símbolo, 119-121
　tempo exigido, 78-79
　　estratégias da tecnologia da informação, 77-79, 81
　　fator na escassez de pessoal, 33-35

E

Educação, papel do especialista no atendimento ao paciente, 63-64
Educação e treinamento
　assistentes de atendimento ao paciente, 115, 116
　enfermeiros, 12-13, 82-83, 85, 145-166
　　abordagem com base em caso, 148-151
　　administração da mudança, 159-160
　　área de enfoque prioritário, 127-131
　　assistência financeira, 39-40, 49-50, 67-68, 70, 155
　　atendimento com base na equipe, 152-153
　　autoridade no local de trabalho, 61
　　comparada com a compensação, 35-36, 83, 85
　　competência, 7-8, 155-156
　　cultura organizacional sustentadora, 53
　　cursos com base em computador, 148-152, 157, 158
　　estratégias de segurança e prevenção de erros. *Ver* Segurança e prevenção de erros, estratégia
　　exercícios de simulação, 145, 147-149, 152-153
　　graus e certificação avançados, 83, 85, 157, 158
　　habilidades de liderança, 159-166
　　Hahnemann University Hospital, 147-151
　　hospitais *magnet*, 56, 155
　　North Arundel Hospital, 83, 85-86
　　número de novos graduados, 31
　　Nurse Reinvestment Act of 2002, 46, 49-50
　　oportunidades de desenvolvimento profissional, 82-83, 85, 157-166
　　padrões, 12-13, 154
　　parceria acadêmica e prática, 152-154
　　pessoal contratado, 65-67
　　pessoal efetivo, 30, 36-38, 94-95
　　pessoal flutuante, 65-67, 82-83
　　preceptores e mentores, 145-147
　　processos de melhora do desempenho, 157
　　programas de aprendizado a distância, 157-159
　　programas de orientação permanente e educação continuada, 39-41, 82-83, 85, 154, 155
　　programas de orientação. *Ver* Orientação, programas
　　programas de residência, 152-153, 154
　　raciocínio crítico na tomada de decisão, 147-148
　　recrutamento internacional, 48-50
　　sistemas de tecnologia da informação, 75-77, 83, 85
　　tendências na inscrição, 32, 157
　　tipos de programas, 13, 31, 157
　　treinamento multidisciplinar em novas especialidades, 82-83
　　Vanderbilt University Medical Center, 82-83, 84

equipe de atendimento multidisplinar, 17, 19-20, 152-153
  clube de leitura, 21-23
  técnicas de comunicação, 20-21, 152-153
paciente e família, 131-132
responsabilidade do enfermeiro
  atendimento com base na equipe, 16-17
  hospitais *magnet*, 56
Enfermagem, organizações de, defesa e envolvimento, 47, 48
Enfermagem, passos do processo, 14
Enfermeiro clínico especialista, papel no atendimento ao paciente, 63-64
Enfermeiro encarregado, papel no atendimento ao paciente, 63-64
Enfermeiro-médico, relacionamento. *Ver* Médico-enfermeiro, relacionamento
Enfermeiros
  carga de trabalho, 94-95
  papéis no atendimento direto ao paciente, 63
Enfermeiros-executivos, 11, 13, 166
  expectativas de desempenho, 12-13, 13
Equipamento de segurança, 127-129
Equipe, atendimento com base em, 14-21, 23
  colaboração, 17, 19-20, 53
  comunicação, 16-21, 23-24
    clube de leitura, 21-23
    regra dos quatro segundos, 20-21
    respeito, 21
    treinamento, 20-21, 152-153
  coordenação, 7-8, 14-18
  papel educacional do enfermeiro, 16-17
  trabalho de equipe eficiente, 17-21, 23
    cultura organizacional sustentadora, 53
    dimensões e comportamentos, 17
    estratégias de tecnologia da informação, 78-79
    relacionamento médico-enfermeiro, 16-17, 19-20
    segurança e prevenção de erro, 19-24
  treinamento da equipe, 17, 19-20, 152-153
    clube de leitura, 21-23
    técnicas de comunicação, 20-21, 152-153
  University of Michigan Health System, 19-20
Ergonomia no local de trabalho, 72-74
Erro, prevenção de. *Ver* Segurança e prevenção de erro
Estudos de caso
  ambiente retentor de enfermagem no North Arundel Hospital, 83-86
  análise de eficácia do pessoal no Good Samaritan Hospital Medical Center, 115, 116
  área de enfoque prioritário, 131-133
  código da American Nurses Association, 14
  colaboração enfermeiro-médico no University of Michigan Health System, 19-20
  comunicação multidisciplinar no clube de leitura, 21-23
Éticos, aspectos
  flexibilidade de horário no Roper-St. Francis Healthcare System, 67-68, 70
  melhora do desempenho no Nebraska Methodist Hospital, 131-134, 138
  programa de orientação e treinamento na Hahnemann University Hospital, 148-151
  recrutamento internacional, 48
  sistema computadorizado de informação no sistema do VA Long Beach Healthcare, 78-79, 81
  sistemas de mensuração da carga de trabalho no Jersey Shore Medical Center, 97-99
  sistemas de mensuração da carga de trabalho no St. Joseph's Regional Medical Center, 100

F

Falha de resgate, eventos de, 113, 118
  Nebraska Methodist Hospital, 134-133, 138
Financeira, responsabilidade da administração, 11-13, 164
  definição de custos na mensuração da carga de trabalho, 102-103
  desenvolvimento profissional, 158
Franklin, Benjamin, 37-38
Funcionário da chefia executiva e funcionário da chefia operacional, enfermeiro como, 166

G

Gênero da população de enfermagem, 32, 46
  estratégias de horário para equilíbrio do trabalho e da vida pessoal, 71
  homens como alvo das campanhas de recrutamento, 45-46
  programas de consultoria, 147
Good Samaritan Hospital Medical Center (West Islip, Nova York), análise da eficácia do pessoal, 115, 116
Governança, tempo exigido para papel de, 80-81
Governo, organizações do
  financiamento da educação de enfermagem, 49-50
  leis estaduais
    horas extras obrigatórias, 36-37
    níveis de pessoal, 63-64, 91-92, 100

H

Hackensack University Medical Center (Hackensack, Nova Jersey), 53
Hahnemann University Hospital (Filadélfia, Pensilvânia), programa de orientação e treinamento, 147-151
Healthcare Insurance Portability and Accountability Act of 1996 (HIPPA), 78-79
Hennepin County Medical Society (Minnesota), 71-72
Higiene das mãos no controle da infecção, 122-123
Horas extras, 35-37
　aspectos de segurança, 107-108
　mensuração da carga de trabalho, 102-103
　obrigatórias, 35-37, 65-66
Hospitalar, infecção. *Ver* Infecção associada ao atendimento de saúde

I

Idade
　população de enfermagem, 33-34, 159-160
　população de pacientes, fator que afeta a demanda de trabalho, 37-38
Identificação do paciente, exatidão, 117-119
Imagem da enfermagem
　campanhas de recrutamento, 45-46
　fator de escassez de pessoal, 31, 32
　hospitais *magnet*, 56
　Nurse Reinvestment Act of 2002, 46
Indiana University School of Nursing, 158
Infecções associadas com atendimento de saúde, 113, 118
　afetando os níveis de pessoal, 38-40
　área de enfoque prioritário, 128-129
　eventos-sentinela, 123-124
　higiene das mãos, 122-123
　lesões por picada de agulha, 36-37, 73-76, 128-129
　Metas Nacionais de Segurança do Paciente, 117, 122-124
Informação, tecnologia da, 74-82
　administração da carga de trabalho, 93-95
　　St. Joseph's Regional Medical Center, 100
　administração de medicamentos, 77-78, 121-122
　cursos com base em computador, 148-152
　　graus e certificações avançados, 157, 158
　　programas de aprendizado a distância, 157-159
　decisões clínicas, 76-78
　deveres administrativos, 80-82
　educação e treinamento, 75-77, 83, 85
　implementação de novos sistemas, 75-77
　intercâmbio de dados eletrônicos, 78-79
　programação dos turnos de trabalho, 81-82, 94-95
　recursos de pesquisa na internet, 77-78
　sistema padronizado de terminologia médica, 78-79
　unidades de atendimento intensivo, 79-81
　Veterans Affairs Long Beach Healthcare System, 78-79, 81
Infusão, uso da bomba de e Metas Nacionais de Segurança do Paciente, 117, 121-123
Inscrição nas escolas de enfermagem
　assistência financeira, 49-50
　tendências da população, 32, 157
Institute od Medicine Quality Chasm, estudos, 36-37, 62, 107-108
Intensivo, unidades de atendimento
　níveis de pessoal na unidade neonatal, 38-39
　sistemas computadorizados de informação, 79-81
Internacional, recrutamento, 32-33, 48, 49-50
Interpessoal, eficácia como habilidade de liderança, 163
Intimidação no relacionamento médico-enfermeiro, 33-34, 71-72
Investigação do paciente como área de enfoque prioritário, 126-128

J

Jersey Shore University Medical Center (Neptune, Nova Jersey), sistema de mensuração da carga de trabalho, 97-99
Johns Hopkins Hospital (Baltimore, Maryland), 110-111
Joint Commission National Patient Safety Goals, 7-8
　implementação, 113, 118, 126-127
　lista sumária, 117-118
Joint Commission Perspectives on Patient Safety, 118-119

K

Kaiser Permanente of Colorado (Evergreen, Colorado), 109-110

L

Legislação estadual
　horas extras obrigatórias, 36-37
　níveis de pessoal, 63-64, 91-92, 100
Liderança, habilidades, 11, 13, 159-166
　competência, 159, 161-165
　enfermeiros-executivos, 12-13, 166
Lowell General Hospital (Lowell, Massachussets), 53

M

Magnet, hospitais, educação e treinamento, 56, 155
   auto-investigação da prontidão, 57-59
   autoridade no local de trabalho, 53-54
   características-chave, 60
   elementos organizacionais, 55, 56
   reconhecimento, 61
   segurança e prevenção de erro, 109-110
Magnet Recognition Program of the American Nurses Credentialing Center, 53-54, 60
Main Line Health System (Pensilvânia), modelo de prática profissional, 50, 51
Manuscrita, documentação, 128-129
   má interpretação, 119-121
Matrícula, assistência nos custos na educação de enfermagem, 39-40, 49-50, 67-68, 70, 155
Medicação, administração
   área de enfoque prioritário, 129-130
   bombas de infusão e analgesia controlada pelo paciente, 117, 121-123
   comunicação, 21, 23-24
   exatidão e término dos registros, 123-125
Médico-enfermeiro, relacionamento, 16-17, 71-72
   colaboração, 19-20, 53, 71-72
   coordenação do atendimento ao paciente, 16-17
   cultura organizacional sustentadora, 53
   hospitais *magnet*, 56
   intimidação e abuso verbal, 33-34, 71-72
   University of Michigan Health System, 19-20
Médicos, registros. *Ver também* Documentação
   eletrônicos, 78-82
   segurança e prevenção de erros
      administração de medicamento, 123-125
      área de enfoque prioritário, 128-129
      procedimentos cirúrgicos, 124-126
Mercy General Health Partners (Muskegon, Michigan), 45-46, 72-73
Mercy Medical Center (Dubuque, Iowa), 83, 85
Metas Nacionais de Segurança do Paciente, 117-125
   nomes de medicamentos de aparência ou som semelhantes, 121-122
   relato de erro, 110-111, 129-130
   sistemas computadorizados, 77-78, 121-122
Metas Nacionais de Segurança do Paciente, 7-8
   implementação, 113, 118, 126-127
   lista sumária, 117, 118
Middlesex Hospital (Connecticut), 83, 85
Minorias, grupos de
   população de pacientes, 37-38
   profissão de enfermagem, 46
   campanhas de recrutamento, 45-46
   programas de consultoria, 147
   profissão de saúde, 37-38
Modelagem de habilidades de liderança, 159-166
Mudança, administração da, 159-160
Multidisciplinar, equipe. *Ver* Atendimento com base em equipe
Musculoesqueléticas, lesões nos enfermeiros, ergonomia no local de trabalho, 72-73

N

National Nurse Corps, 46
National Quality Fórum, medida dos resultados, 113, 118
NCLX-RN, exame, 13, 30
   recrutamento internacional, 48
Nebraska Methodist Hospital (Omaha, Nebraska), iniciativa de melhora do desempenho, 131-132, 134-133, 138
Neonatal, níveis de pessoal na unidade de atendimento intensivo, 38-39
North Arundel Hospital (Glen Burnie, Maryland), 83, 85-86
Northeast Medical Center (Concord, Carolina do Norte), 71-72
Nurse Education, Practice and Retention Program, 49-50
Nurse Reinvestment Act of 2002, 46, 49-50

O

Orçamento, responsabilidades do, 11-13, 164
   definição de custos na mensuração da carga de trabalho, 102-103
   desenvolvimento profissional, 158
Oregon Center for Nursing, 45-46
Organizacional, cultura, 52-54. *Ver também* Cultura organizacional
Organizações relacionadas com os aspectos de enfermagem, 47, 48
Orientação, programa de, 82-83, 85, 145
   área de enfoque prioritário, 129-131, 145
   com base em competência, 145
   consultoria, 147
   exercícios de simulação, 145, 147-149
   Hahnemann University Hospital, 147-151
   padrões, 154
   para pessoal temporário e contratado, 65-67
   recrutamento internacional, 48-50
Osler, William, 22

P

Paciente, analgesia controlada pelo, segurança e prevenção de erro, 117, 121-123
Paciente, atendimento ao
  aspectos ergonômicos, 72-74
  coordenação, 7-8, 14-18
  direitos dos pacientes, 131-133
  eventos de falha de resgate, 113, 118, 134-133, 138
  horas de atendimento de enfermagem por paciente/dia, 115, 113, 118
  identificação exata do paciente, 117-119
  melhoria da qualidade. *Ver* Qualidade, melhoria
  papéis e responsabilidades, 12-13, 18, 63-64
    autoridade no local de trabalho, 61-64
    mensuração da carga de trabalho, 99, 101
    tempo exigido, 79-81, 110-113
  resultados, 7-8, 107-140
    afetando o nível do pessoal, 30, 37-40, 107-108, 110-113, 118
    área de enfoque prioritário, 126-140
    coleta de dados, 110-113, 118
    cultura organizacional sustentadora, 53
    indicadores, 110-113
    investigação da carga de trabalho, 99, 101
    lista de verificação da melhora do desempenho, 132-133
    medidas do National Quality Fórum, 113, 118
    Metas Nacionais de Segurança do Paciente, 113, 118-127
    metodologia do rastreamento na investigação, 133, 139-140
  segurança. *Ver* Segurança e prevenção de erro
  tempo de documentação, 33-35, 77-79, 81
Paciente, programa de assistentes de atendimento no Good Samaritan Hospital Medical Center, 115-116
Padrões, 8
  comunicação e segurança do paciente, 21
  coordenação do atendimento ao paciente, 16-18
  educação e treinamento dos enfermeiros, 12-13, 154
  níveis de pessoal, 30, 92, 110-111
  papel educacional dos enfermeiros, 16-17
  providência de sistema de atendimento, 18
  responsabilidade do enfermeiro-executivo, 12-13
  serviços de pessoal no atendimento de saúde, 66-67
Pensão, planos para enfermeiros, 35-36, 68, 70
Pessoal, níveis de, 50-83, 85
  acuidade dos paciente afetando, 94-96
    Jersey Shore University Medical Center, 97-99
  aspectos de horário e horas extras, 35-37, 64-71
  campanhas de recrutamento, 32, 33, 45-50
  carga de trabalho, 36-38, 63-65, 91-104
    equilíbrio, 95-97
    previsão, 101-102
  coleta de dados, 110-113, 118
  compensação, 35-36, 67-68, 70
  cultura organizacional, 52-54
  custo do preenchimento das vagas, 33
  envelhecimento da população de enfermagem, 33-34
  estratégias de autoridade, 53-64
  estratégias de segurança e prevenção de erro, 30, 37-40, 107-113, 118
  estratégias de tecnologia da informação, 74-82
  fatores-chave, 64-65
  gênero e grupos minoritários representados, 32, 45-46, 71, 147
  justificação, 101-103
  menos enfermeiros ingressando na profissão, 30-33
  North Arundel Hospital, 83, 85-86
  oportunidades educacionais, 39-41, 49-50, 82-83, 85
    padrões, 30, 92, 110-111
    programas de educação continuada, 155
  padrões, 30, 92, 110-111
  pessoal temporário e contratado, 65-68
  preocupações de saúde e segurança pessoal, 36-37, 72-75
  reduzido, 7-8, 29-40
  regulamentos estaduais, 63-64, 91, 92, 100
  relacionamento médico-enfermeiro, 17, 33-34, 71-72
    University of Michigan Health System, 19-20
  responsabilidade de não-atendimento, 33-35
  resultados do atendimento ao paciente, 30, 37-40, 107-108, 110-113, 118
  retorno sobre o investimento, 50
  tempo de documentação, 33-35, 77-79
  tendências, 29, 30, 33
Pessoal, políticas e programas de compensação e benefícios. *Ver* Compensação dos enfermeiros
  horário dos turnos. *Ver* Programação dos turnos de trabalho
  hospitais *magnet*, 55
  liderança competente, 163, 164
Picada de agulha, lesão por, 36-37, 73-76, 128-129
Porteira, papel do enfermeiro, 14
Porter-O'Grady, T., 50, 59, 61
Poudre Valley Hospital (Fort Collins, Colorado), 67-68
Prático licenciado/enfermeiro vocacional, papéis no atendimento direto ao paciente, 63
  carga de trabalho, 94-95

Preceptoria, programa, 145-147
   recrutamento internacional, 49-50
Prioritário, área de enfoque, para segurança e qualidade do atendimento, 126-140
   metodologia de rastreamento na investigação, 133, 139-140
Problema, solução de
   cultura organizacional aberta, 52
   exercícios de simulação, 147-149
      Hahnemann University Hospital, 147-151
   habilidades de raciocínio crítico, 147-148
Processos de enfoque prioritário, 126-127
Produtividade
   carga de trabalho, 101-102
   melhora do desempenho, 132-133
Profissional, desenvolvimento, 82-83, 85, 157-166
   habilidades de liderança, 159-166
   hospitais *magnet*, 56
   plano de carreira, 83, 85, 158
   transição para enfermeiro-executivo, 166
Profissional, modelo de prática, 50-51
   comando compartilhado, 59
   hospitais *magnet*, 55
Programação dos turnos de trabalho, 35-37, 64-71
   aspectos de segurança, 35-37, 64-65, 107-108
   autoridade, 64-66, 69
   cultura organizacional sustentadora, 53
   equilíbrio da vida pessoal e trabalho, 68, 70-72
   estratégias de tecnologia da informação, 81-82, 94-95
   flexibilidade, 64-66, 71
     Roper-St. Francis Healthcare, 67-68, 70
   horas extras obrigatórias, 35-37, 65-66
   North Arundel Hospital, 86
   previsões da carga de trabalho, 101-102
Promoções, 82-83, 85, 158, 166
Prontuário, sistema computadorizado de, 77-79
Provisão do sistema de atendimento, padrões, 18

Q

Qualidade, melhora da
   área de enfoque prioritário, 130-132
   autoridade no local de trabalho, 62
   hospitais *magnet*, 55
   validade e confiabilidade dos instrumentos e medidas, 131-132
Quality Chasm, estudos do Institute of Medicine, 36-37, 62, 107-108

Quedas, 113, 118
   estratégias de comunicação, 24
   fatores de risco, 124-125
   Metas Nacionais de Segurança do Paciente, 118, 124-125
   níveis de pessoal, 115, 116
Questionários
   prontidão para reconhecimento como *magnet*, 57-59
   satisfação do pessoal, 53-54

R

Rastreamento, metodologia, 133, 139-140
Recompensa e reconhecimento, sistemas de
   cultura organizacional sustentadora, 53
   estratégias de segurança, 110-111
Recrutamento, campanhas de, 45-50
   estratégias de tecnologia da informação, 81-82
   homens e minorias visadas, 45-46
   internacionais, 32-33, 48-50
   web sites, 45-46
Recurso, uso de
   autoridade no local de trabalho, 62
   hospitais *magnet*, 56
Recursos humanos, compensação e benefícios na administração de. *Ver* Compensação dos enfermeiros
   horário dos turnos. *Ver* Programação dos turnos de trabalho
   hospitais *magnet*, 55
   liderança competente, 163, 164
Renda dos enfermeiros, 34-36. *Ver também* Compensação dos enfermeiros
Repetição da leitura, política para ordens e relatórios verbais, 118-120
Resgate, eventos de falha de, 113, 118
   Nebraska Methodist Hospital, 134-133, 138
Residência, programas na educação de enfermagem, 152-154
Respeito
   atendimento ao paciente, 131-132
   estratégia de segurança na comunicação assertiva, 108-109
   relacionamento médico-enfermeiro, 71-72
   tempo da comunicação, 21
Respiratória, falência nas complicações clínicas, análise de prospecção, 137, 133, 138
Responsabilidade da autoridade do local de trabalho, 59
Responsabilidades dos enfermeiros, 11, 13-23, 25
   atendimento com base na equipe, 14-21, 23
   autoridade no local de trabalho, 61-64

como administradores, 11, 13, 29, 158-160
como coordenadores do atendimento, 7-8, 14-18
como educadores, 16-17, 56
distribuição do tempo nas atividades, 79-81
 como indicador da eficácia do pessoal, 110-113
 mensuração da carga de trabalho, 99, 101
expectativas de desempenho, 12-13
obrigações éticas, 14-16
padrões, 12-13, 18
Resultados relacionados com o atendimento ao paciente, 7-8, 107-140. Ver também Atendimento ao paciente, resultados
Retenção da equipe de enfermagem, 50-83, 85, Ver também Níveis de pessoal
Robô, tecnologia do, 76-77
Roper-St. Francis Healthcare (Charleston, Carolina do Sul), 67-68, 70
Rotatividade, taxa do pessoal de enfermagem, 33-37
 diferenças de gênero, 46
 fatores-chave na prevenção, 64-65
 programa de consultoria na prevenção, 147
 tendências, 33
Rural Health Outreach Program, 155

S

Safe Medical Devices Act of 1990, 128-129
Salário dos enfermeiros, 34-36. Ver também Compensação dos enfermeiros
Satélite, tecnologia da televisão para aprendizado a distância, 159
Saúde, benefícios do atendimento para enfermeiros, 35-36, 68, 70
Saúde, serviços de pessoal no atendimento de certificação, 66-67
 pessoal contratado, 65-68
SBAR (*Situation-Background-Assessment-Recommendation*), técnica, 109-110
Scope and Standards for Nursing Administrators, 60
Secretaria, papéis de, atendimento ao paciente, 63-64
Segurança e prevenção de erro, 7-8, 107-140
 abordagem com base em sistema, 130-131
 administração da informação, 77-78, 128-129
 administração do medicamento, 117, 118-125
 área de enfoque prioritário, 129-130
 área de enfoque prioritário, 126-140
 aspectos de horário e horas extras, 35-37, 64-65, 107-108
 atendimento com base na equipe, 19-24

cirurgia, 118, 124-127
comunicação, 21-24, 108-110
 administração de medicamento, 121-122
 área de enfoque prioritário, 127-128
 assertiva e respeitosa, 108-109
 estratégias proativas, 24
 Metas Nacionais de Segurança do Paciente, 117-120
 padrões, 21
 prescrições verbais e telefônicas, 118-120
 técnica SBAR (*Situation-Background-Assessment-Recommendation*), 109-110
cultura organizacional, 108-111
estratégias educacionais, 82-83, 108-109
 área de enfoque prioritário, 129-131
 padrões, 154
 profissionais credenciados, 127-128
 programas de residência, 152-153
higiene das mãos, 122-123
hospitais *magnet*, 109-110
identificação de risco, 130-131
identificação do paciente, 117-119
infecção associada ao atendimento de saúde, 117, 122-124
 área de enfoque prioritário, 128-129
Metas Nacionais de Segurança do Paciente, 113, 118, 126-127
metodologia de rastreamento na investigação, 133, 139-140
Nebraska Methodist Hospital, 134-133, 138
níveis de pessoal, 30, 37-40, 107-109
 coleta de dados, 110-113, 118
 efetivo, 110-113, 118
 Good Samaritan Hospital Medical Center, 115, 116
 indicadores, 110-113
perigos no local de trabalho, 36-37, 72-75
 dispositivos com agulha, 36-37, 73-76, 128-129
 hierarquia de controle, 73-75
política da repetição da leitura nas prescrições e nos relatórios verbais, 118-120
sistema de relatório de erro, 109-111
 administração do medicamento, 110-111, 129-130
 problemas de equipamento, 128-129
uso da bomba de infusão, 117, 121-123
uso de abreviatura, acrônimo e símbolo, 11920-121
uso do equipamento, 127-129
Sênior, funcionário de enfermagem, 11, 13
Sentinela, evento-
 infecções hospitalares, 123-124
 papel da comunicação, 21, 23-24

Shands Hospital (Gainesville, Flórida), 76-77
Sigilo da informação, 128-129, 131-132
Símbolos, má-interpretação, 119-121
Simulação, exercícios de, 147-149
  programas de orientação, 145, 147-149
  treinamento da equipe, 152-153
Sistema, abordagem
  como habilidade de liderança, 165
  segurança e prevenção de erro, 130-131
Situation-Background-Assessment-Recommendation (SBAR), técnica, 109-110
SNOMED Nomeclatura Sistematizada de Medicina, 78-79
Spartanburg Regional Healthcare System (Carolina do Sul), 81-82
St. Joseph's Regional Medical Center, instalações (Nova York/Nova Jersey), mensuração automática da carga de trabalho, 100
St. Mark's Hospital (Salt Lake City, Utah), 48-50
St. Mary's Hospital Medical Center (Madison, Wisconsin), 59, 155
St. Peter's Hospital (Albany, Nova York), 81-82
Suicídio, papel da comunicação, 21, 23-24
Sustentadora, cultura organizacional, 53-54

T

Tabagismo, aconselhamento para cessação, 113, 118
Telefone, uso do
  nova tecnologia, 76-77
  política da leitura repetida das prescrições e relatórios verbais, 118-120
Temporário, pessoal, 65-67, 69
  oportunidades de treinamento, 82-83
Temporários, enfermeiros, 66-68
Testes, resultados
  acompanhamento dos valores críticos, 119-120
  política da leitura repetida dos relatórios verbais, 118-120
Thomas, Lewis, 14
Tomada de decisão
  autoridade no local de trabalho, 59, 61, 62
  cultura organizacional aberta, 52
  funções do computador, 76-78
  pelo paciente e pela família, 131-132
  preparação educacional dos enfermeiros, 147-148

  desenvolvimento profissional, 159
  Hahnemann University Hospital, 147-151
Trabalho, ambiente de, 45-86
  área de enfoque prioritário, 130-131
  autoridade, 53-64. Ver também Autoridade no local de trabalho
  cultura organizacional, 52-54.
  fator de escassez do pessoal, 32-37
  modelo de prática profissional, 50-51
  níveis de pessoal. *Ver* Pessoal, níveis
  oportunidades de educação e treinamento, 39-41, 49-50, 82-83, 85
  preocupações com a saúde e a segurança pessoal, 36-37, 72-75
    lesões por picadas de agulha, 36-37, 73-76, 128-129
  programação e aspectos das horas extras, 35-37, 63-68. *Ver também* Programação dos turnos de trabalho
  relacionamento médico-enfermeiro, 16-17, 33-34, 71-72. *Ver também* Médico-enfermeiro, relacionamento
  retenção do pessoal de enfermagem, 50-83, 85
  satisfação do pessoal. *Ver* Trabalho, satisfação
Trabalho, responsabilidade do enfermeiro. *Ver* Responsabilidade do enfermeiro
Trabalho, satisfação, 95-96
  aspectos de horário afetando, 69
    equilíbrio entre a vida pessoal e o horário de trabalho, 68, 70-71
  autoridade no local de trabalho, 53-54, 63
  carga de trabalho afetando, 95-96
  compensação afetando, 71
  cultura organizacional sustentadora, 53-54
Transfusão, prevenção dos erros, 24
Treinamento permanente no trabalho, 39-41, 82-83, 85, 154-155
  padrões, 154
Treinamento. *Ver* Educação e treinamento

U

Úlceras de pressão, 38-40
Unidade, clube de leitura baseado na, 21-23
University of Michigan Health System (Ann Arbor, Michigan), colaboração enfermeiro-médico, 19-20
University of Texas at Arlington School of Nursing, 155

V

Vagas, índice nas posições de enfermagem, 29-40. *Ver também* Níveis de pessoal

Vanderbilt University Medical Center (Nashville, Tennessee), exigências de orientação e treinamento, 82-83, 84

Verificação, processo nos procedimentos cirúrgicos, 124-127

Veterans Affairs, sistemas computadorizados de informação, 79, 81-82
   Long Beach Healthcare System, 78-79, 81

W

Web sites, 47, 49-50
   campanhas de recrutamento, 45-46
   diretrizes para a higiene das mãos, 122-123
   educação de enfermagem, 49-50
   nomes de medicamentos com similaridades, 121-122
   organizações relacionadas com aspectos e iniciativas de enfermagem, 47-48
   programas de aprendizado a distância, 157, 158
   recursos de pesquisa, 77-78